"十三五"国家重点图书出版规划项目
天津市重点出版扶持项目

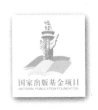

国家出版基金项目
NATIONAL PUBLICATION FOUNDATION

"癌症知多少"
新媒体健康科普丛书

肿瘤中西医结合诊疗

丛书主编　樊代明　郝希山
主　　编　贾英杰

U0324640

天津出版传媒集团
天津科技翻译出版有限公司

图书在版编目(CIP)数据

肿瘤中西医结合诊疗 / 贾英杰主编. — 天津：天
津科技翻译出版有限公司, 2022.3
("癌症知多少"新媒体健康科普丛书/樊代明,郝希山主编)
ISBN 978-7-5433-3912-5

Ⅰ.①肿… Ⅱ.①贾… Ⅲ.①肿瘤–中西医结合–诊
疗–问题解答 Ⅳ.①R73–44

中国版本图书馆 CIP 数据核字(2019)第 001816 号

肿瘤中西医结合诊疗
ZHONGLIU ZHONGXIYI JIEHE ZHENLIAO

出　　版：天津科技翻译出版有限公司
出 版 人：刘子媛
地　　址：天津市南开区白堤路 244 号
邮政编码：300192
电　　话：(022)87894896
传　　真：(022)87893237
网　　址：www.tsttpc.com
印　　刷：天津海顺印业包装有限公司分公司
发　　行：全国新华书店
版本记录：710mm×1000mm 16 开本　25.5 印张　335 千字
　　　　　2022 年 3 月第 1 版　2022 年 3 月第 1 次印刷
　　　　　定价：80.00 元

丛书编委会

丛书主编

樊代明　　郝希山

丛书副主编

詹启敏　　于金明　　张岂凡　　季加孚　　王红阳　　赫　捷

李　强　　郭小毛　　徐瑞华　　朴浩哲　　吴永忠　　王　瑛

执行主编

王　瑛

执行副主编

支修益　　赵　勇　　田艳涛　　秦　茵　　陈小兵

插画

张梓贤

编　者（按姓氏汉语拼音排序）

艾星浩　　巴一　　　白　冰　　包　旭　　卜　庆　　步召德

蔡清清　　曹　振　　曹伟新　　曹旭晨　　陈　璐　　陈　平

陈　伟　　陈　妍　　陈　艳　　陈　燕　　陈　宇　　陈翔翔

陈昌贤　　陈点点　　陈公琰　　陈金良　　陈警之　　陈凯琳

陈可欣　　陈茂艳　　陈倩倩　　陈田子　　陈婷婷　　陈小兵

陈晓锋　　陈晓燕　　陈永顺　　陈育红　　陈昱丞　　陈治宇

陈子华　　陈祖锦　　程　熠　　程亚楠　　迟志宏　　丛明华

崔云龙　　崔兆磊　　戴　东　　丁　超　　董　丽　　董阿茹汗

董恒磊	杜 娟	杜 强	杜玉娟	段 峰	段振东
范 彪	范志松	方小洁	房 锋	封 磊	冯 莉
冯 敏	冯梦晗	冯梦宇	付 强	高 婕	高 劲
高 明	高 申	高 炜	高 秀	高 岩	高伟健
弓晓媛	宫本法	关海霞	关莎莎	郭 志	郭婧瑶
郭姗琦	韩 晶	何 朗	何 流	何 毅	何帮顺
何江弘	何亚琳	和 芳	贺 斌	洪 雷	侯秀坤
胡海涛	胡耐博	胡筱蓉	黄 河	黄鼎智	黄慧强
黄金超	黄梅梅	黄敏娜	黄诗雄	黄文倩	黄育北
季 科	季 鑫	季加孚	季耘含	贾 佳	贾晓燕
贾英杰	贾子豫	姜文奇	姜志超	蒋微琴	金 辉
金 希	金 鑫	荆 丽	井艳华	阚艳艳	康文哲
孔 学	孔大陆	孔凡铭	孔雨佳	雷海科	黎军和
李 方	李 洁	李 静	李 力	李 玲	李 凌
李 宁	李 圃	李 倩	李 荣	李 薇	李 艳
李 洋	李 盈	李 勇	李春波	李大鹏	李冬云
李昉璇	李国强	李海鹏	李虹义	李虎子	李慧锴
李慧莉	李家合	李嘉临	李建丽	李利娟	李萌辉
李姝颖	李维坤	李文桦	李文杰	李文涛	李小江
李小梅	李晓东	李勇强	李志领	李志铭	李治中
力 超	梁 峰	梁 菁	梁金晓	梁晓峰	廖书恒
廖正凯	林 宁	林 源	林立森	林贤东	林晓琳
林仲秋	凌小婷	刘 晨	刘 昊	刘 洁	刘 珊
刘 巍	刘 妍	刘 昭	刘兵城	刘博文	刘长富
刘东伯	刘东明	刘冬妍	刘端祺	刘合利	刘红利
刘宏根	刘慧龙	刘家成	刘嘉寅	刘俊田	刘凌翔
刘盼盼	刘荣凤	刘潇濛	刘晓园	刘筱迪	刘彦芳

刘艳霞	刘云鹤	刘云涛	刘志敏	卢仁泉	卢小玲
卢致辉	鲁苗苗	陆舜	陆苏	吕强	罗迪贤
马虎	马帅	马薇	马翻过	马福海	马蔚蔚
孟晓敏	牟睿宇	穆瀚	聂蔓	宁晓红	牛文博
潘杰	齐立强	齐文婷	秦磊	秦健勇	邱红
邱录贵	曲秀娟	瞿慧敏	饶群仙	任越	荣维淇
汝涛	单玉洁	邵欣欣	邵志敏	佘彬	申鹏
沈琦	沈倩	沈文斌	施咏梅	石晶	石燕
石汉平	司同国	思志强	宋晨歌	宋春花	宋天强
宋亦军	苏畅	孙婧	孙鹏	孙颖	孙彬栩
孙凌宇	孙现军	谭先杰	汤东	唐凤	唐丽丽
田艳涛	汪艳	王峰	王杰	王洁	王科
王莉	王龙	王飒	王潇	王欣	王鑫
王迎	王宇	王钊	王勐	王安强	王炳智
王丹鹤	王风华	王建祥	王建正	王晶晶	王景文
王军轶	王丽娟	王楠娅	王书奎	王舒朗	王晰程
王夏妮	王潇潇	王晓群	王园园	隗汶校	魏凯
魏立强	魏丽娟	魏述宁	魏松锋	闻淑娟	邬明歆
吴楠	吴琼	吴尘轩	吴航宇	吴小华	吴晓江
吴延升	吴胤瑛	伍晓汀	武强	夏奕	向阳
肖健	肖莉	肖书萍	谢玲玲	信文	邢金良
邢晓静	熊斌	熊青青	徐泉	徐彦	徐慧婷
徐瑞华	徐晓琴	许红霞	闫东	严颖	颜兵
杨波	杨丹	杨航	杨敏	杨合利	杨隽钧
杨李思瑞	杨佩颖	杨伟伟	杨子鑫	姚剑峰	叶枫
易丹	易峰涛	易树华	尹玉	尹如铁	尤俊
于歌	于海鹏	于仁文	于晓宇	虞永峰	袁航

运新伟	翟晓慧	战淑珺	张　斌	张　帆	张　红
张　寰	张　慧	张　霁	张　娇	张　晶	张　龙
张　蕊	张　倜	张　伟	张　欣	张　雪	张　瑶
张广吉	张国辉	张海波	张宏艳	张建军	张丽丽
张凌云	张梦迪	张青向	张汝鹏	张师前	张炜浩
张潇潇	张小田	张玄烨	张雪娜	张瑶瑶	张一楠
张玉敏	张跃伟	张蕴超	张梓贤	赵　静	赵　峻
赵　坤	赵　群	赵　婷	赵　玮	赵　勇	赵洪猛
赵敬柱	赵林林	赵志丽	郑　莹	郑传胜	郑华川
郑向前	支修益	只璟泰	周　晨	周　晶	周　岚
周　琦	周洪渊	朱津丽	朱晓黎	朱晓琳	朱颖杰
庄则豪	邹冬玲	邹燕梅	邹征云	左　静	

《肿瘤中西医结合诊疗》编委会

主　编

贾英杰

副主编

李小江

编　者（按姓氏汉语拼音排序）

陈　艳	陈警之	陈茂艳	陈倩倩	陈昱丞	董阿茹汗
杜　强	段振东	冯梦晗	郭婧瑶	郭姗琦	贺　斌
黄敏娜	黄诗雄	季耘含	贾英杰	井艳华	孔　学
孔凡铭	李春波	李海鹏	李虎子	李家合	李建丽
李姝颖	李文杰	李文涛	李晓东	李小江	梁　菁
廖书恒	林立森	刘　昭	刘宏根	刘筱迪	刘云鹤
吕　强	马　薇	马翻过	牟睿宇	秦　磊	沈　琦
思志强	苏　畅	孙　颖	孙彬栩	王　洁	王　潇
王丹鹤	王晶晶	王夏妮	王晓群	王园园	邬明歆
信　文	杨　丹	杨李思瑞	杨佩颖	易　丹	于晓宇
张　娇	张　晶	张　龙	张　欣	张　瑶	张丽丽
张梦迪	张潇潇	张瑶瑶	张蕴超	赵林林	赵志丽
周　晶	朱津丽				

丛书前言一

匠心精品,科普为民

人类认识癌症的历史源远流长。无论是古希腊时期的希波克拉底,还是中国古代的《黄帝内经》等早期医学文献,都曾系统描述过癌症。20世纪下半叶以来,世界癌症发病人数与死亡人数均呈快速上升趋势,尤其是20世纪70年代以后,癌症发病率以年均3%~5%的速度递增。癌症已成为当前危害人类健康的重大疾病。

我国自改革开放以来,经济、社会、环境及人们的生活方式都发生了变化,目前正快速步入老龄化社会,这导致我国在肿瘤患者人数快速增长的同时,癌谱也发生了较大变化。在我国,发达国家高发的肺癌、乳腺癌、结直肠癌的发病率迅速上升,发展中国家高发的胃癌、肝癌、食管癌等的发病率亦居高不下,形成发达国家与发展中国家癌谱交融的局面,这给我国的肿瘤防治工作带来了较大挑战。

为了推动肿瘤科普精品创作,为公众和广大患者提供一套权威、科学、实用、生动的科普丛书,在中国科学技术协会的大力支持下,中国抗癌协会组织数百位国内肿瘤专家,集体编写了本套丛书。

丛书的作者都是活跃在我国肿瘤科普领域的专家,通过讲座、访谈、文章等多种形式为广大群众特别是肿瘤患者及其家属答疑解惑,消除癌症认知误区,推进癌症的早诊早治。他们的经验积累和全心投入是本套丛书得以出版的基础。

本套丛书满足了两方面的需求:

一是大众的需求。中国抗癌协会通过各地肿瘤医院、肿瘤康复网站、康复会、患友会等组织问卷调研，汇总常见问题，以保证专家回答的问题是读者最关心和最渴望知道答案的问题。

二是医生的需求。在日常工作中，临床医生要用很大一部分时间来回答患者一些重复率非常高的问题。如果能把这些问题汇总，统一进行细致深入的解答，以图书的形式提供给患者及其家属，不仅能为临床医生节省很多时间，同时也能大大提高诊疗的效率。

丛书的出版不是终点，而是一个起点。本套丛书将配合中国抗癌协会每年的世界癌症日、全国肿瘤防治宣传周等品牌活动，以及肺癌、乳腺癌关注月等各类单病种的宣传活动，通过讲座与公益发放相结合的形式，传播防癌抗癌新知识，帮助患者树立战胜癌症的信心，普及科学合理的规范化治疗方法，全面落实癌症三级预防的总体战略。

本套丛书是集体智慧的结晶。衷心感谢中国科学技术协会对丛书的鼎力支持，感谢百忙之中为丛书的编写投入巨大精力的各位专家，感谢为丛书出版做了大量细致工作的出版社编辑，也感谢所有参与丛书筹备组稿工作的中国抗癌协会秘书处的工作人员。

希望本套丛书的出版能为国家癌症防治事业做一份贡献，为大众健康谋一份福祉。

郝希山

中国工程院院士

丛书前言二

肿瘤防治，科普先行

一、肿瘤防治，科普先行

1.健康科普，国家之需求

2016年，习近平总书记在"科技三会"上指出，"科技创新、科学普及是实现创新发展的两翼，要把科学普及放在与科技创新同等重要的位置。"这是中央领导从国家发展战略高度对新的历史时期科普工作和科普产业发展的新部署和新要求。2017年，"健康中国"作为国家基本发展战略被写进十九大报告，报告明确提出"健康中国行动"的主要任务就是实施健康知识普及行动。

2.肿瘤科普，卫生事业之需求

恶性肿瘤的病因预防为一级预防；通过筛查而早期诊断，以提高肿瘤疗效为二级预防。世界卫生组织（WHO）认为，40%以上的癌症可以预防。恶性肿瘤的发生是机体与环境因素长期相互作用的结果，因此，肿瘤预防应贯穿于日常生活中并长期坚持。肿瘤预防在于降低发病率和死亡率，从而减少国家医疗资源的消耗，减轻恶性肿瘤对国民健康的危害和社会、家庭的经济负担。

3.肿瘤科普，公众之需求

大数据表明，在中国，健康与医疗科普相关词条占总搜索量的57%。2017年国人关注度最高的10种疾病中，"肿瘤"的搜索量超过36亿次，跃居十大疾病之首，之后连续数年蝉联关注榜首位。这一方面说明公众对肿瘤科普有巨大需求，同时也反映了公众对癌症的恐慌情绪。一次次名人患癌事件、一段段网络泛滥的癌症谣言,时时处处诱发公众"谈癌色变"的心理。因此,消除癌症误区、建立正确的防癌观念是当前公民健康领域最重要的科普任务,肿瘤医学工作者责无旁贷。

4.肿瘤科普,患者之需求

恶性肿瘤严重威胁人类健康和社会发展。随着肿瘤发病率持续上升、患者生存期延长、个体对自身疾病的关注增加、患者参与诊疗决策的意愿不断增强,肿瘤科普已经成为刚性需求,涉及预防、诊疗、康复、护理、心理、营养等诸多领域。

5.肿瘤科普,大健康产业之需求

随着科普产业的进步和成熟,一批像果壳网、知乎、今日头条等科普资讯平台迅速发展壮大,成为国家发展科普产业的骨干力量。今天的科普产业正在走出科普场馆建设与运营、科普图书出版与发行、科普影视制作与传播、科普展教器具制作与展示等传统形式,迈向经济建设与社会发展更为广阔的前沿领域。科普的产业形态呈多元化发展,科普出版、科普影视、科普动漫与游戏、科普网站、科普旅游、科普会展、科普教育、科普创意设计服务等实体平台百花齐放。随着人口老龄化的加剧,肿瘤科普产业的规模正在不断扩大,这必将催生高水平多元化的科普产品。肿瘤防治,科普先行,利国利民。

二、科普先行,路在脚下

中国抗癌协会作为我国肿瘤学领域最重要的国家一级协会,在成立之日起,就把"科普宣传"和"学术交流"放在同等重要的位置,30多年来,在肿瘤科普工作中耕耘不辍,秉持公心,通过调动行业资源和专家资源,面向公众和患者广泛开展了内容丰富、形式多样的抗癌科普宣传。通过长期实践,协会独创出"八位一体"的科普组织体系(团队－活动－基地－指南－作品－培训－奖项－媒体),为我国肿瘤防治科普事业的模式创新和路径探索做出了重要贡献。

中国抗癌协会自1995年创建"全国肿瘤防治宣传周"活动,经过近30年的洗练,已成为肿瘤领域历史最悠久、规模和影响力最大、社会效益最好的品牌科普活动。养成良好的生活方式、早诊早治、保证有效治疗、提高患者生存质量等防癌抗癌理念逐步深入人心。从2018年开始，中国抗癌协会倡议将每年的4月15日设为"中国抗癌日"，并组织全国性的肿瘤科普宣传活动。

科普精品是科普宣传的最重要武器。中国抗癌协会的几代学者，传承接力，倾心致力于权威科普作品的创作，为公众和患者奉献了数量众多的科普精品。2012年至今10年时间里，中国抗癌协会本着工匠精神，组织数百名专家编写了本套丛书（共20个分册），采用问答的形式，集中回答了公众及患者在癌症预防、诊疗中的常见疑问。目前本套丛书已入选"国家出版基金项目""'十三五'国家重点图书出版规划项目""天津市重点出版扶持项目"等多个项目，取得了良好的社会效益。

随着近年来临床新进展不断涌现，新技术、新方法、新药物不断应用于临床，协会牵头组织广大专家，将防癌抗癌领域的最新知识奉献给广大读者朋友，帮助公众消除癌症误区，科学理性地防癌抗癌，提升公众的科学素养，为肿瘤防治事业贡献力量。

书之为用，传道解惑。科普创作有四重境界，即权威、科学、实用、生动。我们只为一个目标：让癌症可防可控。

肿瘤防治，科普先行；科普先行，路在脚下。

中国抗癌协会理事长
中国工程院院士

前　言

肿瘤科普,患者之所需。肿瘤科普的出发点和归宿,是为了提高大众对肿瘤的正确认识,并为大众健康服务。在恶性肿瘤严重威胁人类生命健康和社会发展的大背景下,作为中国抗癌协会肿瘤专业领域的医生,有责任和义务将肿瘤相关方面的知识科学地普及给大众,指导广大肿瘤患者、家属乃至更多的人进行正确的诊疗和康复,以帮助大众消除癌症误区,科学理性抗癌,达到提升公众科学素养的目的。本书具有良好的社会效益,可为肿瘤的防治事业贡献一份力量。

中国抗癌协会自 1995 年创建"全国肿瘤防治宣传周"活动,经过近30 年的洗练,已成为肿瘤领域规模和影响最大、质量最高、社会效益最佳的科普宣传活动。本书作为中国抗癌协会科普系列图书之一,选取肿瘤门诊和住院患者咨询医生频率最高的问题,予以生动、简洁、准确的解答,有助于患者建立良好的生活方式、早诊早治、保证有效治疗等,从而提高患者生存质量。全书聚焦公众热点问题,对我国常见癌症(如肺癌、乳腺癌、结直肠癌、前列腺癌、妇科癌症、甲状腺癌等)进行系统答疑。本书的特色在于为大众介绍了中医中药在恶性肿瘤的预防、诊断、治疗、康复过程中发挥的重要作用,使读者能够更好地认识中医学在恶性肿瘤领域的优势与作用。

本书在编写过程中,得到了中国抗癌协会的大力支持,书中主体内容由中国抗癌协会肿瘤传统医学专业委员会牵头，由来自全国各地70余位中医肿瘤领域专家共同撰写，在此表示衷心的感谢。

2021 年 12 月

目　录

第一章　肿瘤的常见医学名词

第二章　肿瘤的发病原因

第三章　肿瘤的中西医诊疗方法

第四章　中医治疗肿瘤的常用药物

第五章　中医药在西医治疗过程中的作用

第六章 肿瘤常见症状、并发症的中西医结合治疗

第七章　中医治疗肿瘤的特色疗法

第八章　肿瘤患者的康复治疗

第九章　各种肿瘤的相关问题

第一章

肿瘤的常见医学名词

▌▶ 恶性肿瘤都称为"癌"吗?

恶性肿瘤中根据组织细胞来源的不同,把来源于上皮组织的称为癌,来源于间叶组织的称为肉瘤,来源于原始组织的称为母细胞瘤;根据恶性程度的不同又可分为低度恶性、中度恶性及高度恶性的肿瘤,所以恶性肿瘤和癌症是涵盖的关系,两者之间并不能画等号。因为癌症患者远比肉瘤患者多,所以人们一般对"癌"听得较多,而对"肉瘤"听得较少,在临床上癌与肉瘤的比大约为 9∶1。

▌▶ 我们通常所说的"癌""瘤"和"肉瘤"有什么区别呢?

根据组织细胞来源的不同,可将三者区分开来。癌是指起源于上皮组织的恶性肿瘤,是恶性肿瘤中最常见的一类,多发于人体的各个脏器。例如,我们常说的肺癌、肝癌等。肉瘤细胞则是来源于间叶组织,多发生于皮肤、皮下、骨膜及长骨两端等部位,临床可见平滑肌肉瘤、滑膜肉瘤等。瘤的概念相对比较广泛,它是发生于体表或某组织中的,以局部肿块为表现的病变,既包含癌、肉瘤性质的恶性肿瘤,也包含良性肿瘤。

▌▶ 什么是肿瘤,怎样区分良、恶性肿瘤?

肿瘤是指机体在各种致瘤因子的作用下,局部组织细胞增生所形成的新生物。根据肿瘤的恶性程度可分为良性肿瘤和恶性肿瘤。一般来讲,良性肿瘤在人体内的生长方式具有膨胀性,生长速度比较缓慢;有时周围组织也会因瘤体不断增大而受到挤压,但是一般邻近的正常组织不会受到侵袭;用手触摸时,推之可以移动,与正常组织分界明显;手术可以将其切除干净,且不易复发。而恶性肿瘤与良性肿瘤的不同之处是其生长方式为浸润性生长,可直接浸润和破坏周围的正常组织;瘤细胞的形态与正常组织细胞形态也相差甚远,且生长迅速、多呈倍数增殖;即使手术切除,也仍有复发的可能性。相比良性肿瘤而言,恶性肿瘤对人类的危害则大得多,是目前人类健康的头号杀手。

▮▶ 中医说的"积聚""癥瘕""瘿瘤""岩"都是什么呢?

"积聚""癥瘕""瘿瘤"以及"岩"这些都是中医古籍中关于肿瘤记载的病名,"积聚"和"癥瘕"可笼统地看成腹内结块,或痛或胀;"瘿瘤"则一般是头颈部肿瘤的代名词;而"岩"则多指女性乳腺的恶性肿瘤,现代医学将其称为乳腺癌。

中医学认为,"积聚"是由于脏腑功能失调,正气亏虚导致人体气血流通不畅,气机壅滞,而产生在腹部的包块。"癥瘕"形成的病理机制与"积聚"相似,也是由于脏腑失调、气血阻滞、瘀血内结所引起的腹中结块,但是范围涵盖了各种妇科的良、恶性肿瘤,临床所见的宫颈癌、卵巢癌等多属于"癥瘕"的范畴,而"瘿瘤"则具体指代甲状腺肿瘤,是常见的头颈外科疾病。

▮▶ 影像学报告中的"占位性病变""结节"提示什么?

占位性病变是医学影像学中的专用名词,在B超、X线、CT等检查结果中常会见到,是指被检查的部位有一个可使周围组织受压、移位的非正常组织。占位性病变和癌症之间不能画等号。在临床上,医生多在难以明确诊断时,使用"占位性病变"这个名词。

结节是一种呈圆形或椭圆形,可隆起于表面,亦可不隆起的非正常组织。结节并不等同于癌,以肺部结节为例,肺部小结节就是指单一的、边界清楚的、直径小于或等于3厘米、周围为含气肺组织所包绕的病变。肺内很多疾病都会形成结节,良性的如真菌病、结核、炎症、亚段肺不张等,所以肺部小结节并不等于早期肺癌。在明确诊断前,肺部小结节的可能性是多种多样的;恶性的则可能是原发性肺癌或肺内转移癌。在查体或者检查过程中，如发现有肺部结节先不要恐慌，但也不可轻视。肺部结节的评估,即良、恶性的评估,不仅需要考虑结节的大小,而且需要综合分析患者的临床症状、临床特点和相关危险因素（如吸烟史、肿瘤的个人和家族史）,以及结节的边缘形状、钙化及位置等因素加以综合判断,必要时需要切取病理以明确诊断。

▮▶ 什么是癌前病变？常见的癌前病变有哪些？

所谓癌前病变是指在某些刺激因素的作用下，具有发生癌变可能的某些病变。目前公认的癌前病变包括上皮组织的非典型性增生、叶间组织的病变、淋巴组织的病变、骨组织和神经外胚叶的病变等。常见的癌前病变有黏膜白斑、交界痣、慢性萎缩性胃炎、结直肠的多发性腺瘤性息肉和某些良性肿瘤等。我们应该认识到,癌前病变并不是癌,不应将癌前病变与癌等同起来，与此同时，癌前病变大多数也不会演变成癌,仅仅是其中小部分有演变成癌症的可能性。但是当发现有癌前病变的时候,应该采取正确的态度,积极进行相关的检查及治疗。中医治疗注重"治未病",在癌前病变的治疗思路中,应该重视未病先防。

▮▶ 什么是"非典型性增生"？

首先,我们需要明确增生的概念。增生是指人体的某种细胞在数量上突然增多,并伴有体积增大的表现,一般多是因为受到某些因素刺激后出现的反应。非典型性增生又称为异形增生,是在增生的基础上,细胞内部的结构发生了改变。它是一种肿瘤性增生,属于癌前病变,在某些因素的作用下,容易演变成癌症。非典型性增生常发生于胃、食管、乳腺、宫颈等部位,当我们见到非典型性增生的病理报告时,应当加以注意,定期随访,尽早治疗。

▌▶ 什么是肿瘤的 TNM 分期？

TNM 分期是临床上最常使用的分期方式。T 指原发肿瘤,T1、T2、T3、T4 是对原发肿瘤的大小及侵犯周围脏器程度的描述，不同肿瘤 T 的分型方法不同，数字越大代表越严重;N 代表区域淋巴结的受累情况,N0 代表没有淋巴结转移,N1、N2、N3 代表淋巴结转移的程度,数字越大代表淋巴结转移越多;M 代表远处转移,没有转移的就是 M0,有远处转移就是 M1。此外还有 TX、NX、MX、TX 代表无法评估原发肿瘤的情况;NX 代表无法评估区域淋巴结的情况;MX 代表无法评估远处转移的情况。

▌▶ 通常所说的肿瘤分期是什么？老年患者患有肿瘤就一定是晚期吗？

一般来讲,肿瘤分期是针对恶性肿瘤来说的,包括临床分期和病理分期等多种分期方式。我们能通过肿瘤分期的方法评估体内恶性肿瘤的位置和数量,并且可以通过这种方式来评估病情,评估预后以及制订合理的治疗方案等。不同的肿瘤,评估分期的方法和标准也不同。这既是肿瘤治疗措施选择的重要依据,也是判断预后的重要标志。此外,肿瘤的分期早晚与病情相关,与患病年龄并无直接关系。

▌▶ 影像学报告中的"淋巴结肿大"是肿瘤吗？

淋巴结肿大可能是由多种因素导致的,可因炎症、肿瘤等原因引起。如果淋巴结肿大的时间比较长,质地摸起来也比较坚硬,按压时无疼痛,且随着时间的推移,淋巴结肿大呈现增多、增大的趋势,就要警惕患有恶性肿瘤的可能,此时务必到医院进行相关的检查,以进一步明确诊断。如果淋巴结肿大时间较短,自觉疼痛或有压痛感,摸起来也比较柔软,一般属于良性,大多数可能是由急、慢性炎症及其他慢性疾病等引起。那么我们也应该到医院进行进一步检查,包括进行血常规、C反应蛋白、降钙素原、血涂片等,以此来了解有无炎症、血液系统疾病的可能;必要的话,应该做彩超检查以了解淋巴结的大小、形态以及淋巴结局部和周边的血流情况等,也可以选择进行穿刺病理活检来明确诊断。

▶ 影像学报告中的"钙化灶"是指什么?与肿瘤有关系吗?

钙化灶一般是指一种钙质沉淀,类似于结石。临床上常采用彩超或CT进行检查,图像上可呈强回声或高密度影像,可出现在肝、肺、乳腺、肾、前列腺等器官。这种沉淀物的成分就好像家里的热水壶长时间不清洗,而产生黏附在壶壁的白色絮状物一样,与肿瘤的发生发展并无直接关系, 也不是肿瘤的特异性表现。所以如果我们在检查报告单中看见"钙化灶",不用太过担心,只要定期复查即可。

▶ 有的病理报告写着"原位癌",有的写着"浸润癌",分别是指什么?

原位癌是发生在上皮的恶性肿瘤,其与邻近正常组织有明显界限,发展缓慢,属于一种上皮内瘤病变。它只局限于皮肤或黏膜内,还没有通过皮肤或黏膜下面的基底膜侵犯到真皮组织,更没有发生浸润和远处转移,从严格意义来说,它算不上真正的癌症。而浸润癌是在原位癌的基础上,经过一些条件刺激,使癌细胞继续发展,穿透基底膜,并向深处不断侵入甚至发生远处转移,属于真正意义上的癌症。

▶ 肿瘤病理报告单上的高分化、中分化和低分化分别指什么?

一般来说,癌组织分化程度越高,形态上就与正常组织越接近。高分化即肿瘤细胞的分化程度接近正常细胞,提示恶性程度低;相应的,低分化癌与未分化癌肿瘤组织与正常组织相差大,提示恶性程度高;而中分化就是介于两者之间,这些都是肿瘤病理学上的常用术语。可作为临床预后的参考。

▐▶ 什么是肿瘤标志物?

肿瘤标志物又称肿瘤标记物,是指在恶性肿瘤的发生和增殖的过程中,由肿瘤细胞的基因表达而合成分泌的或者是由机体对肿瘤细胞反应而异常产生和(或)升高的物质。肿瘤标志物是反映肿瘤存在和生长的一类物质。一般存在于肿瘤患者的血液、组织、体液或细胞中,能够用免疫学、生物学及化学的方法检测出来。

肿瘤标志物能够反映肿瘤的发生、发展,因此在监测恶性肿瘤的治疗效果中具有一定的价值。肿瘤标志物的检测主要用于肿瘤的早期发现、诊断及治疗,肿瘤良、恶性的鉴别,肿瘤患者疗效的监测,评估肿瘤的预后与转归以及寻找未知来源的转移性肿瘤的原发病灶等。

▐▶ 肿瘤转移和肿瘤复发分别指什么?

肿瘤转移,简单地说就是癌细胞从肿瘤原发病灶中跑了出来,经淋巴管、血管或体腔等途径在其他地方又继续生长。癌细胞之所以会转移是因为癌细胞的繁殖速度很快,其数量急剧增加导致肿瘤边缘的细胞被"挤"进周围组织。在这个过程当中,癌细胞还会分泌特殊物质,溶解及破坏周围组织,更加加快了癌细胞扩散和转移的速度。由此可见,恶性肿瘤转移可增加对机体的损害,而且影响转归,这往往也是肿瘤治疗失败的主要原因。

肿瘤复发是指残存的癌细胞在体内继续繁殖,其发生的主要原因是肿瘤治疗不够彻底。尽管手术、化学治疗、放射治疗等一系列治疗方法对癌细胞都有杀伤作用,但在多数情况下仍无法彻底清除残存的癌细胞,所以肿瘤的复发率相当高。

▌▶ 什么是骨转移?

骨转移是指某些原发于骨组织以外的恶性肿瘤在疾病的发展过程中转移至骨组织的疾病。骨转移发生在不同的部位,则会引起不同的临床表现。其局部症状主要表现为持续性骨痛,活动时加重,严重的患者可能会发生病理性骨折甚至截瘫。骨转移可分为溶骨性、成骨性、混合性三种类型。一般说来,乳腺癌和肺癌的骨转移以溶骨性为主,前列腺癌则以成骨性为主。

对于容易发生骨转移的恶性肿瘤,如乳腺癌、肺癌、鼻咽癌、前列腺癌等,若出现骨痛、病理性骨折、脊髓病变、脊髓压迫、高钙血症等与骨相关的症状时,应考虑到恶性肿瘤发生骨转移的可能性,及时做一些相关的检查,如骨扫描等,以尽早发现和治疗。

▌▶ 什么是肿瘤根治性手术? 什么是肿瘤姑息性手术?

肿瘤根治性手术是指对肿瘤原发病灶的广泛切除,并将其周围的淋巴结转移区域的整块组织一起切除,尽可能达到彻底切除肿瘤的目的。这种治愈性手术旨在肉眼和显微镜下达到无肿瘤残存。

肿瘤姑息性手术多用于晚期癌症患者,即已经失去根治性手术的机会,但为了减轻患者的症状、保护机体的功能、延长患者的生存期、缓解肿瘤的并发症,或者是为了下一步其他的治疗方法而采取的手术切除。姑息性手术主要用于出血、穿孔、梗阻等危重症的解救治疗,包括造瘘术、转流术、介入术和导管引流术等。

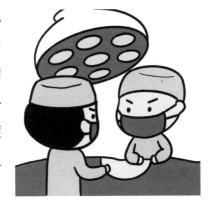

▮▶ 什么是减瘤术？

减瘤术又称肿瘤减灭术,属于姑息性手术,是指一些比较大的肿瘤无法完全切除,或者由于肿瘤的压迫而产生的一些症状及并发症,通过切除部分肿瘤以减轻症状和负荷的手术。例如,肺癌、食管癌、巨大卵巢癌、腹膜有种植转移病灶等无法完全切除的情况,可先行减瘤手术,术后再行放射治疗或化学治疗。

▮▶ 什么是化学治疗？为什么要进行化学治疗？

化学治疗旨在通过使用化学药物达到杀灭癌细胞的目的,是肿瘤内科治疗的主要手段。化学治疗主要分为根治性化学治疗、姑息性化学治疗、辅助化学治疗和新辅助化学治疗。

根治性化学治疗:是指以治愈癌症为目的的化学治疗。有些癌症对化学治疗药物特别敏感,例如白血病、淋巴瘤、绒毛膜上皮癌和生殖细胞恶性肿瘤等,通过单纯化学治疗就有可能治愈。

姑息性化学治疗:大部分晚期肿瘤已经广泛转移,通过化学治疗可以在一定程度上控制肿瘤的发展,并提高患者生活质量,从而延长患者的生存期。这种化学治疗就称为姑息性化学治疗。

辅助化学治疗:是指在采取有效的局部治疗(手术或放射治疗)后,主要针对可能存在的残留癌细胞或潜在转移,为防止复发和转移而进行的化学治疗。如乳腺癌术后辅助化学治疗已被证实能明显提高疗效,延长患者生存期。

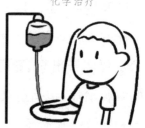

化学治疗

新辅助化学治疗:是在手术前的短时间内给予化学治疗,使病灶缩小,方便手术切除,或者使部分失去手术机会的病灶缩小后再次获得手术的机会。现已经证实,新辅助化学治疗可在乳腺癌、喉癌、骨肉瘤和软组织肉瘤中减小手术范围;并提示对非小细胞肺癌、食管癌、鼻咽癌及其他头颈部肿瘤可能有益。

手术和放射治疗属于局部治疗,只针对治疗部位的肿瘤有效,对于潜在的转移病灶和已经发生临床转移的病灶难以发挥疗效。而化学治疗是一种全身治疗的手段,化学治疗药物能随着血液循环遍布全身的绝大部分器官和组织,从而发挥治疗肿瘤的疗效。

▶ "化学治疗周期"是指什么?

从注射化学治疗药物的第 1 天算起,至 14 天、21 天或 28 天称之为一个周期,多数为 21 天。在一个周期中不是每天都使用化学治疗药物,通常是前 1~2 周用药,后 1~2 周休息。这主要是因为化学治疗药物不仅杀伤肿瘤细胞,对于正常细胞也有杀伤作用,因此不能连续地进行化学治疗,否则患者身体无法承受;再者,癌细胞也具有一定的生长周期,在癌细胞分裂期进行化学治疗的效果才是最好的。因此需要间隔地进行化学治疗。

▶ 什么是经导管动脉灌注化学治疗?

经导管动脉灌注化学治疗属于血管介入治疗, 即在医学影像设备的引导下,将导入动脉的导管选择性地送至肿瘤供血的动脉,并灌注化学治疗药物。它的优点在于微创、安全,肿瘤局部化学治疗药物浓度高,减轻了化学治疗药物对患者全身的副作用。

▶ 放射治疗是指什么?

放射治疗是癌症三大治疗手段之一,是利用放射线(如放射性同位素产生的 α、β、γ 射线和各类 X 射线治疗机或加速器产生的 X 射线、电子线、质子束及其他粒子束等)治疗肿瘤的一种局部治疗方法,是肿瘤综合治疗的重要方法之一。

▮▶ 什么是根治性放射治疗？什么是姑息性放射治疗？

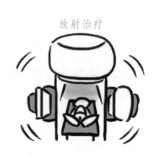

放射治疗

根治性放射治疗是指应用放射治疗方法全部消灭恶性肿瘤的原发和转移病灶。主要适用于对放射线敏感或中度敏感的肿瘤，如早期鼻咽癌、皮肤癌、宫颈癌等。

姑息性放射治疗是针对病期较晚、治愈可能性较小的患者，以减轻患者痛苦、改善生存质量、尽量延长生存期为目的的放射治疗，其主要用于缓解疼痛和压迫等。

▮▶ "伽马刀"治疗和"射波刀"治疗是指什么？它们都是手术刀吗？

"伽马刀"和"射波刀"不是真正的手术刀，而是立体定位放射外科治疗设备。

伽马刀是根据立体几何定向原理，将颅内的正常组织或病变组织选择性地确定为靶点，使用 ^{60} 钴产生的伽马射线进行一次性大剂量的聚焦照射，使病灶产生局灶性的坏死或功能改变，从而达到治疗疾病的目的。

射波刀，又称"立体定位射波手术平台""网络刀""电脑刀"，是唯一一种采用实时影像引导技术的设备，在治疗过程中能实时追踪患者的呼吸状态，并对体内病灶做动态照射。射波刀具有无伤口、无痛苦、无流血、无麻醉、恢复期短等优势。

▮▶ 什么是同步放化疗？

同步放化疗是指同时进行化学治疗和放射治疗，可以通过化学治疗药物起到增敏作用，不仅提高放射治疗对肿瘤的局部控制效果，还能发挥化学治疗的全身治疗作用，并减少远处转移的发病率。医生要根据患者的行为评分、功能状态、心理因素，以及患者家属的期望和家庭的具体状况，制订个体化治疗方案。

▶ 什么是放射性肺炎？

放射性肺炎是胸部及颈部恶性肿瘤患者因接受放射治疗或同步放化疗后，在放射范围内的正常肺组织受到损伤而引起的炎症表现，是最常见的剂量限制性毒性之一。放射性肺炎的发生、严重程度与放射方法、放射剂量、放射面积、放射速度

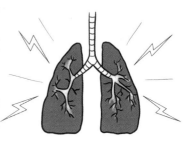

放射性肺炎

均有密切关系。轻者多无症状，重者常有刺激性、干性咳嗽，伴气急、心悸和胸痛，不发热或低热，偶有高热。

放射性肺炎限制了临床使用更高、更有效的照射剂量以及联用其他方法治疗肿瘤，并且严重影响患者的生活质量和生存期，而且严重的放射性肺炎甚至可危及生命。

▶ 什么是肿瘤的基因检测？

肿瘤的基因检测是一种对 DNA 进行检测的技术。它是取被检测者的外周静脉血或其他组织细胞，在扩增其基因信息后，通过特定设备对被检测者细胞中的 DNA 分子信息做检测，并分析它所含有的基因类型和基因缺陷及其表达功能是否正常的一种方法。基因检测可以用于诊断疾病以及对疾病风险进行预测。人体的肿瘤千差万别，即使是同一个部位的肿瘤，治疗效果和方法也因人而异。近年来随着对基因分子水平研究的不断深入，发现了越来越多的肿瘤细胞信号通路，通过检测这些通路中特定基因的情况，针对性地为每位患者提供个体化治疗，从而最大限度地提高患者治疗的有效率，既可避免浪费医疗资源，又不会耽误

治疗时机。

▮▶ 都说肿瘤有驱动基因,驱动基因是指什么?

驱动基因是与肿瘤发生、发展相关的重要基因。当驱动基因突变后,就会把癌细胞"驱动"起来。为确定肿瘤主要由哪种驱动基因引发,可进行基因检测,确认相关的驱动基因后,就可以选择对应的靶向药物,进行针对患者的个性化治疗。目前对肺腺癌领域的驱动基因研究比较深入,如表皮生长因子受体(EGFR)基因、ALK 基因,它们都与肺癌的发生密切相关。

▮▶ 什么是靶向治疗?

靶向治疗是在细胞分子水平的基础上,针对已经明确的致癌位点进行的治疗。靶向药物进入体内会特异性地选择致癌位点,从而产生药物作用,并可使肿瘤细胞特异性死亡,且不会波及肿瘤周围的正常组织细胞。

根据靶向部位的不同,可以将肿瘤靶向治疗分为两大类,即肿瘤细胞靶向治疗和肿瘤血管靶向治疗。肿瘤细胞靶向治疗是利用肿瘤细胞表面的特异性抗原或受体作为靶点,如EGFR 抑制剂:厄洛替尼、吉非替尼、埃克替尼等。而肿瘤血管靶向治疗,则是对肿瘤区域的新生毛细血管内皮细胞表面的特异性抗原或受体起作用,如血管内皮生长因子抑制剂:贝伐珠单抗、阿帕替尼等。

肿瘤细胞

靶向药物

▌▶ 什么是肿瘤介入治疗？

肿瘤介入治疗，是在 CT、超声数字减影血管造影机、磁共振成像、彩超等影像设备的引导和监视下，利用导管、穿刺针及其他介入器材，通过人体自然孔道或微小的创口将特定的器械导入人体病变的部位，并进行微创治疗的一系列技术的总称。肿瘤介入治疗技术种类繁多，传统上可分为血管介入和非血管介入。常见的血管介入有经导管动脉灌注化学治疗术、动脉栓塞术、下腔静脉滤器植入术；非血管介入有经皮穿刺活检、射频消融治疗、放射性粒子植入等。

介入治疗相对于外科治疗的优点在于：①大部分患者只需要局部麻醉而非全身麻醉，从而降低了麻醉的危险性；②不需要开刀，无创口或仅需要几毫米的皮肤切口，就可完成治疗；③对正常组织的损伤小、恢复快、住院时间短；④可以适用于不能耐受手术的高龄危重症的患者或者无手术机会的患者。

▌▶ 什么是肿瘤射频消融治疗？

肿瘤射频消融治疗是在影像学（CT、B 超等）的引导下，通过热效应使肿瘤组织快速产生大范围凝固性坏死的一种治疗方法。射频消融适用于各种良、恶性实体瘤，应用最多的是肝癌。它具有损伤小、操作简便等优点。但射频消融治疗也有严格的适应证，并非所有的肝癌患者都适合此种治疗方法。需要在专业医生的评估下，选择最适合的治疗方法。

▌▶ 什么是肿瘤内分泌治疗？

肿瘤的内分泌治疗包括外科内分泌治疗、内科内分泌治疗和化学内分泌治疗。我们常说的内分泌治疗一般指的是内科内分泌治疗，又叫激素治疗，是应用某种激素或抗激素类物质，以减少体内相关的激素水平或阻断相关激素的作用,并改变肿瘤细胞生长所依赖的条件,最终抑制肿瘤的生长。

乳腺、前列腺、甲状腺、子宫内膜等都属于激素依赖性组织、器官,其来源的恶性肿瘤会有不同程度的激素依赖性。例如,乳腺癌与雌激素、孕激素有关;前列腺癌与雄激素有关等。

▮▶ 专家们都说肿瘤要综合治疗,综合治疗是指什么?

肿瘤综合治疗是根据患者的具体情况,包括一般情况、病理类型、病期、侵犯范围和发展趋势,合理地、有计划地应用多种现有的治疗方法的一种综合治疗方法。

恶性肿瘤是一种能够导致局部侵袭和破坏的全身性疾病,诊断和治疗均需要多学科、多种治疗方法协同完成。综合治疗即将手术、化学治疗、放射治疗、介入治疗、靶向治疗、免疫治疗、中医药治疗等联合应用,以达到最大限度地减轻患者痛苦,改善患者生活质量,延长患者生存期的目的。

▮▶ 什么是肿瘤免疫治疗?

肿瘤免疫治疗就是恢复机体正常的抗肿瘤免疫反应,通过重新启动并维持肿瘤的免疫循环,从而识别和杀死肿瘤的一种治疗方法。其中包括治疗性抗体、癌症疫苗、单克隆抗体类免疫检查点抑制剂、细胞治疗和小分子抑制剂等。目前 PD-1/PD-L1 单克隆抗体应用最多,PD-1 抑制剂派姆单抗和纳武单抗已被美国食品药品监督管理局(FDA)批准用于治疗晚期黑色素瘤、非小细胞肺癌、霍奇金淋巴瘤和头颈鳞癌等,纳武单抗还被 FDA 批准可用于治疗肾癌和尿路上皮癌等。

▶ 什么是肿瘤疫苗？

肿瘤疫苗是将肿瘤抗原以多种形式(肿瘤相关蛋白或多肽、肿瘤细胞、表达肿瘤抗原的基因等)导入患者体内,抑制肿瘤引起的免疫抑制状态,增强免疫原性,刺激患者自身的免疫功能,诱导机体细胞免疫和体液免疫应答,从而达到认识、杀死和清除肿瘤的目的。它属于免疫治疗的一种。

▶ 什么是肿瘤热疗？

肿瘤热疗是指应用加热的方法来治疗肿瘤的一种方法。基本原理是利用物理能量加热人体全身或局部,使肿瘤组织温度上升到有效的治疗温度且要维持一定的时间,利用正常组织和肿瘤细胞对温度耐受能力的差异,达到既能使肿瘤细胞凋亡又不损伤正常组织的治疗目的。

▶ 什么是姑息治疗？

姑息治疗是指对治愈性治疗无反应的患者采取的完全主动的治疗和护理,主要为了控制疼痛及有关症状,并对心理、社会和精神问题予以重视。姑息治疗目的是为患者和家属赢得最好的生活质量。世界卫生组织(WHO)对于姑息治疗特别强调症状控制、患者支持、提升生活质量等多方面的内涵。需要注意的是,姑息治疗不是只针对晚期肿瘤患者,而是应该贯穿整个肿瘤治疗的过程中。

▶ 肿瘤的一线治疗、二线治疗、三线治疗是指什么？

就化学治疗而言,患者的首次治疗方案多采用指南推荐的一线治疗,有效率相对较高。但患者可能在一线治疗过程中或一线治疗结束后很快出现疾病进展,这时可采用二线治疗,有效率相对一线治疗较低。当患者疾病再次进展后常采用三线治疗,这时大多不推荐化学治疗方案,有效率也较一线治疗、二线治疗低。

▮▶ 什么是肿瘤耐药?

肿瘤耐药又分为原发性耐药和继发性耐药。原发性耐药又称天然性耐药,是指首次使用抗肿瘤药物就产生的耐药;继发性耐药又称获得性耐药,是指在治疗过程中发生的耐药。

肿瘤耐药性的表现为药物不能发挥抗癌作用。即使大多数的肿瘤细胞被杀死了,而小部分具有抗药性的肿瘤细胞依然会继续生长,从而引起肿瘤的复发和转移,并且使得后续的抗肿瘤治疗变得无效。

▮▶ 什么是肿瘤的一、二、三级预防?

肿瘤的一级预防,也称病因预防。它是指对于一般人群消除或降低致癌因素,促进身体健康,防患于未然的预防措施,包括戒烟、合理膳食、控制饮酒和吸烟、免疫接种、预防职业肿瘤、健康教育等。

肿瘤的二级预防,也称临床前期预防和亚临床期预防。它是指对于特定高风险人群筛查癌前病变或早期肿瘤,从而达到早发现和早治疗的目的。其措施包括筛查和干预试验,如宫颈癌筛查、乳腺癌筛查等。

肿瘤的三级预防,也称临床预防或康复预防。它是指对当前肿瘤患者复发的预防,并减少并发症,从而使患者达到减轻由肿瘤引起的疼痛、提高生活质量以及延长生存期的目的,如三阶梯止痛治疗、临终关怀。

第二章

肿瘤的发病原因

▶ 中医对肿瘤的病因有哪些认识？

中医认为,肿瘤不单纯是局部病变,而是全身疾病的局部表现。作为一类疾病,肿瘤的致病因素相对复杂,不同病种之间的差异显著,但归结起来也不外乎是内因和外因两方面。所谓内因,主要指机体本身所具有的致病因素,如先天的不足、脏腑功能失调及七情过极、劳逸失宜、饮食不节等;外因则主要指外界,特别是大自然中的一切致病因素,如四时不正之气。目前较为公认的肿瘤发病原因主要包括正气内虚、外感六淫、饮食劳倦、情志内伤四个方面。

▶ 中医所说的"六淫"指什么？外感六淫如何导致肿瘤的发生？

中医所说的"六淫"是指风、寒、暑、湿、燥、热(火)六种外感病邪的统称。具体而言,它是指致病的气候条件。当气候变化异常,如暴寒暴热、气候变暖等,超过机体调节适应的限度,便会导致外邪侵入,影响脏腑经络的功能,阻碍气血运行和津液输布,致使气滞血瘀、痰湿凝聚,积久则导致肿瘤的发生。因此,从中医理论来说,六淫邪气是肿瘤发病的重要致病因素。

▶ 正气不足是不是更容易患癌？

中医认为"正气存内,邪不可干",意思是说人体正气强盛了,邪气就不会侵犯人体。而人体正气亏虚,病邪亢盛,机体无力抵抗外邪,不能制止毒邪进展,则癌毒就会乘虚而入,不断损害机体,就会导致癌瘤的发生和发展。因此,中医认为正气不足比较容易患癌,但是人们可以通过调理体质来预防肿瘤的发生。

21

▌▶ 中医如何看待老年人容易患肿瘤？

正如《活法机要》所言："壮人无积,虚人则有之,脾胃虚弱,气血两衰,四时有感,皆能成积"。正气不足是肿瘤发病的内在因素。"男不过尽八八,女不过尽七七,而天地之精气皆竭矣"。说明随着年纪增长,肾精气逐渐衰竭。而肾精为先天之本,内藏元阴元阳,为周身之气的动力源泉,肾精不足,正气内虚,无力抗邪外出,因此,肿瘤即是在老年人内虚的基础上,无力抗邪,毒邪内侵,蕴结体内,与内生之毒、瘀、痰互结,积久在体内逐渐形成。故老年人更易罹患肿瘤。

▌▶ 中医常说七情致病,肿瘤的发生也与情绪有关吗？

肿瘤的发生病因中确有情志因素。

中医认为,情志异常会引起脏腑精气功能紊乱,从而导致或者诱发疾病。一方面,情志反映脏腑精气的盛衰;另一方面,情志异常(过激、抑郁、焦虑等)又可导致脏腑精气阴阳的功能失常,气血运行的失调。情志致病主要表现在影响脏腑气机和直接损伤脏腑,使脏腑虚弱,气机不畅,引起全身的气血津液代谢失常、输布不畅,并导致痰饮与瘀血互结,则易发生癥积、肿瘤。

肝主疏泄,而情志不畅与肝失疏泄的关系密切,故肝经所过之处和与肝相关的脏腑更容易患有肿瘤,如乳腺癌、肝癌、甲状腺癌等。

▌▶ 中医是怎么认识肿瘤患者相关情绪障碍的？

在中医看来,情绪障碍一般归属于中医"郁证"范畴,主要是由于患者情志失调、肝气不疏造成的,病位在肝,但可涉及心、脾、肾。肝气郁结,横克脾土,则会出现肝脾失和;肝郁化火,可致心火偏亢;忧思伤脾,使得脾胃运化功能不足,致水湿停聚,气郁生痰,同时使营养吸收不足,气血化生不足,最终形成了心脾两虚或心神失养证;肝郁化火,火热灼伤阴分,心失所养,肾阴被耗,会出现阴虚火旺或心肾阴虚证。

▶ 平时作息不规律,经常熬夜,会增加患肿瘤的风险吗? 中医是如何认识的?

常常熬夜会使患癌的风险增高。已有研究表明,长期熬夜会使女性乳腺癌和男性前列腺癌的患病风险增高,而且经常熬夜的人患肝癌的概率会比一般人高 3~5 倍。

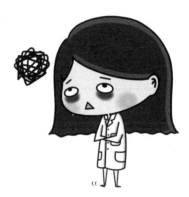

中医比较重视昼夜间阴阳的变化,夜间是阴生阳长的时间。中医有一句话叫:"人卧血归于肝"。夜间正常的睡眠会使体内肝肾之阴得到很好的补充。人体内阴阳是互根互用的,养肝肾的阴气也会使阳气得到涵养。阳气可以看作是支撑人体正常生命活动的能量,所以正常睡眠会使人精力充沛。如果长期熬夜的话,肝肾无法得到很好的休息,会使人体内阴阳失衡,而机体的抵抗力就会出现问题,体内的痰、湿、瘀、毒等邪气就不易排泄,因此常常会出现疲乏、精神萎靡等亚健康的状态,久而久之就会产生疾病。因此,为了身体的健康,一般建议晚上 11 点之前入睡。

▶ 性生活过于频繁会增加患前列腺癌的风险吗? 中医是如何认识的?

性生活是体内雄激素代谢的间接反映,雄激素可以通过调节生长因子及其受体的表达,从而影响前列腺细胞的生长。国内外研究均显示,初次性生活的年龄、性生活的频率、手淫次数等行为都与前列腺癌有着密切的关系。

从中医的角度来说,前列腺癌对应的中医病名为"癃闭""淋证"等。《黄帝内经》中说道:"肾藏精,主生殖,开窍于前后二阴"。《素问·五常政大论》中也提道:"其病癃闭,邪伤肾也"。表明前列腺癌由肾所主,其病在肾。房事不节会损伤肾精,肾主水,肾精不足则主水功能失职,水道不利则发为癃闭、淋证。肾虚可引起肾阳不足,"无阳则阴无以化",致使尿不得出,或肾精亏损日久,肾阴亏耗,水府枯竭则无尿。故中医认为:房事不节,纵欲过度,阴虚火旺,灼液成痰,痰浊凝结而易形成本病。

▐▶ 从中医角度如何理解经络瘀阻导致肿瘤的发生?

经络是经脉和络脉的总称,二者纵横交错,遍布全身,是人体运行气血、联络脏腑、沟通内外、贯通上下的通道。在生理上,十二经脉具有运行营卫气血、抵御病邪、保护机体的功能。奇经八脉也是气血运流到脏腑经络中储存起来;经络既可因风寒湿邪等的侵袭而导致功能受损,又可因痰饮、郁毒、气滞等而壅塞不通。此外,内脏的生理功能失常,也能导致经气郁滞或经气不足。经络郁阻,则邪毒在体内蕴结,日久成积、成肿,便可发展为肿瘤。

▐▶ 病毒、细菌会诱发癌症吗?

病毒、细菌会引发炎症,而炎症的过程是肿瘤发生的一个重要因素。特别是由于感染引起的慢性炎症,可在一定程度上增加发生肿瘤的机会。但是多数的病毒、细菌是不会诱发癌症的。

目前研究比较多且与病毒感染明确相关的有:与 EB 病毒(EBV)相关的鼻咽癌;与乳腺癌病毒相关的乳腺癌;与单纯疱疹病毒和人乳头瘤病毒(HPV)相关的宫颈癌;与肝炎病毒(尤其是 HBV 和 HCV)相关的肝癌;人类免疫缺陷病毒(HIV)也与卡波西肉瘤有一定的关系;细菌感染性癌症常见的是幽门螺杆菌(HP),其与胃癌相关。

▎▶ 感染了幽门螺杆菌，会发展成胃癌吗？

现代研究表明：感染幽门螺杆菌是胃癌的致病因素之一，在胃癌的发病过程中有重要的作用。感染了幽门螺杆菌的人确实比一般人更容易患胃癌，但这只是胃癌发病的一方面，遗传、饮食、肥胖等也是导致胃癌的重要因素。因此，感染了幽门螺杆菌后不要惊慌，它的致癌作用是十分缓慢的，应该及时到专科医院就诊并进行抗幽门螺杆菌治疗。同时注意饮食卫生，并注重对家人的防护。

▎▶ 肺癌患者在雾霾天气外出对疾病有影响吗？

雾霾天气可以影响人体呼吸、循环及免疫系统，尤其是对呼吸系统的影响最大。雾霾中对人体危害最大的是直径小于 2.5 微米的细颗粒物，也就是我们平时总说的 PM2.5，它可以吸附空气中的有毒物质，从而危害人体健康。PM2.5 的主要来源是汽车尾气、烟草和工业燃料的燃烧产物及自然界的扬尘、花粉等。PM2.5 可以由呼吸道进入机体，和其他有毒物质一同吸附在人体的肺泡上面，还会出现呼吸困难、过敏等症状。而肺癌患者本身由于肺部占位性病变，呼吸功能降低，遇到雾霾天气则会进一步损伤患者的呼吸系统、降低免疫功能，并可能使患者呼吸困难加重甚至造成呼吸衰竭。中医认为，外邪侵袭人体，通常由口鼻皮毛而入；肺主气司呼吸，肺为华盖，位于人体上焦部位，所以肺先受邪致宣发肃降功能失职；加之肺癌患者正气已虚，无力抵抗外邪，故更易受邪气侵犯。

▎▶ 房子刚装修完，立刻搬进去住，会增加患白血病的风险吗？

白血病是 15 岁以下儿童最常见的恶性肿瘤，约占该时期所有恶性肿瘤的 35%，其发生和发展是环境、遗传等多种因素相互作用的结果。

研究表明,儿童居住在刚装修的房屋内会增加罹患白血病的风险,其中以 1~3 岁为最危险的时期,6 个月到 1 岁次之。

黏胶、油漆、涂料等装修材料会挥发出苯类化合物、甲醛等有害物质。国际癌症研究机构已经确认,苯类化合物是比较常见的致癌物之一,长期或短期大量吸入均可导致中毒,严重时会导致白血病,甚至死亡;甲醛的主要危害是对皮肤黏膜产生刺激性作用,同时高浓度的甲醛是一种基因毒性物质,儿童的免疫力相对低下,对外界的刺激相对敏感,所受到的影响更加明显。需要注意的是,装修产生的甲醛等有害物质不是短时间内可以疏散的,因此不建议装修后立即入住,而且,免疫力较低的儿童、老人、女性更不建议短期内入住。

▍▶ 平时爱吃肉、咸鱼、咸菜,不爱吃蔬菜、水果,会增加患癌风险吗?

肉类中含有较多脂肪,尤其是猪肉、牛肉、羊肉等红肉,其脂肪含量更是远高于鸡肉、鱼肉等白肉,而高脂肪所导致的肥胖是诸多癌症的致病因素,尤其是胃肠道癌症。咸鱼、咸菜等腌制食物中含有较多的亚硝酸盐和防腐剂,而亚硝酸盐属于致癌物质,长期服用会引发食管癌、胃癌等。相反,蔬菜、水果中含有较多的膳食纤维,可以促进胃肠道的蠕动,并加快脂肪的代谢,同时也有利于致癌物质的排出,从而降低患癌的风险。因此,应当调整饮食习惯,合理均衡饮食。

日常生活中,容易致癌的食物如下。

(1)熏制食品:如熏肉、熏火腿、熏肝、熏鸡、熏鱼、熏蛋、熏豆腐干等含苯并芘致癌物,经常食用可使食管癌和胃癌的发病率增加。

(2)腌制食品:如咸鱼、咸蛋、咸菜、酸菜等腌制食品均含有大量的二甲基亚硝酸盐,其在体内可以转化为致癌的二甲基亚硝酸胺。

(3)霉变食品:如玉米、大米、小麦、大豆、花生等食品在存放的过程中易受潮霉变,被真菌污染后会产生致癌的黄曲霉菌素,长期食用可导致中毒及肝癌的发生。

(4)烧烤食物:如烤韭菜、烤牛肉、烤鸭、烤羊肉、烤鹅、烤乳猪等,在烧烤的过程中会产生强致癌物,应尽量少吃。

(5)油炸食品:如臭豆腐、油煎饼、煎炸芋角、油条、炸串,煎炸过焦后会产生致癌的多环芳烃。

(6)反复烧开的水:反复烧开的水中含有亚硝酸盐,进入人体后也会转化成致癌的亚硝胺。

(7)隔夜的熟白菜和酸菜:隔夜的食物在存放的过程中也会产生亚硝酸盐,在体内会转化为致癌的亚硝酸胺,应避免食用。

▶"发物"会导致肿瘤复发转移,这种说法对吗?

首先,"发物"是指患有某种疾病的患者,进食后能诱发疾病复发或加重的食物。"发物"包括狗肉、羊肉、蚕蛹、虾、蟹、螺、蚌及烟、酒等容易动风化火、助湿生痰的食物及一切辛温、煎炸、荤腥、陈腐、发霉的食物。

对于肿瘤患者来讲,"发物"在一般情况下是不用忌口的,需要忌口的是某些致癌物,以及一些容易引起胃肠道不适和其他并发症的食物。"发物"是不会引起肿瘤的复发和转移的,但是要根据肿瘤患者的自身状况来选择食物。肿瘤患者应清淡饮食,注意营养搭配。

27

▓▶ 长期吸烟的人真的容易患肺癌吗？身边有很多老烟民并没有患肺癌,这是怎么回事？

烟草中有多种化学物质具有明确的毒副作用,其中已明确的致癌物质有 69 种,包括尼古丁、烟焦油、一氧化碳等。研究表明,吸烟者比不吸烟者患肺癌的风险要高 10 倍及 10 倍以上,其患病后的死亡率也远远高于不吸烟者,另外,吸烟不仅会增加自身的患癌风险,对周围人(尤其是女性、老人、儿童)的健康也会造成很大的危害。

但在生活中经常可以见到一些吸烟的人没有患肺癌,反而是有些不吸烟的人患有肺癌,主要和以下几个方面有关:①人与人之间存在个体差异,人的遗传易感性会决定是否患病;②肺癌与多种因素密切相关,吸烟只是其中一种比较重要的危险因素;③吸烟者只是将少量的烟雾和其中的致癌物质吸入体内(主要是呼吸道和肺),而吸入"二手烟"则可将更多的烟雾和致癌物质吸入体内,因此相比较吸烟的人而言,"二手烟"所产生的危害更大。

▓▶ 酗酒者,会增加患肝癌的风险吗？

研究报道,长期大量饮酒会导致酒精肝,慢慢会发展为肝硬化,最终导致肝癌。

这是因为肝脏是代谢酒精和清除内毒素的主要器官。人体摄入的酒精大约 95% 都由肝脏代谢,其中间代谢产物乙醛是一种突变性毒性化合物,可以使细胞突变,并产生致癌作用;另外,大量饮酒还会影响人体的免疫功能,从而导致内毒素在体内积聚,长此以往则会导致细胞永久性损伤,这些都是肝癌发生的潜在原因。因此,饮酒应当适度,切不可酗酒。

▣▶ 长期便秘会增加患肠道肿瘤的风险吗？

虽然目前研究表明，便秘不会直接增加结直肠癌的发病率，但会增加发生结直肠癌的风险。这是由于长期便秘会使结直肠息肉的发病率增加，而肠息肉为癌前病变之一，长期存在的话有可能会进一步发展为肠癌。长期便秘的患者，一方面是其粪便长时间聚积在直肠，严重时在结肠也有聚积，原本该由粪便排出的毒素也因此聚积在肠道内，肠黏膜长期受到毒素刺激容易引发黏膜的癌变；另一方面是排便困难者肠道蠕动功能不佳，有时需要借助泻药才能排便，而泻药中含有的醌类物质本身就具有一定的致癌作用，长期使用可能会诱发癌症。因此，应养成良好的排便习惯，尽量减少泻药的使用。便秘者可通过改善饮食习惯，增加膳食纤维的摄入等来改善便秘，降低发生肠道肿瘤的风险。

▣▶ 黑痣会不会发展成黑色素瘤，当出现什么情况时应引起重视？

黑色素瘤是发生在皮肤和其他器官黑色素细胞的恶性肿瘤，据统计，65%的黑色素瘤都是由黑痣演变而来的。黑痣分为三种，一种是突出皮肤表面的皮内痣，可能伴有毛发；另一种是交界痣，不突出皮肤表面，常位于手掌、脚掌或生殖器官附近；还有一种是混合痣，同时具有上述两种痣的特征。其中最容易发生恶性病变的是交界痣，其次是混合痣，主要是因为它们多生长在手掌、脚掌、生殖器官和面部等易摩擦的部位，摩擦及受到外界物理、化学因素的刺激，可能会促使其发生恶性病变。

当黑痣发生恶性病变时通常有以下先兆：①范围扩大，生长加快；②颜色加深、加黑；③伴有刺痛、灼热感；④表面伴有炎症；⑤原有黑痣周围出现卫星状小斑点。

虽然恶性黑色素瘤的发病率低，但因转移发生得早，恶性程度高，导致死亡率也高。因此,当身上的黑痣出现了前面所说的这些表现时,务必及时到医院就诊,由专科医生评定是否需要手术切除。

▌▶多个性伴侣会增加患宫颈癌的风险吗?

流行病学调查发现,99.8%的宫颈癌标本中有高危人乳头瘤病毒(HPV)DNA 的存在,即宫颈癌患者感染 HPV 病毒。目前认为,持续感染 HPV 病毒加上机体免疫功能低下是宫颈癌发病的主要原因。而多个性伴侣的人,可通过交叉感染使 HPV 病毒及其他病原体的感染风险大大增加。当病毒感染者的免疫力低下,机体反复受 HPV 病毒的侵害时,就会为宫颈癌的发生造就一定的条件。因此多个性伴侣的女性患宫颈癌的风险也随之增加。值得注意的是,宫颈癌的发生与性伴侣数量有一定关系,但不是必然关系。

此外,高危 HPV 感染同时合并沙眼衣原体、单纯疱疹病毒Ⅱ型、滴虫等病原体的感染会导致宫颈癌的发病风险更高。

▌▶"胖子"比"瘦子"更容易患癌症吗?

目前研究表明,肥胖是恶性肿瘤重要的危险因素,与结直肠癌、子宫内膜癌、肾细胞癌、食管腺癌、胃癌、肝癌、绝经后女性的乳腺癌等密切相关。这是由于肥胖患者脂肪组织的堆积可能会造成糖代谢异常、免疫功能紊乱、胃肠动力降低,甚至会影响呼吸功能,并造成人体内代谢活动的紊乱,从而无法排出体内毒素和致癌物质,进而引发癌症。有报道指出,绝经后的肥胖患者雌激素水平远高于非肥胖人群,而其罹患乳腺癌的风险也较一般人要高。所以,控

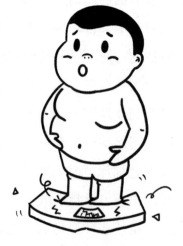

制体重对减少癌症的发生及改善癌症患者的生活质量有着重要意义。

▎▶ 癌症会遗传吗？

部分肿瘤具有明确的遗传效应，如视网膜母细胞瘤、神经母细胞瘤、肾恶性胚胎性瘤、嗜铬细胞瘤等。也有些癌前病变具有遗传性，如家族性结肠息肉病、家族性黏膜皮肤色素沉着等。而有这些疾病患者的家庭成员较普通人的患病率会更高。癌症的发生与多种因素相关，遗传因素只是其中之一，主要的致病因素还是环境因素（物理、化学、生物因素）和个人的行为习惯（吸烟、饮酒、不合理的饮食等）。

▎▶ 体检时发现甲状腺有小结节，与经常情绪不好有关系吗？

情绪是人体对外界刺激的反应，正常的情绪宣泄是有益于身体健康的。但是如果一个人经常生闷气、焦虑、郁郁寡欢，不良情绪得不到及时的宣泄，会对身体产生巨大的影响。

举个例子，经常生闷气的人常常肝气不疏，气郁不得升发而郁郁不乐，壅阻于中焦就会影响脾胃的消化功能。脾胃运化无力就容易生痰、生湿，反过来会影响气机运行。如此恶性循环，痰气交阻于咽喉，就易形成甲状腺结节。从现代医学角度看，经常生气、焦虑对人体的内分泌系统影响很大。而甲状腺就是内分泌的器官之一，因此长期的不良情绪与患甲状腺疾病也会有关。但对于甲状腺结节来说，发展成甲状腺癌的风险也是由结节性质、生活方式、心态等多方面因素决定的。所以，当出现甲状腺结节时，需要引起重视，及时诊断。

第三章 ◀▮

肿瘤的中西医诊疗方法

▶▶ 在肿瘤患者的中医诊断中，望而知之能知什么呢？

中医望诊主要包括望神、望色、望形、望态四个方面。

以肝癌患者为例，尤其是晚期的肝癌患者，常常有不同于其他疾病的外在表现。多数肝癌患者都有神气不足的表现，我们可以看到患者目无光彩、面色萎黄或者晦暗、周身发黄、形体消瘦、腹部膨隆、青筋暴露、周身水肿、动作迟缓。除此之外，还可见到以下 3 种表现。

（1）肝瘿线：即舌体两侧边缘呈现条纹状青紫色的表现，或者出现黑色斑点。肝瘿线多见于中、晚期原发性肝癌患者。中医认为肝瘿线的出现，是由于身体气血运行不畅，血脉淤滞所致，其形成原因可有气滞、寒凝、热郁、痰湿、气虚、阳虚等，需要结合患者的其他症状进行综合分析。现代研究证实，有肝瘿线的人体内血液处于相对"浓、黏、聚、凝"的状态，血液流变状态的改变是形成肝瘿线的病理基础。

（2）黄疸：黄疸可表现为面目、皮肤、指甲黄染，是部分肝癌患者的晚期表现。中医认为其病机为湿热蕴结脾胃，熏蒸阻滞肝胆所致。

（3）肝掌、蜘蛛痣：主要是当发生肝硬化时，肝功能减退导致雌激素的代谢灭活功能发生不同程度的障碍，雌激素在体内累积，并刺激毛细血管充血、扩张，久之形成肝掌、蜘蛛痣。中医称为手赤痕、血痣、血缕。肝掌、蜘蛛痣多发于躯干以上部位，如在面部、颈部、手背、上臂、前胸和肩部等。

其他类型的肿瘤若在晚期出现了肝转移，也常常会出现以上所述的症状和体征。

▶▶ 中医在肿瘤诊断中的特殊望诊有哪些？

中医认为人体是一个整体，内部情况的变化往往会表现于外部。中医的特殊望诊在肿瘤的诊断中往往起到重要的作用，主要有以下 4 个方面。

(1)望神:肿瘤患者的神态会随着疾病的进展而表现不同,当患者处于肿瘤晚期时,其体内正气亏虚,无力抗邪,邪毒亢盛,又进一步耗伤人体正气。因此在神态方面,晚期肿瘤患者往往神志淡漠、面色㿠白或黧黑、语音低微等。

(2)望眼:消化系统肿瘤患者常会见到眼部结膜充血、血管粗细不均匀且上端呈现密集的状态,靠近眼球部的血管会更细。

(3)望唇:消化与生殖系统肿瘤患者的下唇及唇黏膜上,有时可见黄豆大小的紫斑,形状多为圆形、不规则,排列无规律,有时会随着病情的发展而加深。

(4)望指甲:某些消化和生殖系统肿瘤患者的手指甲可见黑纹或紫纹,常见于拇指、中指、示指、无名指,呈直线形,从指甲根部直接贯穿指甲尖端,粗细不一,有时足趾甲也会出现同样黑纹或紫纹。

▶▶ 一位晚期胃癌患者,他的舌头红红的、很光亮、没有舌苔,是怎么回事?

当患者舌头红红的、很光亮、没有舌苔,一般是因病情发展到危重阶段,脏腑气机紊乱,阴阳气血津液枯竭而导致的。这是一种危重舌象,中医称之为"镜面舌"。这种舌象提示胃气衰败,胃中津液枯涸,病情比较凶险,预后往往不良。

▶▶ 肿瘤患者放射治疗后舌头突然出现很多裂纹,这是怎么了?

肿瘤患者放射治疗后舌头突然出现很多裂纹是由放射治疗后的黏膜炎性反应导致的。中医认为,放射线是一种具有"火热"性质的毒邪,最易耗伤人体阴液,可劫夺照射部位之津液,呈现热毒炽盛、阴津耗伤之证。放射治疗后常常会出现干咳少痰或痰少而黏、口干欲饮、咽干鼻燥、舌质干裂等一种"有余于火,不足于水"的征象。因此可配合中药汤剂治疗,治疗方法以甘寒柔润、清热生津为主,多选用沙参、麦门冬、玄参等药以养阴,并加黄芩、栀子等以清热。

▍▶ 嗅肿瘤患者的气味有什么临床意义呢?

嗅肿瘤患者的气味在临床上具有比较重要的意义。临床上对肿瘤患者的各种排泄物与分泌物的气味要认真检查,结合嗅到的气味辅助辨证分析,如气味恶臭者多属实热证;气味略带腥味者多属虚寒证;大便色黑且气味腥臭者多属上消化道出血;小便腥臭带血并无痛者多属泌尿系肿瘤;咳吐浊痰,带有脓血,气味腥臭异常者,多为热毒炽盛,肺内蕴毒所致;当上颌窦癌、喉癌以及口腔的晚期肿瘤破溃时,口中秽气,腐臭难闻,多属肿瘤溃烂合并感染所致。故临床应注重望诊、闻诊、问诊、切诊相参,尤其是肿瘤患者,在辨证过程中更应结合闻诊,使中医辨证更为准确。

▍▶ 肿瘤患者的脉象表现有规律吗?

中医认为肿瘤是脏腑功能失调,气血津液运行失常导致瘀血、痰湿、热毒等蕴结于脏腑、经络,相互搏结,日久渐积而成的恶性疾病。肿瘤患者的邪正盛衰及气血阴阳变化均可通过脉象表现出来。但由于肿瘤病机不同,其脉象的表现也各异,临证辨脉更需要由专业的中医进行。

一般情况下,肿瘤初期邪气盛而正虚不明显,所以实证比较多,脉多为弦脉,弦脉就好像手触琴弦的感觉。如果患者咳痰又黄又多,则可能会摸到滑脉,滑脉的感觉就好像手指下有很多珠子在盘子上滚动一般。在肿瘤的中晚期,耗伤人体气血津液,或经手术、放化疗后正气耗损,多出现气血阴阳亏虚等情况,表现为本虚标实,脉象也会相对复杂。术后患者常出现细脉、弱脉或者涩脉,细脉细小如丝,弱脉极软而沉细,涩脉摸起来艰涩,就像轻刀刮竹一般。如果您摸到自己脉象有异常,也不要太过担忧,因为影响脉象的因素有很多,而在看病时医生会把脉象与证候相结合,不会孤立地就脉论脉。

▮▶ 中医经常通过脉象来体察病情的变化,肿瘤患者脉象突然和以前不一样了,是好还是坏呢?

肿瘤患者的脉象变化复杂,临证需要脉证结合,脉证相应则为顺,预后相对较好;如果脉证相逆,正不胜邪,则为逆,预后相对较差。

中医根据肿瘤患者的脉象变化,以脉之盛衰、气血虚实及胃气强弱判断病情之轻重,窥测疾病之演变、预后及转归。如肿瘤晚期的患者,一般来说原本沉、细、弱的脉象突然转为弦劲、洪数、实大,往往提示的是病情急剧恶化;而脉象趋于平缓、濡软,则提示病情有好转。脉有三部九候,凡脉能合五脏、应四时、顺阴阳者为顺,顺则易治,反之为逆,逆则难治。

临证之时,要将脉象的变化与症状表现结合并综合诊治,不可一概而论。

▮▶ 反关脉是怎么回事?

有的人在手腕处摸不到脉搏,但在手背或在手腕的其他位置能摸到脉搏,中医称之为"斜飞脉"和"反关脉",这些都是生理性的特异性脉位,并不是病脉。临床上,有些患者在手术过程中可能造成脉管、血道的损伤,使局部脉搏消失,这时有可能也摸不到脉搏,不必太过担心。

但是,如果脉搏突然之间产生了巨大的变化,比如从整齐到杂乱、从有到无,则要引起高度重视,应当及时就医。

▮▶ 中医治疗肿瘤科学吗,总的治疗原则是什么?

中医治疗肿瘤是在整体观念的指导下，严格讲究辨证与辨病相结合,三因制宜,实行个体化的治疗方案。中医是一门经验医学,大量的抗癌方药都是在实践的基础上累积起来的,经过长期反复的临床验证,是历代医学家的心血和结晶,加之现代医学对中医药抗癌成分的研究,更证实了中医药在肿瘤治疗领域中的地位和作用。中医丰富的理论体系和现代医学的研究很好地体现了中医治疗肿瘤的科学性、有效性,中医治疗也是肿瘤综合治疗中的重要组成部分之一。

中医治疗肿瘤总的原则大致为:①早诊早治,既病防变;②辨证论治,三因制宜;③中西结合,综合治疗;④以人为本,身心兼顾。

▮▶ 都说中医"治未病",已经得了肿瘤还能寻求中医治疗吗?

已经得了肿瘤也能寻求中医治疗。中医"治未病"的概念,不仅包括"未病先防",还有两个很重要的组成部分,就是"既病防变"和"愈后防复"。已经患有恶性肿瘤的患者,则要早治疗,以减少复发和转移。复发和转移是恶性肿瘤的基本生物学特征之一,是决定生存预后的关键因素。恶性肿瘤患者经过手术和放化疗后,体内仍有可能存在微小的肿瘤病灶,即中医谓之"伏邪""余毒""余邪",是肿瘤复发和转移的根源所在。

▮▶ 中医如何在肿瘤治疗中体现"既病防变"?

"既病防变"是指针对一些已经导致疾病发生的致癌因素,而这些疾病(癌前病变)最终可能会恶变成癌肿,强调对此类疾病应采取积极的治疗措施,以防该类疾病转变并发展为癌症。

中医药有预防肿瘤发生的作用，实验也证实了中医药可以对增生明显的细胞有抑制作用,中医强调"治未病""既病防变",即强调早期诊断和早期治疗,及时控制疾病的发展。例如,现已明确慢性乙型病毒性肝炎失代偿常常会导致肝硬化,而后者若进一步发展又易导致原发性肝癌的发生,因此,中医主张用清热解毒类的中药对慢性病毒性肝炎、肝硬化采取积极的治疗,以防其进一步发展成为肝癌。

▶ 中医在肿瘤治疗中如何体现"已病防进"？

"已病防进"是指对于已经癌变并确诊的肿瘤,应采取积极的治疗措施,以延缓疾病的进一步恶化。对于早期恶性的肿瘤患者,若正气尚存,并未衰败,此时应以祛邪、解毒、抗癌为基本原则,可用中药汤剂配合西医手术及放化疗,目的是治愈或阻止疾病向中晚期发展。对于中期恶性的肿瘤患者,因正气渐衰,邪气旺盛,此时的中医治疗方法应扶正祛邪并重,阴阳协调,目的是为了延缓疾病的进展。对于晚期的肿瘤患者,甚至是出现恶病质的患者,此时正气已大衰,中医治疗应以扶正为主要治疗原则,治疗的目的是扶助元气,以防止阴阳离决,精尽气绝而亡。

▶ 中药在治疗肿瘤方面能贯穿全过程吗？

中药在治疗肿瘤方面能够贯穿全过程,并且可以与西医治疗紧密结合。中药配合西医治疗能够减毒增效。因中药配伍灵活、作用靶位广泛,在肿瘤发展的后期,病机复杂,病情多变,而中药复方可将补虚、攻邪等多种作用集于一个药方中。当处于疾病终末期,西医治疗无效时,中医仍可以缓解部分患者的病情发展,提高生活质量,延长生存期。

对于手术而言,手术可大伤元气,易使真气外散,因此术前可以用参芪之品以大补元气。术后可以服用补益气血的中药,帮助促进患者的伤口愈合,并使身体得到恢复。化学治疗前使用中药可以降低恶心、呕吐等副作用的发病率,化学治疗后使用中药可以减轻消化道反应,尽快恢复脾胃的功能。放射治疗前、中、后配合滋阴清热的中药,可以减轻放射治疗所致的口干、口渴以及放射性炎症等情况的发生。靶向治疗联合中医药治疗也可以减轻靶向药物的副作用,保证靶向治疗的持续进行。因此,中药治疗可以贯穿肿瘤治疗的全过程。

▶ 中医在化学治疗的哪个时期介入比较好?

化学治疗期间配合中医治疗可以在一定程度上起到减毒增效的效果。中医药的使用可提高机体的免疫功能,不仅能减少并发症的发生,还能减少化学治疗的毒副作用,并改善化学治疗患者的生活质量。故中医治疗可以贯穿整个化学治疗阶段,整个过程都可以介入,而且越早介入效果越好。如果患者化学治疗期间出现剧烈呕吐,可以暂停口服中药,因为中药较苦,部分患者在此时服用后,可能会加重呕吐,待呕吐缓解后再继续口服中药。

▶ 中医治疗肿瘤注重"扶正培本",是要一直用大补之品吗?

中医治疗肿瘤不一定要服用大补之品。中医治疗肿瘤注重"扶正培本",但扶正培本并不等于大补。医生不建议过食或过用大补之品,大补之品多滋味黏腻,有碍消化,助生邪气。肿瘤本是一种消耗性疾病,患者大多消化功能较弱,当患者"虚不受补"时,强行进补反而会加重患者的病势,最终导致适得其反。

清代名医郑钦安提道:"病之当服,附子、大黄、砒霜是至宝;病之不当服,(人)参(黄)芪、鹿茸、枸杞皆是砒霜。"这也从一定程度上反映出不恰当地进行滋补,反而是有害的。应权衡正邪,活用攻补,才能事半功倍。

▪▶ 脾胃乃后天之本，健脾理气法在抗肿瘤过程中是如何发挥作用的？

中医认为，肿瘤的发生与人体正气亏虚有关。而脾为后天之本，与脾胃虚弱有直接的关系。肿瘤患者除了出现特殊的肿瘤症状外，往往存在一些共同的症状，如神疲、乏力、纳差、消化不良、腹胀、脉象虚弱等，尤其常见于晚期的肿瘤患者，或手术、放化疗后的患者。按照中医"虚则补之"的原则，采用健脾理气的治疗方法，常用四君子汤、补中益气汤、香砂六君子汤等健脾理气方剂。常用药物有黄芪、人参、茯苓、甘草等，能够顾护正气，增强机体免疫力，维持内环境的稳定，从而抑制肿瘤的发生和发展。

▪▶ 软坚散结法是什么？软坚散结法是如何起到抗肿瘤作用的？

软坚散结法是治疗肿瘤的常用方法之一，是指运用软化、消散肿块的药物达到治疗肿瘤目的。肿瘤患者多正气不足，加之外在邪毒入侵，留滞在体内，气血运行不畅而导致痰瘀互结，日积月累形成积块，并发展为癌瘤。软坚散结法具有化瘀解毒、消散积块的作用，可用于治疗肿瘤中的痰瘀邪毒凝结成积者。现代药理研究发现，软坚散结药对肿瘤细胞有着直接杀伤或抑制作用，能够调节机体的免疫功能，从而发挥抗肿瘤作用。

▪▶ 围术期中医药治疗的侧重点是什么？

围术期是指手术前后的一段时期，分为术前和术后两个部分。中医认为，手术会造成人体正气损伤，导致机体的脏腑功能失常、阴阳平衡失调等。在围术期采用中医辨证施治，能够扶助正气，改善症状。有研究表明，在手术前后给予中医辨证治疗，可以缩短住院时间，改善患者症状。

术前体质差和一般状况差,特别是年老体弱的肿瘤患者,中医药治疗以调和阴阳为侧重点,以"调"为主,扶助"正气",提高患者对手术创伤、麻醉、缺氧等的耐受性,并减少术后正气的损伤。对于患者术后治疗而言,由于手术常会对机体造成不同程度的损伤,经过手术的肿瘤患者常因手术创伤、术中失血过多等原因导致身体虚弱、食欲不佳、免疫功能降低等。因此,术后的中医药治疗以扶正培本为侧重点,以脾肾为重,根据具体情况选择健脾、补肾、补血养血、滋阴润燥、益气化瘀等治疗方法,以调理患者的脾胃功能,从而增强食欲,达到提高免疫力、加快患者术后恢复的目的,并为患者的后续放化疗创造有利的条件。

▐▌▶ 放射治疗前可以喝中药调理吗?

放射治疗在杀灭癌细胞的同时也会对机体造成一定的损伤。一般放射治疗部位不同则出现的副作用也有所不同。全身不良反应有恶心、呕吐、乏力、发热等,局部会出现一些放射性损伤,如放射性皮肤炎、放射性肺炎、放射性黏膜炎等。

中医认为,放射治疗是一种火热毒邪,具有耗伤机体津液的副作用。对于肿瘤患者而言,特别是对于一般状况差的年老体弱的肿瘤患者,在放射治疗前可以适当使用滋阴养液、固护正气的中医药,如沙参、麦冬、玄参、天花粉等,在一定程度上可以提高患者对放射治疗的耐受性,并减少放射治疗后的副作用,同时也能提高放射治疗的疗效。

▐▌▶ 化学治疗导致的恶心、呕吐,中医有哪些治疗方法?

恶心、呕吐是肿瘤化学治疗中常见的不良反应,有 65%~85% 的患者在接受化学治疗过程中出现不同程度的恶心、呕吐的症状。中医认为,化学治疗引起恶心、呕吐的关键病机在于化学药物损伤脾胃,胃失和降、胃气上逆,病变脏腑主要在胃,而胃与肝、脾有着密切的关系。故治疗应以健脾和胃、通调气机、降逆止呕为治疗方法,佐以清热解毒。可服用小半夏汤、香砂六君子汤等。常用药物有代赭石、旋覆花、厚朴、木香、砂仁、党参、茯苓、陈皮、半夏等。此外要注意清淡饮食,少食多餐。

▮▶ 中医有没有能够帮助改善骨髓抑制的方法?

中医虽无"骨髓抑制"之病名,但根据其不同症状,可以归为中医学的"虚劳""血证""内伤发热"等病,通过中医的辨证论治,也可以缓解骨髓抑制。

中医认为,化学治疗后骨髓抑制的发生与气血不足、脾肾亏虚有关;治疗上多用补益之法,再根据症状的不同辅以解毒、祛瘀、清热、和胃等不同治疗方法。许多学者发现,补益类方药,如六味地黄丸、八珍汤、龟鹿二仙汤、四君子汤、参苓白术散等,均对化学治疗后的骨髓抑制有一定作用。在化学治疗时配合使用一些中药静脉注射剂,如黄芪多糖、参芪扶正注射液等,也可对防治化学治疗后的骨髓抑制起到一定作用。

对于难以口服药物的患者,温灸、针刺、穴位敷贴、穴位注射等也可起到辅助治疗的作用。

▮▶ 中医药配合靶向治疗有哪些优势?

近年来,分子靶向治疗药物已成为抗肿瘤药研发的重要方向。在进行靶向治疗期间,部分患者会出现不同程度的副作用,如皮疹、腹泻等。这些副作用给患者带来了极大的痛苦,有的甚至成为剂量限制性毒性,使患者被迫减小药量甚至造成停药,并且长期服用靶向药物还会出现耐药的现象。

中药的介入可以减轻靶向药物导致的副作用,在一定程度上延缓靶向治疗出现的耐药情况,并提高患者生活质量,延长患者生存期。中医药可以发挥"多途径、多环节、多靶点"的生物调节作用。在靶向药物治疗期间,配合中医药能够起到增效减毒的作用。例如,靶向药物所致的手足综合征。但需要在临床医生的指导下辨证施治。

▶ 中医药在肿瘤姑息治疗中发挥哪些作用?

目前,我国中医药在晚期肿瘤姑息治疗中成了"主角"。虽然姑息治疗是近年来出现的西医学概念,但传统的中医药治疗却一直在肿瘤治疗中发挥着重要作用。

"带瘤生存"是中医药治疗肿瘤的特色,也是中医药治疗肿瘤的理论核心。中医药在肿瘤根治性治疗方面不是强项,而在晚期患者中具有绝对的优势,在控制患者症状、提高生活质量、延长生存期方面发挥着积极作用。

▶ 恶性肿瘤患者出现贫血,中医有什么方法可以改善吗?

中医历来在扶正、补气、补血方面有着独到的优势,临床疗效较好。

研究表明,肿瘤相关性贫血以脾肾两虚、气血亏虚、脾虚血亏三种证型最为多见,所以中医的治疗方法就以健脾益气、补肾填髓、养血活血为主。常用的方子有归脾汤、八珍汤、十全大补方、六味地黄丸等,常用的中成药有复方阿胶浆、健脾益肾颗粒、生血丸、贞芪扶正颗粒等。除了口服药物之外,针刺关元、足三里、上巨虚、下巨虚,艾灸脾俞、章门、命门、天枢、关元、气海、足三里等穴位,也可以在一定程度上改善贫血的症状。

▶ 在恶性肿瘤患者的治疗中,如何应用中医外治疗法?

中医外治方法众多,包括针灸、敷贴、熏蒸等,具有无创或创伤小、使用方便、直达病所等优点。例如,当患者出现化学治疗后手足麻木、疼痛等症状时,可以在常规治疗的基础上配合外治法,使药物直接作用于局部,通过涂抹、外敷、熏蒸直接经皮肤渗透,可以提高药效,并缩短药物到达病位所需要的时间;当出现化学治疗后的恶心、呕吐或因止痛药物引起的胃肠功能紊乱时,如腹胀、便秘等症状,可以配合针刺、耳压、穴位注射,调整胃肠功能,改善相应症状;当患者出现焦虑、烦躁、抑郁、失眠时,也可以在常规治疗的基础上配合针刺、艾灸、足浴、按摩、药物贴敷等治疗,以达到益气活血、宁心安神等目的。此外,在日常生活的预防中,也可以选择一些简单的中医特色疗法,如艾灸、熏蒸洗等。

▐▶ 针对肿瘤相关性情绪障碍,中医有什么治疗方法吗?

随着医学模式的转变,对肿瘤患者的心理、行为问题的研究越来越受到人们的重视。而出现肿瘤相关性情绪障碍的原因主要有四个方面:①患者对疾病和住院的应激反应(疾病心理反应);②合并精神疾病,如焦虑症或抑郁症;③疾病导致继发性情绪障碍;④某些药物的副作用,如抗肿瘤药等各种药物过量或严重的副作用等。

在治疗上,中医注重以疏肝理气、养心安神、理气健脾、交通心肾等为治疗原则。可结合患者的具体情况(肿瘤患者常合并痰瘀互结、毒热蕴结等)审因论治,病症同调;同时也可注重言语劝导在治疗中的作用,注重环境因素(家庭、社会、生活环境)对患者的影响。

▐▶ 什么是中医"以情胜情"疗法?

"以情胜情"疗法是指依据五行生克制化的关系,用一种情志去纠正其所胜的情志,才能有效治疗由情志所导致的疾病。五行学说认为,金、木、土、水、火的顺序依次相胜和相克,悲属金,怒属木,思属土,恐属水,喜属火,这就形成了悲胜怒、怒胜思、思胜恐、恐胜喜、喜胜悲的情志相胜心理疗法。例如,肿瘤患者容易产生悲伤、抑郁的情绪,这可采用能让患者高兴的事情来治疗,而家属也应积极地参与进来,用家庭的喜悦气氛冲淡患者对肿瘤的忧虑。

▐▶ 药食同源是指什么？

药食同源，顾名思义就是中药与食物的根源是相通的，也可以说许多食物即是药物，两者间没有绝对的界线。古代医学家将中药的"四气""五味"理论运用到食物之中，认为每种食物也具有"四气""五味"。例如，菊花茶、绿豆汤、西瓜汤、荷叶等在夏季可清热解暑，生津止渴。在严冬季节选用葱、姜、蒜、胡椒以及狗肉、羊肉等食物能祛寒助阳，健脾和胃等。

▐▶ 中医食疗在肿瘤治疗中有哪些应用？

在辨证论治思想的指导下，中医食疗注重整体性和系统性，指导人们正确的饮食，主要体现在以下 3 个方面。

（1）饮食有节。《千金要方》有云："饮食过多则聚积，渴饮过多则成痰"。《管子》亦说："饮食有节……则身体利而寿命益；饮食不节……则形累而寿命损"。可见饮食养生不能吃得过多过饱，如在短时间内突然进食大量食物，势必加重胃肠负担，损伤脾胃。

（2）饮食有时。即一日三餐，食之有时。孔子也主张"不时，不食"，即没到吃饭的时候，就不要吃东西。人们每餐进食应有较为固定的时间，养成定时进餐的习惯，脾胃在那时便会做好消化食物的准备。著名养生学家陶弘景早就指出："不渴强饮则胃胀，不饥强食则脾劳"。也是说，应当按人体的需要来进食，不能勉强，一方面没有胃口，另一方面对身体也不好。

（3）饮食均衡。《素问·脏气法时论》所说："五谷为养，五果为助，五畜为益，五菜为充，气味合而服之，以补益精气"。就是要求将多种动、植物互相配合，综合运用，取长补短，从而充分发挥饮食营养对人体的积极作用，最终达到治病防病的目的。

▌▶ 抗肿瘤的中药药味越多,价格越贵,效果越好吗?

很多患者对于中医药的处方都有这种误解,认为治疗用药越多越好、价格越贵越好,但当药味减少时总是忧心忡忡,担心药不达效。其实,中药配伍讲究一个"君臣佐使"的原则,中医开具的处方都是在详细辨病辨证之后,对证施药。临证时,以精良为要,用之得当,才能奏效。

▌▶ 什么是肿瘤筛查?早期发现肿瘤有什么积极的意义?

肿瘤筛查就是通过各种检查手段早期发现肿瘤或者癌前病变,比如说我们在体检中常见到的各项血液检查、B超、X线、CT、妇科体检中的巴氏涂片、乳腺钼靶摄片等,都是常用的肿瘤筛查方法。

肿瘤防治最理想的出路为"三早",即早期发现、早期诊断、早期治疗。世界卫生组织(WHO)明确指出,早期发现是提高癌症治疗效果的关键。根据目前对于肿瘤的治疗方法,只有尽可能早期发现、早期治疗,才有可能治愈或者控制肿瘤生长。若是肿瘤到了晚期,发生广泛的转移,即使给予一定的治疗措施,也很难取得满意的效果。实践证明,早期发现是挽救肿瘤患者生命的关键。

▌▶ 肿瘤筛查手段多样,怎样选择适合的筛查方法呢?

目前临床常规的体检旨在通过一般检查项目,比如体格检查、血常规、肝肾功能、血糖、血脂、心电图、胸部X线片、彩超等,初步了解受检者的基本健康情况,同时也能发现常见的慢性病。

但对于肿瘤,常规的体检有可能检查不出来。肿瘤早期筛查除了常规体检外,还需要选择与肿瘤密切相关的检查项目,如肿瘤标志物的检查可以对肿瘤做出初步预判,如当甲胎蛋白明显升高时可发现原发性肝细胞癌、生殖腺胚胎性肿瘤;当癌胚抗原CEA明显升高时,常见于结肠癌、胃癌、肺癌、胆管癌等；对于 40 岁以上的女性，建议每年行乳腺钼靶＋乳腺超声以筛查乳腺癌；宫颈刮片、HPV 等可检测早期宫颈癌，检出率为 60%～70%；通过肛门直肠指检大致可以确定距肛缘 7～10cm 的肛门、直肠肿块及肿块的大体性质；也可通过胃镜和肠镜观察食管、胃及十二指肠黏膜的色泽、纹理以及病变的形态，并可对可疑病灶做病理活检以便进一步确诊。

▮▷ 初筛检查怀疑肿瘤，需要进一步做哪些检查来"确诊"呢？

肿瘤确诊需要考虑患者的症状、体征以及各项检查结果，并做出综合的判断，同时应包含病理学以及基因组学的各项检查结果。如果初筛怀疑肿瘤，应根据具体怀疑的部位、严重程度等进一步选择检查项目。

如血常规、生化检查、肿瘤标志物可以用来了解机体的综合指征；粪便潜血试验可以了解患者消化道是否有出血等；胸部 X 线片仅限于初步检查，可发现较明显病变的组织和结构；CT 对判断肺、肝、肾、胃、胰、食管、肠等器官是否罹患肿瘤大有裨益，还可以显示肝脏、淋巴结、骨、颅脑等器官有没有转移；磁共振成像对于实质性脏器，比如肝脏、颅脑有更好的显示价值；PET-CT 是全身影像扫描检查，可以更好地显示肿瘤的微小转移灶；组织活检病理是诊断肿瘤的金标准，如胃肿瘤可以通过胃镜下取组织活检。总之，肿瘤的诊断或者排除都需要慎重，各项检查之间要相互配合、相互印证。

▮▷ 单纯只靠验血能查出肿瘤吗？

肿瘤有很多种类，不同肿瘤的检查方法不一样。通常关于肿瘤的验血主要是检测血液中的肿瘤标志物，从而间接判断是否存在肿瘤。但是肿瘤标志物的分泌受诸多因素的影响，在某些生理情况下或某些良性疾病也可以导致肿瘤标志物的升高，所以单纯通过抽血化验肿瘤标志物不是诊断肿瘤的唯一依据。医生需要结合临床症状、影像学检查以及不同患者的个体差异、具体临床情况等因素进行综合考虑。而且,肿瘤的确诊一定要有组织或细胞病理学的诊断依据,以便进行更加详细的病理、基因分型诊断,以指导临床治疗。

▌▶ 肿瘤标志物升高就是患有恶性肿瘤吗?

肿瘤标志物能间接地反映肿瘤的发生和发展,并监测肿瘤对治疗的反应情况。但在临床实际治疗中,并不能说肿瘤标志物升高,就一定是患有癌症,因为没有任何一种肿瘤标志物在筛查肿瘤时,可以做到100%的精确度。肿瘤标志物检测呈阳性仅仅是一种提示和信号,还需要结合患者的病史、症状、体格检查及影像学检查来综合判断,才能得出客观真实的结论。肿瘤标志物升高除了与恶性肿瘤的发生有关外,一些部位的炎症,如肠道息肉、炎性增生、皮肤疾病(如银屑病)、胆汁淤积、肝肾功能不良等均可导致肿瘤标志物的小幅度增高,即"假阳性"的表现。总的来说,肿瘤标志物升高在一定程度上提示可能发生肿瘤,但并不一定就是患有恶性肿瘤。

▌▶ 肿瘤标志物升高了是不是就提示肿瘤复发或者转移了?

肿瘤标志物只能作为肿瘤诊治的参考。在大多数情况下,随着治疗的进行,体内肿瘤的负荷下降,肿瘤标志物的水平也会随之下降,因此检查肿瘤标志物,可以在一定程度上监测和评价治疗效果。但肿瘤标志物的浓度受许多因素的影响,例如肿瘤细胞的总量、肿瘤扩散的程度及肿瘤分级的水平。也有某些个别肿瘤不携带或不表达肿瘤标志物,非分泌型肿瘤虽可表达肿瘤标志物,但不会释放到人体血液中。如果肿瘤血液供应较差,则到达外周血中的肿瘤标志物可能较少。如果大量肿瘤细胞崩解,可使肿瘤标志物的浓度增加,也可能使肿瘤标志物浓度与肿瘤大小明显不成比例。如果机体出现代谢障碍,例如肝肾衰竭,某些肿瘤标志物的浓度也会不成比例地升高。还有些肿瘤患者的肿瘤标志物自始至终都不升高。所以,单纯复查肿瘤标志物是否升高并不能提示肿瘤复发或转移,仍需要结合临床症状与CT、MRI等影像检查来综合判断。

▎▶ X 线检查在肿瘤的诊疗中有哪些应用?

我们通常所说的 X 线检查又称平片,它能通过放射线的透视性使被拍摄的人体组织清晰地记录在胶片上,常用于初步诊断肺、纵隔、胸膜、鼻咽、鼻旁窦、骨骼与软组织肿瘤等。

除此之外,在临床诊断和治疗肿瘤中还常用到造影检查。它是通过服用造影剂,使不同组织之间显示其差别,在 X 线透视或照相上会有不同的影像。造影检查用于脑、肝、肾、四肢肿瘤的动脉或静脉造影;也有用于淋巴结转移癌的淋巴管造影;还有用于脑部、胸腔、腹腔与腹膜后肿瘤的充气造影;以及用于脊髓、鼻咽、支气管、胆囊与膀胱肿瘤的特殊造影等。常用的造影剂有硫酸钡和碘制剂。

▎▶ 超声检查在肿瘤的诊治中有什么作用?可以代替 CT 或者其他检查吗?

肿瘤诊治常用的超声检查就是 B 超（普通的黑白超声）和二维彩超。它不但能发现腹部脏器的病变情况,而且可以连贯地、动态地观察脏器的运动和功能,判断脏器的受损性质与程度或间接判断肿瘤的代谢情况。但是超声检查受气体干扰很大,对于肺部、肠道等含气较多的器官,会降低超声诊断的准确率,而且,其在清晰度、分辨率等方面,明显弱于 CT、MRI,检查结果也易受医生临床技能水平的影响。CT 对器质性疾病的诊断有一定的优势,尤其在对脑部疾病、肺部疾病、脊柱、脊髓等部位的肿块检查时,CT 有着超声检查无法比拟的优势。但需要注意的是,CT具有放射性质,幼儿及孕妇一般要尽量避免使用。

▉▶ 介入性超声是什么？在肿瘤诊断中应该怎样应用呢？

介入性超声的主要特点是,在实时超声的监视或引导下,完成各种穿刺活检以及抽吸、插管、注药治疗等操作,在肿瘤治疗中既可以完成某些特殊诊断任务,又可以达到良好的治疗效果。近年来应用超声引导下进行微波、激光、射频、冷冻等消融治疗也取得了较好疗效,一些疾病的疗效甚至可以与外科手术相媲美。其具有操作简单、取材准确、诊断准确性高、安全、创伤小、并发症少等优点。

▉▶ 在肿瘤的诊疗中,CT 与磁共振成像一样吗？可以互相替代吗？

在临床上两者各有优劣。如磁共振成像在神经系统、软组织的诊断方面要比 CT 清晰,但 CT 在含气组织、骨质结构检查方面比磁共振成像更好。CT 能直接检查出许多实质器官内部的肿瘤,显示器官的轮廓、形态、病变范围、病灶与邻近器官的关系,同时可获得软组织、骨骼和血管的诊断性影像,还能提供软组织影像的细节,特别是当应用静脉内造影剂时,例如颅内肿瘤、头颈部肿瘤、胸部肿瘤、腹腔实质性脏器等常选用 CT 检查;在膀胱、结直肠、阴道等空腔脏器的诊察中,可以采用填充造影剂的方法更加清楚地显示相关病变也是 CT 的优势。磁共振成像对软组织的对比度明显高于 CT,对软组织及淋巴结转移灶的显示能力强,无骨伪影干扰,靠近骨骼的病变同样可清晰显示,而且对人体没有损伤。

▉▶ 肿瘤患者已经检查平扫 CT,医生建议继续做强化 CT,有必要吗？

CT 平扫一般用于普通检查。当发现可疑病灶或病灶与周围组织关系显示不清时，通常用增强扫描以强化病灶。增强 CT 与普通 CT 之间的主要区别在于，在扫描过程中增强 CT 需要注射造影剂。增强 CT 是在平扫的基础上进行的进一步检查，目的是使病变组织与邻近正常组织间的密度差增加，有利于发现平扫未显示或显示不清的病变，同时根据病变的强化特点，有助于病变的定性，并提高小病灶的检出率。增强 CT 对病变的血液供应丰富与否、肿瘤与邻近血管的关系及对血管性病变的诊断，均能提供可靠的依据。已确定为恶性肿瘤的，增强 CT 可提高肿瘤分期的准确性，或判断肿瘤手术切除的可能性。

▌▶ 什么是 PET–CT？PET–CT 和普通 CT 有什么区别？

PET–CT 检查是利用正电子核素标记葡萄糖等人体代谢物作为显像剂，通过病灶对显像剂摄取多少的不同来反映其代谢变化，再结合 CT 的精确定位，准确地显示出人体各器官的生理代谢情况和解剖结构，具有灵敏、准确、特异及定位精确等特点。

与普通 CT 相比，PET–CT 的精确度更高，在了解肿瘤形态的同时，还能对肿瘤的性质做出判断，尤其在判断肿瘤良、恶性方面，它能早期、快速、准确且全面地发现病灶。PET–CT 检查可发现受检者全身器官的病变情况，以及全身其他器官有无转移。如今，在肿瘤诊治的整个过程中，从早期发现到治疗后评估，再到治疗后复查、监控，PET–CT 都是最佳的选择。

▌▶ ECT 是什么？哪些患者需要做 ECT？

ECT 成像是人体接受某种放射性药物后，利用放射性药物在人体各器官或病变组织之间分布的不同，通过计算机断层扫描仪判断药物在人体某个部位聚集或代谢的情况，可以为肿瘤的诊治提供多方位信息。

在肿瘤的临床诊治过程中，较多用于甲状腺、骨骼等部位肿瘤的检查,尤其常用于骨转移性肿瘤的诊断,可比普通 X 线片提前 3~6 个月发现骨转移。对一些较易发生骨转移的肿瘤,如乳腺癌、肺癌、前列腺癌、食管癌等,即使没有骨痛,ECT 也可作为术前评估或术后复查使用,以早期发现转移病灶。

▐▶ 消化道造影是俗称的"钡餐检查"吗?在肿瘤的临床诊断中有哪些应用呢?

大家常说的"钡餐检查"其实是个泛称,主要是指通过 X 线检查口服或肛注的高密度造影剂在消化道中的分布情况,以判断消化道疾病,即消化道造影。临床常用的造影剂有硫酸钡、碘海醇等,因硫酸钡在临床使用时间较久,故俗称"钡餐检查"。

消化道造影检查的部位通常包括口腔、食管、胃及十二指肠,也可通过延时显像或肛注造影剂对小肠、结肠进行显像。其能显示消化道内腔和黏膜的皱襞、形态及功能,对胃肠道常见病,如溃疡、癌肿、梗阻等有重要的诊断价值。尽管现如今胃镜、CT、MRI 等技术已较多应用于胃肠道的检查,但消化道造影因其无创、快捷的优点仍不可被替代。

▐▶ 肠道肿瘤都可以用肠镜来诊断吗?

肠镜通常指的是结肠镜,是利用一条纤维软管,由肛门缓慢进入结肠,以检查结肠部位的病变,如肿瘤或溃疡,也可根据需要进行病理活检或息肉切除等微创操作。但由于小肠和结肠之间存在回盲瓣这一"阀门"样的生理结构(防止食物残渣反流),因此常规的结肠镜检查大都无法越过回盲瓣而到达小肠部位。但随着科技的发展,双气囊纤维小肠镜和胶囊内镜的应用日益普及,给小肠疾病的诊断带来了革命性的突破。电子肠镜是目前应用最普遍的检查技术之一,可以直接观察肠黏膜的各种病变,对提高肠道肿瘤(尤其是早期肿瘤)的检出率、精确肿瘤分期以及在肿瘤的筛检中,具有较高的临床使用价值。

▶ 无痛胃肠镜是怎样做到"轻松检查胃肠"的？是否安全可靠呢？

在传统胃肠镜检查中,患者所要花费的时间长,承受的痛苦多,所以患者一听到胃肠镜检查就会有恐惧心理,甚至拒绝检查。随着临床麻醉技术的发展,无痛胃肠镜检查的安全性在不断地提高,其通过使用药物引起中枢疼痛感觉抑制,可提高患者的耐受力、降低应激反应,从而消除患者的不适和恐惧感,使内镜检查与治疗操作得以顺利进行。在整个检查过程中,患者呈清醒状态,并能与医生进行交流及配合检查。无痛胃肠镜与传统胃肠镜相比,具有安全、舒适、无损伤、时间短等优点。整个过程只需要 3~5 分钟,检查和治疗后恢复也很快。

无痛胃肠镜检查较以往的胃肠镜检查虽有很大的改进，但亦有一定的禁忌证。由于使用的药物是一种中枢抑制剂,且在肝内代谢,因此患有严重呼吸系统疾病、心血管疾病、肝衰竭者以及一般情况太差的患者不宜做此项检查。在检查前要详细解释,交代注意事项,并在检查过程中注意观察患者的呼吸、表情、血压、心率、血氧饱和度等,检查完毕后注意观察患者情况,患者完全清醒且无异常后方可离开。

▶ "高大上"的胶囊内镜是什么？在消化道肿瘤的临床检查中有哪些优势？

胶囊内镜全称为"智能胶囊消化道内镜系统",又称"医用无线内镜"。借助消化道的蠕动使其在消化道内运动并拍摄图像,医生利用体外的图像记录仪和影像工作站,了解受检者的整个消化道情况,从而对病情做出诊断。

胶囊内镜具有许多优势。操作简便、无创伤、无导线、无痛苦、也无须麻醉,不耽误正常的工作和生活;胶囊为一次性使用,也有效避免了交叉感染;此外,全小肠段真彩色图像拍摄具有清晰微观的特点,突破了小肠检查的盲区,扩展了消化道检查的视野,大大提高了消化道疾病的检出率。

▐▶ 为什么病理学诊断被称为"金标准"?

病理检查即病理活检,就是从活体组织中切除或摘取部分或全部怀疑有病变的组织,并经过一系列的化学处理,再将组织切成超薄的切片,放在显微镜下观察其细胞形态、结构等,从而得知这部分组织发生怎样的病理变化,以此来确定病变的性质。举个例子,假如某人身上长了个疙瘩,这个疙瘩到底是什么?是不是肿瘤?若是肿瘤的话,是良性的还是恶性的?如果是恶性,恶性程度怎样?是从什么细胞生长出来的?要解答这些问题,就需要把这个疙瘩切一块下来,送到病理科,制成蜡块,然后进行切片、染色,放在显微镜下观察,最终由病理医生判断到底是什么疾病。在这个过程之前,临床医生、超声科医生、放射科医生可能都有自己的判断,但病理诊断则是最终的诊断。其根本的原因在于病理诊断是通过对病变组织器官及其细胞的直接观察而得出结论的。所以病理诊断又称为"最后的审判",病理医生又被称为"医生的医生"。

▐▶ 肿瘤的病理学诊断包括哪些呢?

病理诊断最常用的方法就是活检,全称是活体组织检查,就是从人的身体病变部位取下组织后进行病理检查和诊断。从人体病变处取得组织的方法有很多,包括局部切取、钳取、穿刺及全部切除等方法。如果肿瘤组织较小,且位置表浅,就可以采取切除或摘除的方法来取得组织;如果病变组织位于体腔或较深部位,获取有些困难,则可以采取穿刺的方法。随着影像学引导技术的提高,体内穿刺活检已经成为病理诊断的一种重要方法。

对于位于胃肠道、呼吸道、泌尿道等腔道内部的病变组织来说，内镜钳取是非常理想的活检方法。内镜，就是我们经常听说的胃镜、肠镜、支气管镜、膀胱镜等的总称。目前在临床上，胃癌、结直肠癌、膀胱癌及部分肺癌只要条件允许，都可以通过内镜活检来确诊。肿瘤的病理学诊断还包括脱落细胞学检查，它是采取自然脱落细胞或用刮片及刷片法提取附着于黏膜表面的脱落细胞进行细胞学检查，如痰脱落细胞学检查、宫颈刮检等。

▐▶ 最近特别火的液体活检是什么？液体活检技术有哪些？

液体活检作为体外诊断的一个分支，是一种非侵入式的血液测试，能检测肿瘤或转移灶释放到血液的循环肿瘤细胞（CTC）和循环肿瘤DNA(ctDNA)碎片，是一种辅助检测肿瘤的突破性技术。该技术相比于传统活检方法的优势在于，检测方便（只需要抽取一管血），创伤小，可重复，可以实时判断疗效，动态调整治疗决策等。但其局限性在于不够精准，因此仍无法完全替代传统活检，但可以为临床诊断提供重要的补充信息。

液体活检技术包括：

（1）循环肿瘤细胞(CTC)是指肿瘤在生长过程中，一部分肿瘤细胞获得异常活动的能力，可以脱离肿瘤组织，并随着血液或淋巴循环去往身体各处，在身体里寻找新的落脚点。我们可以通过抽血来检测血液中的循环肿瘤细胞，以进行病理诊断。

（2）循环肿瘤DNA(ctDNA)是肿瘤细胞破裂后释放到血液中的游离DNA。肿瘤细胞的基因与正常细胞相比会有一些特定的变异，因此可以通过阅读这些信息了解肿瘤的情况。

▣▶ 免疫组化是什么？为什么它可以指导肿瘤的治疗呢？

免疫组化是利用抗原抗体的特异性结合反应，来检测和定位组织或细胞中的某种化学物质的一种技术。针对不同部位的病理，医生会选择其中的部分指标进行检测，根据对免疫组化结果的分析，并结合细胞形态学，最终得到一个准确、清晰的诊断。

通过免疫组化检测肿瘤细胞表面或细胞内的特定分子，可以帮助确定肿瘤的类型，评估肿瘤的生物学行为和预后，为肿瘤的综合治疗提供依据。例如，腺癌可用 CEA 免疫组化法鉴别；鳞状细胞癌可用 SCC 抗原免疫组化法鉴别；^{67}Ki 等标记可以检测肿瘤细胞的增殖活性等，因此免疫组化的检测已成为肿瘤病理诊断不可缺少的手段。而且在一些肿瘤中，某些特定指标与治疗方式有着密切关系。如对乳腺癌组织应用免疫组化来检测雌激素受体及孕激素受体，如果是阳性就可以用内分泌治疗。同样也可以用免疫组化来检测乳腺癌 HER2 蛋白，若为强阳性就要进一步采用荧光原位杂交以检测其是否扩增，如果扩增就可以用赫赛汀来治疗。

▣▶ 肿瘤基因检测有什么用？需要多次重复检测吗？

在恶性肿瘤的治疗过程中，通过基因检测了解患者的哪种基因发生突变，并适合选择哪种药物，达到针对性治疗的目的，以此来提高治疗效果和生活质量，这与当今"精准医疗"时代不谋而合。

在基因检测的过程中，一个非常现实的问题就是有无必要重复做基因检测。因为对普通家庭来说，基因检测的费用很昂贵。一般而言，在经过技术认证或者是质量控制严格的检验中心所做的检查，质量是可以得到保证的。但在临床实践中还需要考虑肿瘤本身的特异性，这种特异性在医学界称其为"空间特异性"，就是一个肿瘤是由不同的肿瘤细胞组成的,如果在检验中我们只穿刺到了一部分,而这一部分的细胞样本就很难展示出这种肿瘤的全貌,也就很难采取有效的措施与其对抗。除了具有"空间特异性"外,还会具有时间的特异性,简单来说就是,随着时间的推移,肿瘤内也会发生变化。例如,某一类型的肿瘤细胞会增加,或者某一类型的肿瘤细胞会减少,这样,也会导致肿瘤基因检测的结果不准确。因此,医生有时候通过经验判断可能存在这种情况时,也会提出让患者再次去做基因检测。

▎▶ 肿瘤患者应该定期做哪些复查呢?

复发和转移是肿瘤患者最担心的一件事。如何预防肿瘤复发和转移,最重要的就是定期复查。常规复查包括血尿便常规、肝肾功能、肿瘤标志物等,影像学检查(如 B 超、CT、MRI 等)要根据自身病情及主治医生的评估而定。容易发生骨转移的肿瘤,如乳腺癌、肺癌、甲状腺癌、肾癌,建议每半年做一次骨扫描;容易发生脑转移的肿瘤,如小细胞肺癌,建议每半年至 1 年复查一次颅脑 CT 或 MRI。

▎▶ 手术只能在恶性肿瘤早期进行吗? 哪些患者适合手术呢?

手术治疗对于肿瘤,特别是恶性肿瘤患者来说,是重要方法之一,在肿瘤的诊断与治疗上均起着重要作用,可用于肿瘤的预防、诊断、治疗及康复等各个方面。手术治疗不仅局限于恶性肿瘤早期,还要存在十分明确的适应证。故在手术之前,必须考虑到患者身体状况,是否可以耐受手术创伤等。

手术治疗是针对实体肿瘤而言的。由于肿瘤的生物学特性不同,分期不同,能够应用手术进行治疗的,仅占实体肿瘤的一部分。通常认为:

(1)早期肿瘤大多是可以进行根治性手术切除的,其长期生存率达90%以上。但有一部分癌症,如绒毛膜癌,并不推荐以手术为首选治疗方法。

Ⅰ期肿瘤是必须积极进行手术治疗的,此时期的手术治疗效果好,可延长患者的生存期。

(2)中期肿瘤也可以手术,但仅限于有两处淋巴转移,这种情况仍然可以选择手术根治,一般治愈率只有 50%左右。

Ⅱ期、Ⅲ期肿瘤也应积极进行手术治疗,肿瘤的预后受肿瘤的恶性程度、解剖部位、患者身体状况的影响。

(3)对于晚期肿瘤,手术只作为辅助治疗手段。

Ⅳ期由于肿瘤有远处转移,很难通过手术治愈。

▮▶ 手术前应该完善哪些检查呢?

肿瘤患者术前需要完善的检查主要包括以下 2 个方面。

(1)常规检查:包括血常规、肝肾功能、凝血功能、血型等,为手术的顺利进行提供基本依据。

(2)影像学检查:判断肿块的性质及局部情况,如术前需要进行 CT、磁共振成像等以明确肿瘤的大体性质,与周围脏器的关系,判断有无远处转移,以及评估手术的可行性、成功率和预后情况。

医生应通过这些检查判断各个器官(尤其是心肺)的功能如何,评估患者是否能够耐受手术及麻醉。总之,术前辅助检查的根本目的在于评估患者病情,并根据患者的自身情况制订个体化的诊疗方案,争取获得手术的成功。

▮▶ 有些人谈"化"色变,化学治疗真的那么可怕吗?

谈及化学治疗,人们时常会谈之色变,对其有一股莫名的恐惧,认为接受了化学治疗就会出现诸多副作用,如脱发、恶心、呕吐、乏力、腹泻、食欲减退等,甚至认为接受化学治疗就等同于宣判死亡。难道化学治疗真的那么可怕吗？其实,化学治疗远没有大家想象的可怕,而且很多化学治疗药物的副作用在一定程度上是可以预防的。

近年来,随着医学、药物学的进步,一方面出现了许多毒性反应低、抗癌疗效好的化学治疗药物;另一方面随着中枢性镇吐药物、粒细胞刺激因子等药物的广泛应用,明显减轻了化学治疗的副作用,再加上中医药在减毒增效方面所做的贡献。因此,目前大多数常用的化学治疗方案仅在用药期间会产生短暂的不适,经治疗也可以很快缓解。有些方案甚至没有明显的副作用,老年人、体弱者也可以应用。

▶ 如何应用腔内化学治疗?

腔内化学治疗是化学治疗给药方式的一种，是将化学治疗药物(如丝裂霉素、顺铂、5-氟尿嘧啶、博来霉素)溶解或稀释后,经引流的导管注入各种病变的体腔内(包括胸腹腔、心包腔、膀胱等),使体腔内局部暂时维持较高的药物浓度,从而达到控制恶性体腔积液及肿瘤进展的目的,是目前临床上治疗恶性胸腔积液、腹腔积液、心包积液、膀胱癌等疾病最常见的方法。它具有局部浓度高、全身毒性小、安全可靠等优点,缺点主要是药物集中于局部,对全身其他部位肿瘤的治疗意义不大。

▶ 放射治疗在肿瘤治疗中都有哪些应用?

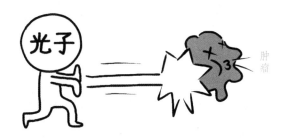

放射治疗是利用放射线(包括放射性同位素产生的 α、β、γ 射线

和各类 X 射线治疗机或加速器产生的 X 射线、电子线、质子束及其他粒子束等)治疗恶性肿瘤的一种方法。放射治疗的适用范围广泛,几乎可用于全身各部位的肿瘤。例如,对于声门喉癌的早期患者,放射治疗与手术效果等同,中晚期则可与手术配合治疗。

放射治疗在肿瘤治疗中有着独特的优势。它对于接受治疗的患者自身条件要求不高,且其治疗过程简便,治疗时痛苦小且副作用也相对较小,一些年纪大、身体弱或者对多次手术后身体不能耐受其他治疗的患者,仍然可以选择放射治疗。放射治疗既可以单独应用,亦可与手术、化学治疗等联用。例如,术前放射治疗可以在不影响手术的前提下,提高手术切除率与器官保存率;术后放射治疗可以降低局部复发率,并提高生存率。

▐▶ 放化疗联合治疗有什么意义?

目前放射治疗和化学治疗联合使用的方式主要有以下 3 种。

(1)交替治疗:放射治疗在化学治疗周期中进行。如在完成化学治疗 2 个周期后开始放射治疗,待放射治疗结束后继续给予化学治疗。

(2)序贯治疗:放射治疗在化学治疗周期全部结束后进行。如化学治疗 6 个周期结束后,再进行放射治疗。

(3)同步治疗:放射治疗与化学治疗在治疗开始时就同时进行。如在化学治疗第一个周期同时给予放射治疗。根据患者不同的情况而运用,其目的在于利用化学治疗药物的增敏作用,来增加肿瘤对放射线的敏感性,将肿瘤细胞彻底消灭。

研究显示,在多种肿瘤如肺癌、乳腺癌术后、食管癌、胃肠道肿瘤等治疗中,放化疗联合治疗较单纯放射治疗的效果更佳。但放化疗联合有时会导致副作用和并发症的风险增加,所以还是需要综合考虑患者体质等因素,由专业的临床医生制订治疗方案。

▮▶ 为什么称粒子刀是"内放射治疗",在肿瘤的临床治疗中有什么应用?

　　放射治疗可分为外照射与内照射。外照射是在患者的体外,通过机器(放射治疗设备)围绕着患者,并从各个角度照射患者体内病变对应位置的放射治疗方法。与之相对的,内照射即内放射治疗,是把照射源送进患者体内的肿瘤或其周围,以此照射肿瘤的一种方法。而我们所说的粒子刀全称为"放射性粒子植入治疗技术",是在影像学技术的引导下,将放射源(如 ^{125} 碘)植入肿瘤组织内部或周围,通过放射性核素持续释放放射线对肿瘤细胞进行杀伤,以达到杀灭肿瘤细胞目的的一种放射治疗方法。所以说,粒子刀属于内放射治疗的一种。

　　因粒子刀也属于放射治疗,再加上它需要将放射源放至肿瘤内或周围,所以多数实体肿瘤都可以应用:①未经治疗的原发肿瘤,如原发性肺癌、前列腺癌等;②需要保留重要功能的组织或手术会累及重要器官的,如脑深部的肿瘤;③患者不愿意或不能进行根治性切除的,如舌癌、肝癌、鼻咽癌等;④术后复发或转移,失去手术机会的;⑤外照射效果不佳或化学治疗耐药者。

▮▶ 肿瘤介入治疗的适应证有哪些?

　　肿瘤介入治疗是针对肿瘤本身及肿瘤并发症的一种治疗。

　　肿瘤介入治疗主要包括以下 5 种。

　　(1)肿瘤经动脉栓塞术:主要适用于原发性肝癌、肝脏转移性肿瘤以及其他不能手术切除的恶性肿瘤等。

　　(2)肿瘤动脉灌注化学治疗:主要适用于无法手术切除的肺癌、肝癌、子宫内膜癌等。

　　(3)肿瘤化学治疗栓塞术:主要适用于巨大的肿瘤或多发而无法使

用肿瘤动脉灌注化学治疗的肝癌或肝转移癌。

（4）放射性粒子植入术：适用于无法手术切除的恶性肿瘤、复发或转移性肿瘤，例如肺癌、前列腺癌、乳腺癌及淋巴结转移等。

（5）射频消融术：主要用于不能手术切除中晚期肝癌患者的姑息治疗。

肿瘤并发症的介入治疗方式主要包括以下 4 种。

（1）经皮椎体成形术：主要作用为稳固椎体、缓解疼痛，主要适用于骨髓瘤、溶骨性转移瘤引起的疼痛性压缩骨折等。

（2）经皮穿刺引流术：主要适用于胸腔积液、腹腔积液、恶性梗阻性黄疸。

（3）管腔支架成形术：主要适用于消化道恶性肿瘤引起的食管梗阻或结肠梗阻等以及肺癌和纵隔肿瘤引起的上腔静脉梗阻等。

（4）神经阻滞术：适用于癌性疼痛患者，尤其是胰腺癌。

▶ 靶向治疗为什么会成为多种肿瘤的首选治疗？

靶向治疗是在细胞分子水平上，针对已经明确的致癌位点（肿瘤细胞的蛋白分子或是基因片段）的一种治疗方式。靶向药物在进入人体后会特异性地选择致癌位点结合并发挥作用，使肿瘤细胞特异性死亡，而不会损伤肿瘤周围的正常组织细胞，所以分子靶向治疗又被称为"生物导弹"。

靶向治疗不仅精准，治疗产生的副作用也相对较少，能够为患者争取更多的治疗时间，并延长生存期。研究显示，靶向治疗已经在临床上取得了很好的效果，给肿瘤治疗带来了革命性的突破。在一些放弃传统治疗手段的患者身上也取得了确切的疗效，因此已成为多种肿瘤的首选治疗方案。如在肺腺癌中，有 EGFR 基因突变的患者，使用靶向药物的疗效要优于化学治疗。国际指南已将靶向治疗放在一线治疗的位置。

▮▶ 肿瘤热疗有哪些应用？

肿瘤热疗是泛指用热效应来治疗肿瘤的一类治疗方法。它的基本原理是利用物理能量加热人体全身或局部，使肿瘤组织温度上升到有效治疗温度，并维持一定时间，利用正常组织和肿瘤细胞对温度耐受能力的差异，达到既能使肿瘤细胞凋亡、又不损伤正常组织的治疗目的。

肿瘤热疗可以用于表浅肿瘤，如乳腺癌、皮肤癌、颈部转移癌、软组织肉瘤，也可用于深部肿瘤，如肺癌、胃癌、肝癌、肠癌、胸腔转移癌、盆腔转移癌、腹腔转移癌等，以及腔内肿瘤，如宫颈癌、直肠癌、食管癌、前列腺癌等。

▮▶ 器官移植治疗肿瘤是否很遥远？目前开展了哪些肿瘤的器官移植治疗呢？

目前在我国开展的器官移植治疗的恶性肿瘤中，肾移植的疗效最好，然后依次为肝脏移植、心脏移植、肺脏移植、胰腺移植。例如肝癌，中国人患肝癌的概率很大，中国的肝癌患者占了全世界的一半。如果肝硬化严重又合并巨大的肝肿瘤，将肿瘤切掉后，剩下的肝脏功能不能代偿就容易出现肝功能衰竭，这种情况下也可以用器官移植来解决。如果肿瘤长在特殊的部位，如正好在肝脏中间，大血管的旁边，用单纯的手术无法把肿瘤切掉，这种特殊部位的肝癌也可以进行器官移植。但由于供体有限，费用昂贵，目前器官移植治疗恶性肿瘤在我国仍较为少见，不属于常规治疗方法。

▮▶ 肿瘤疫苗可以起到预防作用还是治疗作用？

肿瘤细胞内含有肿瘤抗原，免疫系统能通过识别肿瘤抗原，从而区别肿瘤细胞和正常细胞。根据肿瘤疫苗的具体用途，可分为两种：一种是预防性疫苗,是利用与肿瘤发生有关的基因而制备的疫苗,接种于具有遗传易感性的健康人群,进而可以预防肿瘤的发生,例如 HPV 疫苗;另一种是治疗性疫苗,它以肿瘤相关抗原为基础,主要用于辅助治疗。目前,肿瘤疫苗已成为肿瘤治疗领域的研究热点,近年来也取得了很大的进展。

▌▶ 哪些抗肿瘤药容易引起手足综合征?

手足综合征(HFSR)是手掌及足底感觉迟钝或由抗肿瘤药物引起的肢端红斑,是一种皮肤毒性反应。主要病理特点是基底角质细胞空泡变性、皮肤血管周围淋巴细胞浸润、角质细胞凋亡和皮肤水肿。显微镜下可见炎性改变、血管扩张、水肿和白细胞浸润,但尚未发现明确的标志物。化学治疗药物,如卡培他滨、阿霉素、脂质体阿霉素、阿糖胞苷、多西紫杉醇、长春瑞滨、吉西他滨等;靶向药物,如索尼替尼(索坦)、索拉非尼(多吉美)、伊马替尼(格列卫)、厄洛替尼(特罗凯)、阿帕替尼(艾坦)等,均可引起手足综合征。

▌▶ 肿瘤患者的手足综合征会传染吗?

手足综合征是由于药物引起的皮肤毒性反应,肿瘤患者在接受化学治疗或靶向治疗的过程中可能会出现,但并不会传染。虽然其临床表现与脚气、手癣等真菌感染相似,但两者有本质差别。

▌▶ 手足综合征有哪些临床表现?

手足综合征的主要表现为手足的感觉异常,如麻木感、烧灼感、针刺感,无痛性或疼痛性皮肤肿胀、皮肤干燥、脱屑、红斑、皲裂,严重者可出现溃疡、水疱、脱皮、脱甲、出血、剧烈疼痛等,且伴有抓物和行走困难,影响日常生活和工作。手足综合征多为双侧手足对称性发病,也有少数患者单侧发病,症状不对称,出现单侧发病要警惕脑血管病变。

▮▶ 肿瘤患者的手足综合征能自愈吗？应该怎样防护呢？

轻度的手足综合征患者在停止化学治疗后可以自愈,但中、重度手足综合征患者需要进行治疗。治疗主要包括以下 3 个方面。

(1)日常防护:包括日常护理和饮食,日常生活中患者要注意手足保湿,应避免局部受压与摩擦,避免接触高温物品及凉水,避免在阳光下曝晒,坐位或在卧位时将手、足放在较高的位置,以促进肢体静脉回流。饮食方面避免吃辛辣刺激性的食物等。

(2)药物治疗:维生素 B_6,有专家提出可应用维生素 B_6 来防治手足综合征;环氧化酶 –2 抑制剂(COX–2 抑制剂),塞来昔布为选择性 COX–2 抑制剂,应用卡培他滨的同时加入 COX–2 抑制剂能明显降低手足综合征的发病率,还能通过抑制癌细胞的增殖发挥抗癌作用,并增加化学治疗药疗效。但具体临床使用,需要考虑塞来昔布带来的心血管风险。

(3)必要时停药或者减量:因手足综合征的发生与剂量呈正相关,高剂量下手足综合征的发病率较高,但其有效剂量范围广泛,可推荐抗肿瘤药物剂量的个体化治疗。

▮▶ 化学治疗后患者出现四肢麻木,这是怎么回事？

如果化学治疗后出现四肢麻木,感觉迟钝或异常,可能是出现了神经毒性反应,严重的患者肢体功能甚至会受到影响,如难以完成扣扣子、写字等动作。神经毒性一般分为急性和慢性,急性多表现为从开始使用化学治疗药物或使用 1~2 天后便出现上述症状,常常因受凉而引发,其中部分患者可在几天内自行缓解;慢性神经毒性呈现出剂量依赖性,也就是说随着药物的累积剂量逐渐增加,症状也会逐渐加重。

在大多数情况下,化学治疗药物的神经毒性所导致的手脚麻木、感觉异常等症状会随着停药而逐渐缓解,但是目前也有文献报道称,有些药物的慢性外周神经毒性有可能导致永久性感觉异常与功能障碍。所以当化学治疗后出现手脚麻木等症状时,不必太过紧张,但应引起注意,必要时去医院就诊。

▮▶ 哪些化学治疗药物容易导致神经毒性反应?

临床上,容易出现神经毒性的化学治疗药物主要包括以下4类。

(1)铂类:尤其是奥沙利铂和顺铂。奥沙利铂的神经毒性与累积剂量有关,常会出现手足麻木、感觉障碍,极少数患者还有可能因咽喉部感觉障碍而感到呼吸、吞咽困难;使用顺铂总剂量达到一定程度后,可能出现运动失调、肌肉疼痛等症状。

(2)长春碱类:这类药物通常容易损伤感觉神经;如长春新碱和长春瑞滨,除手足麻木、感觉障碍外,还有可能出现自主神经损伤的症状,如便秘、腹痛、尿频等。

(3)紫杉类:典型药物是紫杉醇、多西紫杉醇等,接受紫杉类药物治疗的患者容易出现手足麻木感、灼热感。

(4)5-氟尿嘧啶:可引起共济失调,大脑识别缺损,发病率为5%~10%。

▮▶ 化学治疗所致的神经毒性有哪些表现?

一般情况下,化学治疗药物产生的神经毒性主要包括3个方面,即感受器毒性、外周神经系统毒性以及中枢神经系统毒性。可表现为记忆力下降,痴呆,手指或脚趾的烧灼感、麻木感和疼痛感,肌萎缩、瘫痪,感觉系统异常等。

人体的神经系统大致可以分为中枢神经系统和周围神经系统。当某些具有神经毒性的化学治疗药物进入人体内后,会因为损伤的结构不同而产生不同的症状。如中枢神经系统毒性一般可出现记忆力下降、痴呆；外周神经毒性则包括末梢神经损害，初期可能为手指或脚趾的烧灼感、麻木感和疼痛感，随着病情加重可能出现感觉减退，日久甚至会出现肌萎缩、瘫痪等；损害自主神经时可能出现腹痛、腹泻、便秘等情况；而感受器毒性则会出现视觉、听觉、嗅觉、味觉等多种感觉系统的异常。另有极少数患者可能出现头晕、头痛、失眠、嗜睡等症状。

▶ 化学治疗后神经毒性有哪些治疗方法？

在大多数情况下，停药或减量后患者的神经毒性症状会有所改善。但也有一部分患者的症状持续不能得到缓解，这就应该接受药物治疗。目前治疗药物有治疗神经毒性的西药，大多为 B 族维生素、钙镁合剂、还原型谷胱甘肽、卡马西平等，这些药物能够减少化学治疗药物在神经细胞的蓄积，抑制伤害性信号的传导，从而减轻疼痛，缓解症状。除此之外，一些中药注射剂、中药汤剂、针灸等对神经毒性引起的各种症状也有一定作用。同时，应当给予患者鼓励，使他们保持乐观积极的心态。

▶ 化学治疗后出现肢端麻木，中医应如何干预？

化学治疗药物神经毒性引起的肢端麻木、感觉异常或减退等症状，属于中医"痹证"范畴。早在《黄帝内经》《金匮要略》中就有相关记载，认为这种症状多是气虚血瘀、经络阻滞所致，治疗方法多为益气活血、祛瘀解毒、温经通络。活血通络类的常用药物有鸡血藤、海风藤、络石藤、桑枝、木瓜等；虫类中药治疗肢端麻木效果显著，常用的有全蝎、地龙、水蛭、僵蚕、蜈蚣等。

除此之外，中医外治法治疗神经毒性反应很有优势。依据中医辨证原则，使用中医药熏蒸、敷贴等外治法，可使药物通过皮肤吸收进入循环，并发挥药效；按摩、温灸、针灸、穴位注射等方法能够疏通经络、益气化瘀,也可以缓解神经毒性引起的症状。

▓▶ 为什么在化学治疗期间医生总让患者复查血常规？

临床医生常要求患者在化学治疗 3~5 天后开始定期复查血常规。有些患者表示不理解,其实这是医生判断患者是否发生化学治疗后骨髓抑制,并评估严重程度的最有效方法。如此一来,一旦患者出现了骨髓抑制,医生就能够及时、准确地给予相应的药物治疗。同时,给药后也需要复查血常规,医生需要通过血象的变化来判断继续用药或更换药物。

▓▶ 哪些情况可能会引起肿瘤患者出现骨髓抑制？

骨髓抑制的影响因素有很多,不同化学治疗药物的毒性不同,同一种化学治疗药物也会因其使用剂量的不同而呈现出不同程度的骨髓抑制。此外,如果患者在化学治疗前的血细胞水平较低,说明患者造血功能可能已经出现了一定程度的下降,那么化学治疗后出现骨髓抑制的风险就会升高。而一般状况差、伴有骨转移的患者相对更容易出现骨髓抑制。

▓▶ 哪些化学治疗药物容易引起骨髓抑制？ 有何特点？

大多数化学治疗药物都会产生骨髓抑制的副作用,只是在程度上有所差别。一般来说,紫杉醇、多西紫杉醇、阿霉素、阿糖胞苷、环磷酰胺、卡铂等药物的骨髓抑制作用较为明显,发生概率大。其中紫杉醇引起的骨髓抑制受到输液时间的影响,时间越长,症状可能越重;多西紫杉醇是否引起骨髓抑制则与剂量有关,也就是说随着使用剂量的增多,发生骨髓抑制的风险增大;丝裂霉素导致的骨髓抑制具有延迟发生的特点,一般使用后 4 周左右才会出现严重的白细胞减少和血小板减少,8~10 周后才能恢复,其中只有大约 3/4 的患者能恢复到原有的血细胞水平;阿糖胞苷主要用于各种类型的白血病治疗,使用阿糖胞苷的患者除了在用药第7~9天时出现白细胞降低, 还会在用药第15~25天时出现第二个白细胞数值低谷;用于治疗恶性淋巴瘤、白血病、乳腺癌的环磷酰胺,也会使患者发生白细胞明显减少,通常在给药10~14天时白细胞最低,大多在21天后恢复。

▶ 化学治疗对不同血细胞的影响有何不同? 一般会有哪些症状?

化学治疗后骨髓抑制是由于化学治疗药物抑制骨髓造血功能,进而使血细胞下降的一种情况。因为人体内的不同血细胞具有不同功能,因此出现骨髓抑制时也会有不同的表现。一般来说,血细胞的下降与其半衰期有关,所谓半衰期,是指50%的血细胞死亡所需时间,半衰期越短,细胞凋亡越快、寿命越短。白细胞的半衰期为6~8小时,因此,化学治疗后最先出现白细胞下降,而血小板的半衰期为5~7天,因此血小板下降出现较晚,而红细胞的半衰期为120天,化学治疗对它的影响较小,所以通常不会出现明显下降。白细胞与患者的免疫力有关,当白细胞下降时,患者可能感到肢体酸软、食欲下降、精神不振,甚至出现低热。而血小板对人体的凝血功能有着至关重要的作用,一旦发生严重的血小板减少,就有可能出现各种组织器官的出血,如皮肤黏膜的瘀斑、瘀点,流鼻血,以及柏油样便等。

▶ 同样是骨髓抑制,为什么有的患者吃药,有的患者却要住院治疗?

依据血细胞下降程度的不同,骨髓抑制从轻到重有不同的分级:

1度骨髓抑制是指血红蛋白95~100g/L,白细胞3.0×10^9~3.9×10^9/L,中性粒细胞1.5×10^9~1.9×10^9/L,血小板75×10^9~99×10^9/L;

2度骨髓抑制是指血红蛋白 80~94g/L，白细胞 2.0×10^9~2.9×10^9/L，中性粒细胞 1.0×10^9~1.4×10^9/L，血小板 50×10^9~74×10^9/L；

3度骨髓抑制是指血红蛋白 65~79g/L，白细胞 1.0×10^9~1.9×10^9/L，中性粒细胞 0.5×10^9~0.9×10^9/L，血小板 25×10^9~49×10^9/L；

4度骨髓抑制是指血红蛋白 <65g/L，白细胞 $<1.0 \times 10^9$/L，中性粒细胞 $<0.25 \times 10^9$/L，血小板 $<25 \times 10^9$/L。

一般来说，1、2度骨髓抑制时患者通过口服或注射刺激骨髓增生的药物，可以达到治疗效果；3、4度骨髓抑制时患者可能出现严重的失血或感染，需要引起重视，必要时给予输血、输血小板、抗感染等积极的对症治疗。

▶▶ 化学治疗后出现骨髓抑制有哪些西医治疗手段？

根据骨髓抑制的程度不同，通常有不同的治疗方法。

口服药物可以通过改善骨髓造血功能促进白细胞生成，从而改善轻度的骨髓抑制，常用药物包括：利可君片、利血生、鲨肝醇、维生素 B_4 等，这些药物虽然服用方便，但是作用较缓慢。

对于较为严重的白细胞减少，可以注射造血细胞集落刺激因子，也就是人们常说的"升白针"。这种细胞生长因子可以作用于骨髓中的造血干细胞，以增加白细胞的生成，但在使用时常见发热、肌肉疼痛等副作用。当血小板明显下降时，可以注射白介素 -11 或血小板生成素。

出现严重的、危及生命的骨髓抑制时，需要进行成分输血，如输注血小板、浓缩白细胞、悬浮红细胞等。

在某些情况下，医生也会建议患者接受骨髓移植或外周造血干细胞移植。

◀▶ **如果化学治疗后出现骨髓抑制，患者在日常生活中需要注意什么?**

患者出现骨髓抑制后需要注意以下事项。

(1)对于白细胞减少的患者,预防感染十分重要。应当减少外出,外出时佩戴口罩,尽量不去人流密集的地方,家中定期消毒,以减少呼吸道感染的机会。另外还要注意口腔卫生、肛周卫生,必要时遵医嘱服用抗生素,白细胞减少严重的患者一旦出现感染会有生命危险,往往需要住院治疗,应用高级别抗生素。

(2)适当补硒也可以帮助患者修复受损细胞,改善化学治疗后骨髓抑制、食欲缺乏、恶心、呕吐、脱发等副作用,且能刺激免疫球蛋白的形成,有助于提升并稳定患者的白细胞数量。

(3)对于血红蛋白减少的患者,要注意患者的血压、心率,避免发生晕厥,甚至循环衰竭。

(4)血小板减少后容易出现出血,所以要注意皮肤是否有瘀斑、瘀点,牙龈出血、鼻出血等。在日常生活中应当避免外伤磕碰,尽量食用软烂易消化的食物,以防止消化道出血。

◀▶ **化学治疗后引起的骨髓抑制一般要多久才能恢复?**

化学治疗后骨髓抑制的恢复时间与化学治疗药物及患者自身骨髓功能有关。紫杉醇、吉西他滨、氮芥类、环磷酰胺、甲氨蝶呤、顺铂等药物导致的骨髓抑制通常出现得快,恢复得也快,一般在用药后 1~2 周白细胞降至最低值,2~3 周即可恢复。而使用丝裂霉素、白消安等药物后,白细胞最低值出现较晚,短则 3 周,长则 2 个月,恢复时间也较长,需要4~8 周。

▮▶ 为什么在服用靶向药物治疗期间会出现高血压？如何预防及治疗？

高血压是抗血管生成抑制剂，特别是 VEGF/VEGFR 抑制剂最常见的副作用之一。其具体的发生机制尚未明确，可能与使用靶向药物后毛细血管的密度下降、外周血管阻力的增加有关。此外，晚期肿瘤患者承担巨大的精神压力，可导致交感神经活性亢进、血浆儿茶酚胺浓度增高及小动脉收缩等，这也是导致高血压发生的不良因素。

在使用 VEGF/VEGFR 抑制剂治疗前，应当明确患者的基线血压。在治疗过程中，应保持血压稳定，尽可能控制在 18.62/11.97kPa（140/90mmHg）以下。应当从用药前就开始监测血压，并贯穿整个治疗过程，尤其是治疗初期的两周内，要求进行每日监测，如果出现血压升高，可遵医嘱服用降压药物控制血压。若药物控制不佳，则需要减少靶向药物的剂量甚至停药。

▮▶ 晚期胃癌患者服用甲磺酸阿帕替尼后出现手足综合征，还能继续服药吗？

晚期胃癌患者服用甲磺酸阿帕替尼片后出现手足综合征，轻者不需要停药，只需要做好日常护理；对于中、重度手足综合征的肿瘤患者，可以减少用药剂量至最低有效量，或联合使用塞来昔布等减少手足综合征的发病率，也可服用维生素 B_6 减轻症状，还可以使用一些外用药及护肤品，如尿素霜、芦荟胶、紫草膏等进行局部治疗。如果症状仍无改善，需要立即停药并且做好手足部位的护理，待症状逐渐恢复至一级，可继续用药。手足综合征的发生与抗肿瘤药物的剂量呈正相关，患者服用的抗肿瘤药物剂量高，手足综合征的发病率及严重程度也会更高。目前提倡抗肿瘤药物剂量的个体化，即在不影响疗效的前提下，尽量减少抗肿瘤药物的用药剂量。

▶ 服用靶向药期间在饮食上有需要注意的吗？

有的靶向药需要空腹服用，因为与食物同服时会增加心律失常等不良事件的风险；在服用索拉菲尼时要注意减少高脂肪食物的摄入，因为摄入高脂肪会减少机体对药物的吸收。因此，在靶向治疗期间需要在医生的指导下正确服药。

▶ 在内分泌治疗过程中饮食上需要注意什么？

患者应合理安排饮食，饮食要有节制，避免抽烟、喝酒、喝咖啡、饮茶、进食辛辣刺激及油腻的食物等，同时嘱咐患者大量饮水，以促进毒性产物的排出。

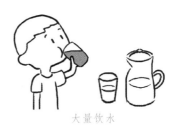

大量饮水

▶ 肿瘤免疫治疗现在是研究焦点，那么免疫治疗有副作用吗？

PD-1，也称程序性死亡受体 1，是一种重要的免疫抑制分子。

PD-1 及其配体 PD-L1 免疫检查点抑制剂，在肿瘤治疗中取得了突破性进展。FDA 已批准纳武单抗和派姆单抗用于治疗恶性黑色素瘤、转移性鳞状非小细胞肺癌、晚期肾癌等肿瘤。但目前其越来越多的副作用也引起了关注。

PD-1 受体抑制剂阻断 T 细胞负性调控信号解除免疫抑制，在增强 T 细胞抗肿瘤效应的同时，也可能异常增强自身免疫反应，导致免疫耐受失衡，累及正常组织时表现出自身免疫样炎症反应，称为免疫相关不良反应。可涉及皮肤、消化系统、呼吸系统、内分泌系统等，包括皮肤毒性、腹泻及结肠炎、肝脏毒性、免疫治疗相关性肺炎、内分泌系统毒性。

其他的免疫治疗相关不良反应还包括疲乏、心肌炎、胃炎、结节病、血管炎、粒细胞减少、造血系统综合征等。出现轻、中度的免疫治疗不良反应时，可行对症治疗，3、4级或迁延不愈的2级副作用需要停用PD-1抗体，并应用糖皮质激素改善症状。

第四章 ◀ Ⅲ

中医治疗肿瘤的常用药物

▮▷ 常用的抗肿瘤中药有哪几类？

常用的抗肿瘤中药主要可分为以下 4 类。

（1）扶正抗癌类：如人参、西洋参、黄芪、党参、白术、茯苓、山药等。

（2）清热解毒类：如石见穿、大青叶、白鲜皮、白花蛇舌草、金银花、半边莲、半枝莲等。

（3）行气活血类：如郁金、姜黄、三七、川芎、威灵仙、红花、丹参、牡丹皮等。

（4）化痰、软坚散结类：如山慈菇、瓜蒌、前胡、贝母、夏枯草等。

▮▷ 抗肿瘤的中成药是怎么分类的？

抗肿瘤的中成药多以扶正祛邪、清热解毒为主，根据其成分不同，其功效也有所侧重。主要有以下几类。

（1）益气扶正类：参一胶囊、参芪扶正注射液、槐耳颗粒、参芪片等。

（2）解毒祛邪类：消癌平片、华蟾素片、金龙胶囊、苦参注射液等。

（3）扶正解毒类：紫龙金片、复方红豆杉胶囊等。

用药时应辨明证型，遵医嘱服用，切不可自行服用。

▮▷ 补益类中药或中成药会不会加快肿瘤的增长速度？

补益类中药不但不会加快肿瘤增长速度，还可以起到辅助抗肿瘤的作用。从中医的角度来看，肿瘤的发病离不开人体的正气亏虚，正虚则不能抵抗外邪，而补益类中药能扶助正气，增加人体抵御外邪侵袭的能力。临床应用时多配合攻伐药物，攻补兼施，扶正抗癌。

常用的益气扶正类中成药有参一胶囊、参芪片、贞芪扶正颗粒等，可提高人体免疫力，适用于手术、放化疗后及久病体虚、气阴两虚的患者。但补气类中成药不宜长期大剂量服用，要结合具体病情辨证选用。

▐▶ 清热解毒类的中药有哪些？肿瘤患者在使用时有什么禁忌？

常用清热解毒类的中药有夏枯草、白花蛇舌草、半边莲、半枝莲、苦参、知母、黄连、黄芩、黄檗等。这类中药单用或用于组方中都可以起到直接抑制肿瘤、调节机体免疫功能的作用，同时还具有抗炎、解毒、退热等功效。

一些中晚期肿瘤患者，常伴有局部肿块灼热疼痛、发热或口渴尿赤、便秘、舌苔黄腻等热性表现，清热解毒类中药可以起到很好的疗效。然而在使用清热解毒药时，需要根据肿瘤患者不同的症状，辨证地选用不同的药物，才能取得比较满意的疗效。切不可盲目自行服药。另外，由于清热解毒类的中药药性多苦寒，长期服用会损伤脾胃阳气，因此本身脾胃虚寒的患者切不可大剂量使用清热解毒类的药物。

▐▶ 冬虫夏草适合哪些肿瘤患者使用？

冬虫夏草是一种名贵的滋补中药材，它既不是虫，也不是草，而是麦角菌科真菌冬虫夏草菌，寄生在蝙蝠蛾科昆虫幼虫上的子座及幼虫尸体的复合体。现代研究表明，虫草富含虫草酸、虫草素、氨基酸、生物碱、维生素、多糖及矿物质等多种成分，可以提高人体免疫力。中医认为，冬虫夏草味甘，性平，能滋肾补虚，对于大多数的肿瘤患者，都具有补益作用。尤其是处于放化疗期间的患者，适当地服用冬虫夏草可以保护骨髓的造血功能，对提升白细胞有一定的帮助。但要注意，如果患者放射治疗期间出现口腔黏膜损伤或皮肤损伤，属于中医"热盛伤阴"的范畴，不宜服用冬虫夏草，防止出现加重热盛的情况。

▶ 西洋参适合所有肿瘤患者使用吗？

西洋参又称花旗参，味甘、微苦，性凉，有补气养阴、清热生津的功效。西洋参补益元气的力量弱于人参，但有很好的补肺气、养肺阴、清肺火的作用，对津液不足、口干舌燥具有非常好的疗效。

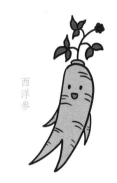

西洋参

《本草从新》中记载："补肺降火，上津液，除烦倦，虚而有火者相宜"。西洋参常用于肿瘤晚期或手术、放化疗后气阴两虚兼有虚热的患者，这类患者一般会有乏力气短、口咽干燥、心烦失眠、四肢倦怠、咳嗽日久、痰中带血等表现。对于放化疗后口咽干燥的患者，也可将西洋参用水泡软后放在舌下含服，以养阴生津。

由于西洋参性味苦寒，因此阳气衰微、胃有寒湿的患者应忌服西洋参，这类患者常表现出畏寒怕冷、食欲缺乏、恶心、呕吐、腹痛腹胀、大便溏泄、舌苔白腻等症候。此外，肿瘤伴发急性感染者，多属实证、火郁之证，也不宜服用西洋参，否则易致火不透发，反生寒热。

▶ 应该如何看待有的肿瘤患者将三七粉、灵芝孢子粉等当作抗癌神药这件事？

三七粉可散瘀止血、消肿定痛，常用于治疗各种出血及跌打损伤。有研究证实，三七粉对于瘀血内结所致的癌性疼痛、肿块、出血等有较好的疗效，可广泛用于多种肿瘤的治疗。但要注意元气大伤、阴阳损竭的患者要忌用三七粉。另外，三七粉味甘、微苦、性温，若使用不当，易耗伤津液，造成阴虚之证，因此也不适合血虚、血热妄行的患者。

灵芝孢子即灵芝的种子。中医认为灵芝味甘、性平，具有滋补益气、止咳安神的功效。研究表明，灵芝的主要成分为灵芝多糖，具有升白细胞,增强机体免疫力,提高机体自身抗病能力等作用,还能增加患者对放化疗的耐受性,故常用于调理术后恢复期气虚体弱的患者以及改善放化疗后引起的食欲缺乏等症状。

然而,临床上尚未见过单靠服用三七粉或灵芝孢子粉就能治愈癌症的病例。因此,患者还是需要根据自身症状及经济状况积极配合医生治疗,而不是将希望寄托在这些所谓的"抗癌神药"上。

▐▶ 斑蝥、红娘子、全蝎、蕲蛇等虫类中药适合哪些肿瘤患者?

斑蝥、红娘子、全蝎等虫类中药具有破血逐瘀、散结消癥、攻毒蚀疮的作用,因其药力峻猛,常与其他中药配伍,一般用于脑瘤、肺癌、肝癌、食管癌、直肠癌等多种恶性肿瘤的治疗。

虫类药物多数有毒,在《神农本草经》中被列入中、下品,并强调其"不要久服",如盲目、过量、长期服用,会出现严重的副作用。

另外,现代药理研究认为,虫类药物多具有抗凝作用,长期服用有出血和过敏的风险。因此如需长期服药,在服药期间建议定期复查血常规、肝肾功能、尿常规、便常规和凝血功能,以监测药物的安全性。

▐▶ 怎样正确看待抗癌中成药?

抗癌中成药在肿瘤的综合治疗中可以作为抗癌的辅助用药,同时还可以提高放化疗的治疗效果。然而中成药在应用时也有其相应的适应证,应该在中医理论的指导下辨证论治,规范化使用。

▐▶ 怎样看待抗癌偏方或祖传秘方?

字典上是这样定义偏方、秘方的:偏方——民间流传不见于古典医药学著作的中药方;秘方——不公开的、有显著医疗效果的药方。显而易见,偏方和秘方有着一定的治疗效果,但它们都没有经过国家药品监督管理局的审批，也不完全遵循中医药理论指导，甚至有一些人打着"抗癌偏方""祖传秘方"的幌子大行其道。因此，我们应该辨证地看待偏方、秘方这一问题。许多偏方、秘方是我国人民长期防治疾病的经验总结，是无数先人的智慧结晶，在民间的应用也显示出了独特的疗效，我们应对其进行保护和开发。但同时，由于时代背景等诸多因素，偏方、秘方的科学性有待考量，加之偏方、秘方鲜有笔著，口口相传，难免有所贻误。此外，肿瘤的发病机制复杂，目前仍在探索之中，对于不同病种、不同时期，其治疗方案也不尽相同。中医学的特点之一就是辨证论治，根据患者病情不同施行个体化诊治。盲目地迷信所谓的"抗癌偏方""祖传秘方"，对于不同的患者采用相同的治疗方法，本来就背离了中医理论，其疗效自然难以保证，甚至还有延误病情的风险。

因此，肿瘤患者还是应该到正规医院接受规范化治疗。在治疗的同时，还要听从医生建议，使用一些适合的、有依据的偏方或秘方，二者配合，或可相得益彰。

▶▶ 肿瘤患者化学治疗后的胃肠道反应有哪些？中医常用哪些方剂和中药进行治疗？

胃肠道反应是化学治疗最常见的不良反应之一，常见症状有恶心、呕吐、食欲减退、腹痛、腹泻、便秘等。中医认为，化学治疗后出现胃肠道反应的主要病机是药毒伤胃，胃气上逆；治疗常以降逆止呕、健脾和胃为主，再根据具体情况，结合疏肝和胃、温脾化痰、益胃养阴等治疗方法。

常用方剂：旋覆代赭汤、吴茱萸汤、六君子汤、沙参麦冬汤、葛根芩连汤、参苓白术散、四神丸、大承气汤、五磨饮子、补中益气汤、增液

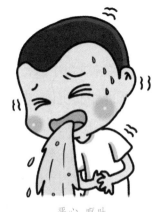

恶心，呕吐

承气汤、柴胡疏肝散、少腹逐瘀汤、小建中汤等。

常用中药：竹茹、薏苡仁、白扁豆、枳壳、厚朴、莱菔子、甘草、党参、人参、红参、麻子仁、柏子仁、茯苓、白术、麦冬、砂仁、焦三仙等。

▓▶ 刚做完手术，体质虚弱，可以服用哪类中成药？

刚做完手术，体质虚弱，这时可选用一些益气类的中成药来扶助正气，如参一胶囊、参芪片、贞芪扶正颗粒等。

参一胶囊由中药人参提取而成，适用于多种恶性肿瘤手术后、放化疗后及复发和转移的气虚患者。参芪片以人参、黄芪、当归、天麻、鹿角、熟地、泽泻等中药配伍而成，适用于癌症放化疗后三系血细胞减少，以及放化疗引起头晕头昏、倦怠消瘦、恶心、呕吐等症状的患者。贞芪扶正颗粒由黄芪、女贞子两味中药组成，可提高人体免疫力，适用于手术、放化疗后久病体虚、气阴两虚的患者。

需要注意的是，长期大剂量服用补气抗癌的中成药可能出现口干、口舌生疮、咽干、头晕、耳鸣等"上火"的症状，故服用药物要遵医嘱，且阴虚火旺的患者不宜服用。另外，肿瘤患者多虚实夹杂，用药时也不可一味单纯补益，应当辨证论治。

▓▶ 放射治疗后口干舌燥，服用哪类中药或中成药可以缓解呢？

放射线在中医范畴中属于"热毒"，热毒伤人必伤人之阴血，阴血耗伤，不能濡润机体，故放射治疗后易见口干舌燥、双目干涩、失眠多梦、排便干结等症状，属于中医"阴虚毒热"的范畴。

在日常生活中，可选用一些具有养阴生津功效的中成药来缓解症状，如生脉饮、麦门冬汤等；也可选用百合、银耳、海参、玉竹、石斛等中药，加入食物中或单药泡水喝，抑或身边常备乌梅，随时取之含服，简单方便,可获佳效。

▶ 放射性食管炎可以用哪类中药治疗?

放射性食管炎属于中医学"噎膈"范畴。中医认为,放射线属"火毒之邪",最易伤津耗气,毒热炽盛,胃失和降,津伤血燥,以致于食管干涩,食物难下,治疗上常选用养阴、清热、解毒、化瘀类药物,如生地黄、麦冬、沙参、山豆根、黄连、黄芩、夏枯草、白花蛇舌草、桃仁、红花、赤芍等。

要注意的是,应在放射治疗早期就同步使用中药治疗,以达到保护食管的目的,缓解放射治疗所带来的副作用,而不应等到放射性食管炎出现后再考虑弥补。

▶ 癌因性疲乏患者可选用哪些方剂?

癌因性疲乏是一种虚弱、活动无耐力、注意力不集中、动力和兴趣减少为主的一系列主观感觉,与癌症本身或针对癌症展开的各种治疗有关,属中医"虚劳"范畴。中医认为,气血亏虚、脏腑功能衰竭是其主要病机,治疗上多以健脾益肾、补益气血为主,可选用补中益气汤、四物汤、圣愈汤、十全大补汤、归脾汤、六味地黄丸等。

▶ 常用的中药剂型都有哪些?

中药"剂型"指的就是中医药方剂制剂的形式。主要可以分为内服剂与外用剂。具体的剂型有针剂、汤剂、酒剂、茶剂、露剂、丸剂、散剂、膏剂、丹剂、片剂、锭剂、胶剂、曲剂、条剂、线剂等。其中,肿瘤患者最常用的剂型为针剂、汤剂和膏剂。

▶ 中草药应如何煎煮?

煎药时首先要注意药方中有无指定的先煎或后下药物。一般是先将中药放入药罐。药罐宜选择砂锅、搪瓷锅等。因为有些中药在铁、铅、铝容器中煎煮后会出现沉淀，甚至发生化学反应，对人体产生副作用，从而影响疗效，因此禁用铁、铅、铝容器煎煮。中药放入后，加水至没过药材平面，浸泡一段时间后开火煮沸。一般先用急火煮沸再用文火煎煮。在煎煮过程中应尽量少开锅盖，以免药味挥发。然后将煎煮好的药液倒出，加水二煎。不同药物煎煮的时间不同，如清热解毒药要用急火快煎，一般每次煎煮 10~20 分钟，并趁热服用；而滋补药物煎煮时间需要适当延长，可小火煎 1~2 小时使其成为浓汁。

�▶ 中药汤剂是煎得越浓越好吗？

中药汤剂并不是煎得越浓越好。有人认为，煎得越浓疗效越好，这其实是一个误区。中药汤剂浓度过高的话，会加重对胃肠道的刺激，严重时可导致胃脘不适，甚至恶心、呕吐。一般情况下，每服药煎 300mL，分 2 次服用，但对于临床上限制饮水量及心功能不全的特殊患者，煎煮时应尽量浓煎，以减少药液摄入。

▶ 医生开具的处方中标着"先煎""后下""烊化"，这都是什么意思？

"先煎""后下""烊化"均是中药的煎煮方式。先煎的药物主要包括两类：一是矿物药和介壳类药物，如磁石、石膏、龙骨、鳖甲等，因为这些药物结构致密，质地坚硬，有效成分较难煎出，故需要打碎后先煎 20~30 分钟，然后再加入其他药物同煎；二是有毒的药物，如生川乌、生附子等，久煎能达到降低毒性的目的。后下的药物主要是气味芳香、含挥发油较多及不耐热者，如薄荷、佩兰、大黄等，久煎会影响其药效，应采取"后下"的方法，即待其他药物快煎好时，再加入这类药，煎 5~15 分钟即可。"烊化"是指将胶类药物放入水中或加入少许黄酒蒸化或在已煎好的药液中溶化,再倒入已煎好的药液搅拌均匀内服,如阿胶、鹿角胶、龟板胶等。

▶ 中药汤剂与西药能同时服用吗?

中西药配伍合用是治疗疾病的有效途径, 合理的中西药联用可以增强疗效,减轻药物副作用。然而,中药种类繁多且成分复杂,有些药物的药理作用尚未完全明确,与西药联用有时不只是简单的叠加使用。例如,苯乙双胍、胰岛素、格列本脲等降糖药物与鹿茸及其制剂联用,后者会减弱前者的降血糖作用,与甘草及其制剂配伍,也会影响药效;降血压药如复方降压片等与麻黄及其制剂如止咳定喘丸、小青龙汤等配伍,后者能竞争性阻碍降压药进入交感神经末梢使其疗效降低。因此,在服药时,中药和西药应该隔开一段时间,以免药物之间相互反应。一般来说,如果医生没有特殊说明,间隔半个小时左右就可以了。

▶ 服用中药期间有什么需要忌口的吗?

服用中药时最好忌食生冷、辛辣、油腻、腥膻、浓茶等刺激性食物。还要注意在服用补品期间最好不吃生萝卜,因为萝卜有消食、破气的功效,会削弱补益药的作用。另外,中药处方中如有止咳祛痰药时,最好忌食过甜、过咸的食物,忌烟、酒、鱼、虾、蟹等发物,以免助湿生痰,加重咳嗽、咳痰。具体服药禁忌还需要根据所服用汤药的药物组成而定,应咨询专业医生。

▶ 长期服用中药的患者需要注意什么?

中草药应在医生指导下服用,同一个方子不宜服用周期过长,应根据病情变化及时就医,调整处方。对于一些中成药,如安宫牛黄丸、朱砂安神丸、牛黄清心丸、冠心苏合丸等,因其含有朱砂,服用时间过长,易引起慢性汞中毒而损害肾脏。而长期摄入寒凉药物,如金银花、夏枯草、白花蛇舌草等,易损伤脾阳,引起胃脘部不适。一些虫类药物和有肝毒性的中药也不建议长时间服用。建议每两周找专业中医调整处方。

▐▶ 医生开了中药贴剂/药膏,使用时需要注意什么?

通常我们在使用中药贴剂时,首先要明确自己对粘剂和药物成分是否过敏,其次要询问医生敷贴的具体位置。粘贴的时间不宜过长,一般3~6小时即可,如果在这期间有任何不适的症状,应当及时取下并检查相应部位是否出现皮损等。如果症状明显,应当及时就医。还有,中药贴剂属于中医治疗方法中的外治法,和服用中药等内治法一样,也有相应的治疗周期和规范,需要严格遵从医嘱给药与更换。另外要明确一点,人体皮肤对药效的吸收需要一个过程,疗效和贴剂的使用频率没有直接关系,也就是说并不是每天用的次数越多越好、时间越久越好。

▐▶ 中药蜜丸和水丸有什么区别?

蜜丸和水丸均是中药丸剂的一种,二者功效和药物组成基本相同,药物作用效果持续时间长,药效吸收较为缓慢。水丸是用水或者黄酒、醋、稀药汁、糖液等黏合剂将中药材粉末制成的丸剂,表面光滑,方便服用;蜜丸是用蜂蜜作为黏合剂将中药材的粉末制成丸剂,其有无异味、刺激性小、易于服用的特点。

▐▶ 哪些肿瘤患者适合长期服用中药丸剂?

中药丸剂指的就是先把中药材研磨成细小的药末, 然后再用水或蜜、蜂蜡等将其制成不同大小的丸状制剂。"丸者缓也",故在临床中,当肿瘤患者病情稳定,且需要长期服用药物进行调理巩固时,可选择丸剂。如果某些药物有异味、对胃壁黏膜有强烈刺激、易变质等,也可以选择制成丸剂使用。

第五章 ◀Ⅱ

中医药在西医治疗
过程中的作用

▶️ 初次治疗的乳腺癌患者,伴有心功能不全病史,术前可以喝中药调理吗?

初次治疗的乳腺癌患者伴有心功能不全可以在积极进行西医治疗的基础上,配合口服中药调理。

心功能不全是指因心肌梗死、心肌病、血流动力学负荷过重、炎症等各种原因引起的心肌结构和功能的变化,导致心排血量不能满足机体的需求,临床常表现为乏力、心慌气短、活动后喘憋、呼吸困难、水肿等。

中医认为,心功能不全属心系病症,归属于中医"胸痹""心悸""怔忡"等范畴,病位在心,可累及五脏。此病多为心阳不振、痰瘀互结、水气凌心所致,一般常以温补心阳、化瘀豁痰、利水消肿为主要治疗方法。早在《金匮要略》等中医古籍中就有很多有关中药方剂的记载,如参附汤、桂枝甘草汤、桃红四物汤、炙甘草汤等。在准确辨证论治的基础上,这些中药方剂可以有效缓解部分患者心功能不全的症状。

但心功能不全的患者在中药调理后最终能否进行手术治疗,还需要评估心功能后再做决定。

▶️ 乳腺癌手术后,创口久不愈合,中医外用药可以帮助伤口愈合吗?

导致创口久不愈合的原因主要包括:

(1)营养不佳,或年龄较大,组织修复能力变差。

(2)合并有全身性的疾病,如糖尿病、贫血、类风湿性关节炎、自身免疫性疾病等。

(3)手术部位脂肪较多,脂肪液化导致手术后伤口不愈合。

(4)伤口发生感染,甚至化脓,也容易导致手术后伤口不愈合。

许多外用中药都具有清热活血、解毒化瘀、煨脓缩疮、祛腐生肌的作用,在促进创口愈合方面,外用中药有其独到之处。生肌膏、橡皮生肌膏、珍珠生肌散等外用敷贴药对手术创口的愈合均具有一定疗效。另外,也要根据患者伤口不愈合的具体原因对症处理,请在中医和外科医生的专业指导下进行。

‖▶ 胃癌切除术后,可以用中医药调理吗?

胃癌切除术后,患者可以考虑服用中药调理。因为手术并非代表完全治好了胃癌,仍然有很大的复发概率,因此多数患者术后仍需要继续治疗。研究表明,胃癌术后配合应用中药治疗,能有效帮助患者清除残留的癌细胞,提高免疫力,对患者机体的康复非常有帮助,还可以巩固手术治疗效果,预防复发和转移,提高生存率。

如术后患者因为脾胃虚弱而出现周身乏力、食欲缺乏、消化不良、胃胀、恶心等症状,此时应用益气健脾、和胃降逆类中药,其对于改善上述症状有很好的疗效。在排除禁忌证的情况下,应用针灸也可以在一定程度上预防和缓解术后胃排空障碍的情况。虽然促进术后机体的恢复是中医治疗的特色和优势,但是,不建议胃癌术后立即服用中药,具体服用中药的时间还需要咨询专科医生。

‖▶ 肺癌术后,时常出现咳喘、憋气的症状,中医应该如何调理?

中医认为,手术属于金刃伤,亡血伤津耗气,出现咳喘憋气症状多因肺肾气虚所致。肾主纳气,肺主呼吸,肾为气之根,肺为气之主。肾的精气不足,气不能下归于肾,或肺气久虚,损及肾气而致肾不纳气,均可出现咳嗽、气喘等症状。这种情况当肺肾兼治,治当补肺平喘,温肾纳气。此外,若手术伤及肺络,气滞血瘀,痰气互阻,可致痰瘀互结证,这种情况治疗以理气化痰、活血通络为主。

▮▮▶ 放射治疗期间，可以喝中药吗？

　　放射治疗和喝中药并不冲突。研究表明，一些中药具有放射增敏的作用，可以提高肿瘤细胞对于放射线的敏感性。因此，在放射治疗过程中合理配合使用中药，可以增强肿瘤对放射线的敏感性，提高放射治疗的疗效。另外，许多患者在放射治疗过程中会出现口干舌燥、低热、五心烦热等伤阴的症状，严重时常会影响放射治疗的正常进行。在放射治疗过程中使用清热解毒、生津润燥、凉血补气的中药，可有效地减轻放射治疗的副作用，不仅可以保证放射治疗的正常进行，还可提高患者的生活质量。

▮▮▶ ^{125}碘粒子植入术后可以喝中药吗？

　　^{125}碘粒子植入术是一种内放射治疗技术，属于放射治疗的一种，具有创伤小、疗效好、副作用小等优点，适用于很多老年或者无手术机会的肿瘤患者。辅助中药口服治疗可以起到养阴润肺、清热解毒、活血化瘀的作用，对^{125}碘粒子植入导致的热毒伤津有一定效果。而且，中药联合^{125}碘粒子植入可以提高晚期非小细胞肺癌患者的生存质量。此外，^{125}碘粒子植入为局部治疗，而中医药治疗的优势在于全身调理，两者配合，相得益彰。

▮▮▶ 肺癌放射治疗后出现放射性肺炎，这种情况可以选择中医调理吗？

　　放射性肺炎是由于肺部恶性肿瘤经放射治疗后，在放射野内的正常肺组织受到损伤而引起的炎症反应。临床表现包括刺激性干咳，伴气喘、心慌、胸痛，有的患者会出现发热。放射性肺炎的严重程度与放射剂量、照射面积等密切相关。

西医一般选择激素治疗。而中医认为，放射性肺炎多由热毒炽盛、肺阴耗伤、脾土不振、肺气不生、血瘀精亏、虚火灼肺等导致。治疗上常以养阴润肺、清热解毒、活血化瘀为主，予连翘、葛根、夏枯草、瓜蒌、生地、当归、白芍、桔梗、贝母、党参、黄芪、郁金、姜黄、牛膝、桃仁等药物辨证组方使用。放射性肺炎患者多表现为气喘，中药可以肃降肺气，缓解喘憋，常用苏子、葶苈子、莱菔子等。严重的放射性肺炎不建议单独使用中西药治疗，可以在西医治疗的基础上配合使用中药，具体用药情况需要在医生指导下进行。

▋▶ 中医有什么办法可以改善放射治疗后的口腔黏膜反应？

放射线引起的口腔黏膜损伤，多见于头颈部恶性肿瘤放射治疗后。放射线在杀伤肿瘤细胞的同时，对正常细胞也有杀伤作用，可导致口腔黏膜充血、糜烂、溃疡、口干等副作用，甚至继发白色念珠菌感染。

中医认为，放射线为热毒之邪，放射治疗后的口腔黏膜反应多由热毒聚于口腔黏膜，伤津灼络，热盛肉腐，阴血亏虚所致。治疗上主要以养阴生津、清热解毒、补脾益气为主。口腔黏膜病位表浅，外用药物可直达病所，除常见的口服中药制剂以外，使用中医药含漱冲洗、雾化等外治法对本病的治疗也具有独特的优

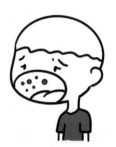

口腔黏膜反应

势。中医药内外结合，多管齐下，可在一定程度上增强疗效。

▋▶ 放射治疗后放射部位的皮肤出现一片片暗红色，这是为什么？中药有哪些处理办法？

放射治疗后放射部位的皮肤出现一片暗红色的情况是放射性皮炎。放射性皮炎常表现为局部皮肤红肿、发热、瘙痒、脱屑，甚至出现破溃、渗液并伴有色素沉着等。

中医认为,放射性皮炎多因热毒聚于表皮,伤津灼络,热毒外蕴,耗气伤阴,阴血亏虚所致。放射性皮炎的治疗多以清热解毒、祛腐生肌、滋阴润燥、养血通络为治疗原则,常用中药有凌霄花、苦参、白鲜皮、黄檗、黄连、银花、连翘等。中药内服与外敷并用,效果更佳。如果出现溃疡、渗液等情况,用药更需要谨慎,必要时可于专科医院就诊。

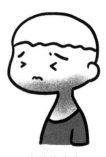

放射性皮炎

▶ 中医有什么办法可以改善放射性肠炎?

放射性肠炎为电离辐射损伤肠黏膜所致,多发生在经放射线治疗后盆腔、腹腔、腹膜后的恶性肿瘤。常见的症状有腹痛、腹泻、黏液便、血便、肛门重坠感等。肠镜检查可见黏膜水肿、充血,严重者会出现糜烂或溃疡。

中医认为,放射性肠炎多由热毒聚于肠道,湿热凝聚,伤津灼络,正气亏虚所致。脾肾亏虚为本,热毒、湿浊、瘀血为标。治疗上以清热解毒、健脾利湿、活血祛瘀、补脾益肾、涩肠止泻、益气滋阴为主。除口服中药外,中药保留灌肠也是很好的治疗方法,灌肠可直接作用于肠黏膜局部,有利于发挥最大疗效,同时降低副作用,迅速消除或缓解症状,更推荐二者联合使用。若有便血建议加用云南白药。此外建议应用高蛋白、高热量、低纤维素饮食,以保证营养。

▶ 放射治疗之后白细胞一直升不上去,中医有没有好方法?

造血系统对放射线高度敏感,一些患者放射治疗后,白细胞会明显降低。中医认为,放射治疗后热毒之邪聚于骨髓,灼伤血脉,发为本病。对于这类疾病的治疗,中医多以扶正培本为治疗原则,以补气健脾、益肾填精、滋阴清热为主,常用四物汤、八珍汤、当归补血汤加减治疗,增强机体造血功能,有效缓解白细胞过低对机体的损害。另外,也可配合使用针刺、艾灸等中医外治法。

▮▶ **直肠癌放射治疗后出现血尿、尿频,考虑为放射性膀胱炎,中医有什么好办法吗?**

放射性膀胱炎主要症状有尿频、尿急、尿痛和血尿,后期可出现膀胱纤维化挛缩和毛细血管扩张。其中以出血性膀胱炎为主要症状。中医认为,放射治疗后热毒之邪聚于膀胱,耗气伤阴,灼伤膀胱血脉,致使膀胱气化失常,湿热内蕴,肾失开阖,水道不利,故导致

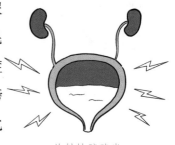

放射性膀胱炎

尿频、尿急、血尿等症状,发为本病。治疗上多以清热祛湿、滋阴降火、凉血止血、解毒化瘀为治疗方法,常以小蓟饮子、知柏地黄丸辨证加减治疗。常用药物包括车前草、茯苓、泽泻、萹蓄、滑石、竹叶等。

▮▶ **化学治疗后出现食欲减退,中医有没有什么好的办法?**

化学治疗后食欲减退,多为化学药物损伤脾胃,导致脾胃虚弱,不仅会影响体质的恢复,还使化学治疗疗程不能顺利完成。脾胃为气血生化之源,脾胃健则气血得养。治疗应以健脾和胃为主,常用药物有白术、党参、黄芪、茯苓、芡实、生薏苡仁、太子参、鸡内金、焦山楂、焦麦芽、焦六神曲等。

▮▶ **化学治疗后出现蛋白尿,中医如何干预?**

大部分化学治疗药物需要经过肾脏排出体外。中医认为,化学治疗为毒邪,毒邪伤及肾脏,湿热蕴结下焦,肾虚血瘀,导致肾不藏精,精微下注,发为本病。治疗以清热解毒、利湿化浊、补肾健脾、益气化瘀为主,

予八正散、肾气丸等辨证加减治疗。同时注意低盐、低脂、优质低蛋白饮食，不要吃油腻腥膻、辛辣刺激的食物，预防感冒，定期复查。

▇▶ 化学治疗期间出现转氨酶升高，中医如何干预？

转氨酶升高说明患者的肝功能受到了损伤。研究显示，化学治疗药物所致的肝损伤发病率为 7%~30%。大部分患者没有自觉症状，表现为轻重不同的酶学异常。由于绝大多数化学治疗药物都要经过肝脏代谢，因此在化学治疗过程中会常规使用保肝药物。

中医认为，化学治疗期间肝功能损伤，其基本病机为药毒伤肝，正气损伤，肝胆湿热，肝脾同病，治疗以清热化湿、疏肝健脾、理气和胃为主，兼以解毒，用药以蒿芩清胆汤加减为主。同时，在治疗时应避免使用一些存在肝脏毒性的中药，如雷公藤、黄药子、川楝子等。饮食上可多食用菌类食物，如木耳、香菇、蘑菇等，以及含有丰富蛋白质且易消化的鱼类，多吃新鲜蔬菜和水果，增加维生素的摄入，提高免疫力。此外还应注意戒烟戒酒，减少肝脏负担。

▇▶ 化学治疗期间出现血尿，中医如何干预？

很多烷化剂类化学治疗药物会对膀胱产生毒副作用，导致出血性膀胱炎，出现尿频、尿急、尿痛或尿血等症状，尤以女性多见。中医认为，血尿属中医"淋病"范畴，临床以"热淋""血淋"为主，多由阴伤热扰所致。治疗当育阴清热，可用猪苓汤、小蓟饮子等加减，常用中药包括猪苓、茯苓、泽泻、阿胶、滑石、小蓟、淡竹叶、侧柏叶、白茅根等，配合碳类中药，如藕节炭、大黄炭、棕榈炭等，可以起到很好的止血效果。

▇▶ 中医有什么方法可以改善化学治疗后贫血及白细胞降低？

化学治疗所致骨髓抑制最常见的是白细胞下降，最早发生的是中性粒细胞减少。这种毒副反应是影响化学治疗进行的最大障碍。中医认为，肾藏精，主骨生髓，为先天之本；脾为气血生化之源，能滋养先天之精，为后天之本。治疗上以脾肾为本，补脾益肾，益气养血。常用四物汤、归脾汤、八珍汤、圣愈汤等以补益心脾，养血安神；或用知柏地黄丸滋补肝肾；或用右归饮温补脾肾，益气填精；并可配用阿胶等滋阴养血之品。另外，艾灸气海、关元、足三里等穴位也能起到一定治疗效果。

▐▶ 化学治疗后出现心脏毒性，中医怎样治疗？

中药防治蒽环类等化学治疗药物所致心脏毒性的疗效较好，能有效减轻蒽环类药物对心肌的损伤。

肿瘤患者使用蒽环类药物化学治疗后，最容易出现心脏毒性，主要表现为胸闷、心悸、气短、乏力、多汗、动则气促，甚则出现胸痛等症状。根据化学治疗导致心脏毒性反应的主要临床表现，可将其归于中医学中"心悸""胸痹"等范畴。其病机主要为化学药物侵入机体，损伤脾胃功能。脾胃为后天之本，气血生化之源，脾胃受损，气血生化乏源，心血不足，心失所养；久病可导致阴损及阳，心阳受损，心阳不足则推动血行无力，久而成瘀。故而可以出现心悸、乏力、胸闷或胸痛，甚至呼吸困难、脉弱无力或脉结代等症状。

早期治疗以益气养阴、调畅气血为主；后期可以配合温阳化饮、活血化瘀之法。主要可以分为5种证型。

（1）心阴虚损证：方用天王补心丹加减。

（2）心脾两虚证：方用归脾汤加减。

（3）气阴两虚证：方用生脉散加减。

（4）心阳不足证：方用桂枝甘草汤加减。

（5）气血两虚证：方用复脉汤加减。

在预防调护方面应调畅情志，起居规律，饮食有度，适当锻炼身体,避免过度劳累。

▌▶ 化学治疗后脱发,中医怎样治疗?

脱发是化学治疗常见的毒副作用之一,主要是由于化学药物促进毛囊细胞凋亡,从而使得生长期的毛囊细胞提早进入了退行期,导致头发脱落。

中医认为,发为血之余,毛发的生长脱落、润泽枯槁有赖于精血是否充盛。精血充足,则发有所养,毛发生长润泽;精血不足,则生长无源,毛发枯涩。化学治疗药物易伤人脾胃,脾胃受损则气血生化乏源,最终导致肝肾精血不足,毛发失于濡润而脱落。

治疗以益气养血、滋补肝肾为主要方法。常以黄芪、白术、太子参益气健脾,当归养血行血,山茱萸、制首乌、女贞子、旱莲草滋补肝肾。组方之时,滋补肝肾与益气养血并用,补而不滞、滋而不腻,使肝肾得滋,脾运得复,气血得生。肝肾精血充盈,可达到治疗化学治疗后脱发的目的。

▌▶ 靶向治疗期间出现皮疹,中医有什么治疗办法?

皮疹是靶向治疗期间常见的副作用之一。常表现为口唇、面颊、后背及臀部出现米粒大小的疱疹,甚至出现发炎、化脓及难以忍耐的瘙痒症状。中医认为,皮疹的发生是由于癌毒致身体亏虚,又受药毒内侵,风热湿毒乘虚而入,壅滞于皮肤肌表。若患者先天禀赋为血热之体,加之药毒侵入,则血热毒邪偏盛,皮肤多见红色的斑疹;若患者先天禀赋为湿热之体,则多表现为毒邪兼夹湿热,皮肤多以红色斑疹和(或)水疱为主。前者治疗则以清热凉血、解毒化瘀为主,后者治疗以清热凉血、解毒祛湿为主。加上用中药汤药外

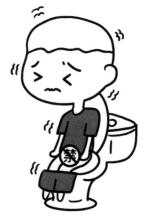

洗、熏蒸,内外同治,效果更好。

▮▶ 靶向治疗期间出现腹泻,中医有什么解决方法?

靶向治疗导致的腹泻较为常见。若腹泻程度较轻,不需要治疗,若腹泻较重,可使用止泻药(如洛哌丁胺等)进行对症治疗。中医认为,靶向治疗所致的腹泻多为湿邪偏盛,治疗上可以健脾利湿为主,并注意机体的整体调节。临床上常见的治疗方法有口服中药汤剂、中药保留灌肠等。根据中医辨证,可采用不同中医药汤剂治疗,多以参苓白术散、痛泻要方等为主方;也可通过中药保留灌肠使药物直达病所,并发挥疗效。临床上常用的中药包括:黄檗、白花蛇舌草、马齿苋、大血藤、败酱草等。另外,艾灸神阙、中脘、关元、天枢、足三里等穴位也可以起到温阳止泻的作用。

▮▶ 靶向治疗期间出现心律失常,中医有什么解决办法?

靶向药物尤其是抗血管生成的靶向药物多具有心脏毒性。例如,曲妥珠单抗可引起左心室功能不全、心律失常、高血压、症状性心力衰竭、心肌病、心源性死亡或者引起有症状的左心室射血分数(LVEF)降低等副作用。

中医通常会根据患者的不同症状进行辨证分型。若患者表现为心悸气短、头晕目眩、面色苍白或萎黄,证属气血不足、心脉失养,治宜益气补血、养心安神,常用药物有人参、黄芪、白术、当归、龙眼肉、酸枣仁等。若患者表现为心悸胸闷,时有胸痛,痛如针刺,唇甲青紫,舌有瘀点或瘀斑,脉涩或有结代等,证属心脉痹阻、心失所养,治疗宜理气活血、通脉安神,常用药物有刺五加、丹参、川芎、郁金等。

▮▶ 靶向药物引起的间质性肺炎,中医怎样治疗?

间质性肺炎是一组主要累及肺间质、肺泡或细支气管的肺部弥漫性疾病,表现为活动性呼吸困难、X线片呈弥漫性浸润阴影、限制性通气障碍、弥散功能降低和低氧血症。很多抗肿瘤药物都会引起间质性肺炎,如吉非替尼、厄洛替尼、阿法替尼、奥希替尼、克唑替尼等。

中医认为,间质性肺炎的发生与体质、外感、饮食、情志、痰浊、瘀血等有关。在体质方面认为,气虚质、阴虚质、阳虚质、痰湿质、气郁质、特禀质相对其他体质易患此病。在疾病特点方面呈虚实夹杂,治疗上以补虚、攻邪或攻补兼施为主。早期以实为主,宜清热化痰、活血通络;晚期以虚为主,宜补气养阴,兼清痰热毒瘀。

�▶ 乳腺癌患者内分泌治疗期间出现呕吐,中医如何干预?

内分泌治疗可影响患者的消化功能,导致恶心、呕吐等症状,部分患者也可能因为过度紧张、焦虑而刺激神经活动中枢,导致机体神经代谢功能紊乱,出现恶心、呕吐等症状,严重影响患者的正常生活。中医药治疗从整体出发,调理脾胃功能,以达到和胃降逆止呕的功效。

▶ 前列腺癌术后患者在内分泌治疗过程中出现骨质密度下降,中医有什么治疗方法吗?

雄激素阻断治疗即内分泌治疗已成为前列腺癌,特别是进展期前列腺癌的常用治疗方法,而雄激素阻断治疗所引起的骨质疏松以及其他骨相关疾病也越来越受到重视。

中医治疗主要以补肾为主。补肾可以增强免疫系统功能,促进骨钙的沉积,同时具有抑制骨吸收和加快骨形成的作用。中医认为,肾为先天之本,藏精主骨生髓,患者术后正气亏损,气血虚弱,无以荣养经脉,加之服用内分泌治疗药物期间,肾中阴阳失和,精气不足,骨髓生化无源,导致骨髓空虚。治疗上需要注重术后气阴亏虚的特点,多以益气养阴、补肾填精类药物治疗为主。

▪▶ 听说中医治疗可以提高人体的免疫力，它属于肿瘤免疫治疗吗？

我们常说的免疫治疗是指针对机体低下或亢进的免疫状态，人为地增强或抑制机体的免疫功能，以达到治疗疾病目的的一种方法。而肿瘤免疫治疗是通过重新启动并维持肿瘤的免疫循环，恢复机体正常的抗肿瘤免疫反应，从而控制与清除肿瘤的一种治疗方法，通常指的是使用 PD-1 等免疫药物的治疗。

中医治疗可以在一定程度上提高患者的免疫力，达到一定的治疗目的，但这与西医的免疫治疗概念并不相同。

▪▶ 中医药在肿瘤患者免疫治疗中发挥什么作用？

免疫治疗已成为全球癌症治疗中瞩目的焦点。尤其是以纳武单抗、派姆单抗、阿特珠单抗为代表的 PD-1/PD-L1，针对肿瘤免疫调控中的免疫检查点，在黑色素瘤、非小细胞肺癌、结肠癌、尿路上皮癌等恶性肿瘤中取得了激动人心的成果。

中医药注重"整体观念"和"辨证论治"。对肿瘤患者进行免疫治疗，并配合中药进行整体调节，着眼于改善内环境。鉴于中医药抗肿瘤的作用特点，在免疫治疗时代的中医药将发挥更加重要的作用。

▪▶ 免疫治疗后出现免疫性肠炎，能喝中药调理吗？

免疫性肠炎多发生于应用 PD-1 5~10 周后。腹泻是其最常见的症状之一，腹泻的发病率为 8%~19%，以轻、中度为主，一般为 1~2 级，表现为阵发性腹痛、水样便等症状，中位发生时间为用药 6 个月后。出现腹泻可以使用一些中药治疗。中医一般认为痰热毒邪凝聚，损伤脾胃，下走肠间，治疗上应以健脾渗湿、调中止泻为主。

▶ 免疫治疗后出现大面积皮疹,医生说是免疫性皮炎,中医有什么方法可以治疗吗?

PD-1/PD-L1 最常见、最早发生的副作用是皮肤毒性,高峰期出现在治疗的两个周期后,以轻度皮肤毒性最为常见,28%~50%的患者可出现不同程度的皮肤瘙痒、皮疹,通常见于躯干与四肢。

对于免疫治疗导致的皮疹,中医认为多由血虚湿热,毒蕴皮肤所致,治疗上应以养血清热、凉血散风为主,也可配合外用中药膏剂。此外,在免疫治疗的同时配合中药治疗,可以预防皮肤发生副作用。

▶ 中医有什么办法可以改善免疫性肺炎引起的咳嗽、呼吸困难等症状?

免疫相关性肺炎的发病率较低,PD-1/PD-L1 引起的免疫相关性肺炎,主要表现为非特异性间质性肺炎,多出现在 0.5~24.3 个月,中位时间为 2.6 个月。表现为干咳、进行性呼吸困难、发热、胸痛等症状。

西医治疗以激素治疗为主。中医认为,免疫药物影响肺的宣发与肃降功能,会引起咳嗽、喘憋等症状,治疗主要以肃降肺气、益气养阴、清热解毒、活血化瘀为主。可以有效改善患者症状,提高生活质量。

▶ 中医在进行肿瘤的姑息治疗时有什么优势?

中医在进行肿瘤的姑息治疗时有 4 种优势。

(1)整体观是中医认识疾病、治疗疾病的基础,中医在治疗疾病的同时重视患者心理需求和社会功能的恢复,这与肿瘤姑息治疗所追求的生存质量是不谋而合的。

(2)中医强调辨证施治和综合治疗。西医的姑息治疗以对症处理和营养支持为主,而中医药则通过合理配伍,优选剂型及多种给药方法,将抗肿瘤治疗贯穿始终。

(3)中医肿瘤的姑息治疗把患者的生存质量作为追求目标,认为可以带瘤生存,注重解决患者躯体和心理的疾苦。

(4)中药具有多靶点、低毒性的特点,通过辨证施治,采用多途径、多样化的治疗手段,为患者提供全方位干预。

第六章

肿瘤常见症状、并发症的中西医结合治疗

▶ 恶性肿瘤患者出现腹泻是怎么回事？

腹泻是指排便次数明显超过平时的频率,一天 3 次以上,甚至可以达到十几次甚至几十次,便质稀薄,水分增加,有时可以夹杂未消化的食物或黏液、脓血等,并常伴有排便急迫感、失禁等症状。一般来说,健康人每日进入肠道的水分可达 9L,但是实际排出来的水分仅有 100~200mL,这都有赖于肠道的重吸收功能,一旦肠道的重吸收功能遭到破坏,进入粪便内的水分增多,就会导致发生腹泻。

肿瘤患者发生腹泻的原因有很多,有的是肿瘤自身造成的,有的是与治疗相关的。一些肿瘤本身就会导致腹泻,如肠道肿瘤会造成肠壁组织损害,影响肠道消化、吸收功能而引发腹泻;部分神经内分泌肿瘤会分泌一些激素,这些激素会促使肠道分泌量超过吸收量,从而导致腹泻;原发性肝癌多伴有肝硬化,导致门脉高压,出现肠壁水肿、瘀血,肠道消化、吸收与分泌功能紊乱而引起腹泻;胰腺癌患者由于胰酶缺乏、肝胆肿瘤或者胆道梗阻等胆盐缺乏,容易导致肠道消化和吸收不良而引发腹泻。

很多肿瘤的治疗也会导致腹泻的发生。

(1)手术:如肠道肿瘤行肠道切除术后会造成肠道结构及功能改变从而导致腹泻;胰腺部分切除、回肠切除、肛门手术、胃切除、迷走神经切断术、交感神经切断术等术后导致反射性肠运动加快,食物经过肠道时间缩短,从而导致腹泻。

(2)化学治疗:化学治疗药物可损伤肠道上皮,导致肠道消化吸收障碍,肠液分泌增加而引起腹泻。

(3)放射治疗:腹部的放射治疗会造成肠黏膜的损伤,导致放射性肠炎而出现腹泻。

(4)靶向治疗:很多靶向药物的不良反应也可导致腹泻。

此外,肿瘤患者情绪紧张、焦虑,胃肠自主神经功能紊乱,肠道感染等因素均可以引起腹泻。

▓▶ 肿瘤患者出现腹泻是不是就意味着肠道里有转移?

引起腹泻的原因有很多,肿瘤患者出现腹泻不一定就是肠道转移。即使是健康人,在吃完冷饮、喝完凉水或食用不卫生的食物后也会出现腹泻,更何况肿瘤患者本身的免疫力就比较差。所以当肿瘤患者出现腹泻时,家属不用太过紧张。

但是这也不能排除肠道转移,尤其是那些消化道肿瘤、腹腔肿瘤、妇科肿瘤的患者,当出现腹泻时需要引起重视。如果患者近期内有明显的消瘦、乏力,持续低热,腹部可触及肿块,腹泻数日不见缓解,粪质异常,便中带脓、带血等,那就应去医院就诊,由专科医生根据化验检查结果判断有无肠道转移。

▓▶ 肿瘤患者出现什么样的大便需要引起重视?

肿瘤患者出现大便异常时需要引起注意,包括以下 4 个方面。

(1)黑便:通常是由上消化道出血所致,即发生于口腔、咽、食管、胃、十二指肠等部位的出血。上消化道出血后,由于血液在肠道停留的时间较长,所以颜色会呈黑色或者棕黑色,但是如果上消化道出血量太大,肠道来不及储存,也会呈暗红色。

(2)鲜血便:多见于急性出血,如痔疮、肛裂、肠息肉等,肿瘤患者还需要额外注意会不会是肠道肿瘤破裂出血。

(3)脓血便:指排出的粪便内既有脓液也有血液,多见于肠道肿瘤和肠道炎症。病因不同,脓血便的表现也会有区别。如果是结肠癌,因为病位较高,脓血便一般会呈暗红色;直肠癌病位靠近肛门,往往血液、黏液、粪便三者会混在一起;而溃疡性结肠炎在急性期出现脓血便时,往往会伴有下腹部疼痛。

（4）隐血便：当肠道出血量很少的时候，肉眼看不出大便颜色有改变，只有化验时才发现大便有潜血。一般隐血便会出现在肿瘤早期，所以对肠道肿瘤患者的早期筛查意义重大。

不管是不是肿瘤患者，当出现以上大便的情况时，均要引起重视，进一步完善检查，以明确诊断。

▶ 肿瘤患者出现急性腹泻该怎么办？

急性腹泻发病比较急，病程多为2~3周，可分为水样泻和痢疾样泻，前者腹痛较轻，可不伴里急后重，粪便中不含血或脓液；后者有脓血便，常伴里急后重和腹部绞痛。当发生急性腹泻时，应该保存患者粪便样本，以便就诊时化验便常规及便培养。急性腹泻一般会导致体液和电解质损耗，严重者必须急诊入院进行静脉补液治疗，如果发生严重脱水，会有生命危险，一定要引起足够的重视。

一般情况下，急性腹泻多是由于细菌、病毒、寄生虫感染引起，建议在医生的指导下使用抗菌药物及止泻药物。再者，有一些化学治疗药物如伊立替康，也会导致急性腹泻的发生，在使用容易导致腹泻的抗肿瘤药物前，可在医生的指导下适当进行预防治疗。

由于患者和家属不具备专业的医学知识，所以在患者发生急性腹泻后，不要因服药后症状缓解就掉以轻心，应该前往正规医院在专科医生的指导下完善相关检查，明确腹泻的原因，并对症治疗，以免延误病情。

▶ 中医是怎样认识肿瘤患者腹泻的？

肿瘤相关性腹泻属于中医学"泄泻""痢疾"的范畴，肿瘤相关性腹泻的病因有病后体虚、肿瘤术后、药物毒性、情志失调、放射治疗及介入治疗等。

主要病因是"湿"，病位在"脾"，涉及肝肾。脾为后天之本，主运化水谷及水液,若脾失健运则消化吸收功能失调,易出现泄泻等表现。治疗要把握脾主运化,将健脾和胃与运脾化湿有机结合。根据患者的实际情况可以采用健脾祛湿法、温中运脾法、升阳止泻法、温补脾肾法等治疗。

(1)健脾祛湿法:症见神疲乏力、纳少面黄、大便溏薄或夹有不消化食物、稍进油腻则便次增多,甚至颜面及手足水肿,方用参苓白术散加减。

(2)温中运脾法:日久脾气虚弱,反复不愈的腹泻,易发展成脾阳虚弱,症见脾胃虚寒,大便稀溏,腹中冷痛,喜温喜按,畏寒怕冷,面色无华,方用理中丸加减。

(3)升阳止泻法:脾虚病久而阳气下陷则见久泻不止,大便溏泄,可出现肛门下坠或脱出,或大便次数增多,神疲气短,方用补中益气汤加减。

(4)温补脾肾法:脾虚日久及肾,肾司二便,肾阳虚衰不能助脾腐熟水谷,每晨起泄泻,大便夹有不消化食物,脐腹冷痛,喜暖,形寒肢冷,方用四神丸加减。

▮▶ 哪些肿瘤治疗药物容易引起腹泻?

腹泻在肿瘤化学治疗中很常见,比例大约为 75%,一些化学治疗药物因为具有细胞毒性,可损伤肠道上皮,导致肠道消化吸收障碍,肠液分泌增加而引起腹泻。常见容易导致腹泻的化学治疗药物有:伊立替康、拓扑替康、表柔比星、长春地辛、多西紫杉醇、羟喜树碱、博来霉素、丝裂霉素、氟尿嘧啶、卡培他滨等。当这些药物联合应用时,发生腹泻的概率就会增加。

在现今的肿瘤治疗领域中,靶向治疗的地位越来越高,新型的靶向药物也在不断出现。靶向治疗导致的腹泻较为常见,是除皮疹外使用以EGFR 为靶点的药物最常见的副作用。常见的导致腹泻的靶向药物有:

易瑞沙、特罗凯、凯美纳、索拉非尼、阿帕替尼等。

▮▶ 肿瘤患者出现腹泻，在饮食上应该注意什么？

尽管肿瘤患者的腹泻往往迁延难愈，但是适当地调节饮食可使一些患者的腹泻症状减轻。家属可以根据引起腹泻的不同原因帮助患者调节饮食，指导患者在饮食上选择易消化、高蛋白(合并肾功能损害的患者慎食高蛋白食物)、高糖(合并糖尿病患者慎食高糖食物)、低脂肪的食物，并坚持少吃多餐和进食温和性食物。避免食用刺激性、易致敏以及过冷、过热和容易产生气体的食物。此外，高纤维的食物虽然有助于排便，但是对于腹泻的肿瘤患者，胃肠功能已经受损，不宜食用高纤维的食物。

▮▶ 什么是腹胀？ 恶性肿瘤患者出现腹胀的常见原因有哪些？

腹胀是指腹部胀大或胀满不适，可以是患者自己主观上感到腹部部分或者全部胀满，也可以是客观查体发现腹部部分或全部胀大。这两种情况可以单独出现，也可以同时发生。往往患者自觉胀满不适的时候，腹部并没有胀大，所以要重视患者自身的感觉，及时去医院检查，以排除早期病变。很多患者出现腹胀的症状后都伴有呕吐、嗳气、便秘、腹泻、排气减少等表现。

肿瘤患者引起腹胀的原因有肠道的积气、积便、腹水和腹腔内的占位性病变。凡是出现以上任何一种情况的恶性肿瘤，都有可能会出现腹胀，如恶性肿瘤晚期患者常出现恶病质使肠管蠕动功能下降，也会产生积气、积便并引起腹胀；肝恶性肿瘤以及腹腔、盆腔恶性肿瘤晚期常常会出现大量腹腔积液导致腹胀；肠道内或腹腔内的肿瘤压迫肠管导致肠管狭窄，甚至当堵塞时，可使肠管内容物无法通过，从而出现积气、积便而引起腹胀,这种情况要警惕肠梗阻的发生;腹腔内的实体瘤破裂也会引起腹胀。导致腹胀的原因多种多样,还需要到医院进行进一步检查,待明确病因后对症治疗。

▮▶ 恶性肿瘤患者出现腹胀后要做什么检查?

临床上常用的检查有 X 线、B 超、CT、增强 CT、PET-CT 及 MRI。如果怀疑肠道的积气、积便,检查立位腹部 X 线片就可以达到诊断的目的;如果是腹腔积液,B 超最为合适,B 超不仅可以看到积液的位置,还可以对积液量做大致的判断,评估是否需要行腹腔积液引流术;如果是腹部占位性病变,常规检查腹部 CT 或 MRI 就可以;针对局部病灶,要想看得更清楚,往往需要做增强 CT;而对于可疑转移的占位性病变,必要时还需要进行 PET-CT 检查以全面明确诊断。

▮▶ 肠道积气、积便是怎样形成的?

积气的原因如下。

(1)大量吞入空气:某些胃肠道肿瘤会使唾液分泌增加,患者可随唾液吞入较多气体至胃肠道;当大量饮水或喝饮料时,也易吞入空气。

(2)肠道排空障碍:肠道功能受损或者当肠道发生梗阻时,气体不能及时排出体外,就会造成肠道积气。

(3)恶性肿瘤患者往往需要进行抗感染治疗,这就容易造成肠道内正常菌群的紊乱,使消化功能减弱,食物就会在肠道内发酵而产生气体。

积便的原因如下。

(1)暴饮暴食,进食难以消化的食物。

(2)肠道分泌功能障碍,导致肠道内粪质过硬难以排出。

(3)肠道内、外占位性病变导致肠腔狭窄,阻碍粪便的通过。

(4)腹部大手术后腹膜炎、腹部外伤、低钾血症或其他全身性代谢紊乱,可导致麻痹性肠梗阻。

（5）肠道炎症及神经系统功能紊乱,可引起肠管痉挛性肠梗阻。

▶▶ 恶性肿瘤患者出现腹胀,西医有哪些解决方法?

恶性肿瘤患者出现腹胀,要通过相关检查明确患者腹胀的原因。如果是肠道积气,可以使用促进胃肠动力药物、改善肠道菌群药物、餐前服用吸附气体药物或复方消化酶制剂等,住院患者还可以在护士的帮助下进行肛管排气;如果是肠道积便,可以使用促进胃肠动力药物、灌肠、服用润肠药物和食物,必要时可以在医生指导下服用泻药,另外,即使没有便意也应每天去厕所尝试排便;如果是腹腔积液导致的腹胀,少量腹腔积液时可以使用利尿剂,大量腹腔积液时需要进行腹腔积液引流术;如果是腹腔肿块引起的,则需要采用手术、化学治疗、靶向治疗、免疫治疗等降低肿瘤负荷。

此外,在日常生活中,我们也可以采用一些方式来缓解腹胀,如保持适量的运动,保持良好的排便习惯和良好的饮食习惯等。

▶▶ 肿瘤患者因大量的腹腔积液导致腹胀,行腹腔积液引流应该注意哪些问题?

（1）患者行腹腔积液引流术后一般需要卧床休息,鼓励患者变换体位,这样可以使腹腔积液引流更加充分,在变换体位时注意不要牵拉导管,以防止导管脱落。

（2）要保持置管处皮肤干燥,引流期间禁止淋浴,在擦洗身体时也要注意避开置管处周围皮肤,一旦敷贴潮湿、起皱应及时更换,更换时一定要对置管处的皮肤进行消毒。

（3）腹腔积液开始引流前必须先测量血压,如果血压过低则不建议引流或应在医生指导下引流,同时注意引流速度不宜过快。患者每天的引出量应不超过 1000mL,每次引出量不超过 500mL。

(4)在腹腔积液引流过程中必须保证引流袋的高度不超过置管口,以防止已经引出的腹腔积液倒灌入腹腔引起逆行感染。

(5)在腹腔积液引流过程中如遇到引流不畅,或者引出血性腹腔积液,或引流管内形成沉积物等情况,应及时告知医生进行处理,不可以自行疏通引流管,以免造成感染。

(6)随着腹腔积液的大量引出,人体会丢失大量的蛋白质和电解质,所以腹腔积液引流期间要注意给患者补充蛋白质,加强营养,并定期监测电解质的情况。

▮▶ 中医是如何认识恶性肿瘤患者腹胀的?有什么方法能够缓解腹胀呢?

中医认为腹胀有虚实之分,因饮食停滞胃肠,阻滞气机;或因情志抑郁,气滞郁结所致,责之于胃腑气实,属实证;因素体脾脏虚弱,气机壅滞;或因脾脏虚弱,水饮不化,成为正虚邪实之证,责之于脾脏气虚,属虚证或虚实夹杂证。

中医治病首先要辨证。如果患者出现中上腹胀满或两侧胁胀满,伴有易怒、反酸、口臭、胃痛、嗳气、排气难、食欲缺乏、排便困难等症状都属于肝气犯胃证,在治疗上应采用疏肝理气法,具体方药可以选用柴胡疏肝散加减;如果患者进食后腹胀加重,伴消瘦、倦怠疲乏、纳差、大便稀溏、睡眠差等症状,则属于肝郁脾虚证,治疗应采用疏肝解郁、健脾益气法,具体方药可以选用逍遥散加减;如果患者食少、痰多、便秘、畏寒、面色㿠白、水肿,则属于脾肾阳虚证,治疗上应采用补肾温阳健脾法,具体方药可以选用右归丸、理中丸等;如果患者暴饮暴食,或者嗜食油腻,出现嗳腐吞酸、胃脘胀满、不思饮食的症状,则是食积证的表现,治疗方法是消食、导积、和胃,具体方药用保和丸加减。除中药外,也可以借助针刺来缓解腹胀,可刺足三里、三阴交、内关、曲池、中脘、天枢、上巨虚、大肠俞等穴位,兼有便秘者可以加支沟;兼有恶心、呕吐加合谷。另外,温灸、中药灌肠等也可以根据患者情况应用。

恶性肿瘤患者出现腹胀,在饮食上应该注意哪些?

肠道积气、积便的患者饮食应以软烂易消化、易吸收为主,应少吃甜食和产气过多的食物,如番薯、玉米、蚕豆、菱角、栗子、黄豆、芋头、奶油、汽水等;适当多吃一些行气、醒脾、消食的食物,如金橘、佛手柑、萝卜、胡荽、青菜、山楂、麦芽、杨梅、大白菜、冬瓜、番茄、苦瓜等。

此外,建议患者每日清晨空腹饮用温开水,可以刺激胃肠反射促进排便、排气。对于腹腔积液引流的患者,要注意补充营养,建议吃高蛋白、高热量、高维生素的食物,如虾、鱼、牛肉、鸡肉、新鲜的水果和蔬菜等,少食多餐。

什么是便秘?与肿瘤相关的便秘有什么特点?

便秘是指粪便在肠道内积留过久;排便次数减少;两次排便间隔时间过久,或者排便间隔时间不延长,但是大便干结难以排出,或者粪便不干结有便意,但是有排便不畅的症状。

肿瘤相关性便秘的发生或与肿瘤直接相关,或与肿瘤相关的治疗有关。便秘在恶性肿瘤患者中的发病率为15%,而在晚期恶性肿瘤患者中的发病率可高达50%~70%。前者包括一些消化道肿瘤造成胃肠道不通畅,引发便秘,或是其他部位肿瘤造成不同程度营养消耗,导致代谢紊乱,引发便秘。后者主要是指部分接受盆腔放射治疗的肿瘤患者,因肠道组织结构变化,引发便秘,或是一些有神经毒性作用的化学治疗药物作用于胃肠道,引发便秘。肿瘤患者比普通人群更容易发生便秘,而且一旦发生,治疗周期会较长,患者痛苦不堪,还可能影响到肿瘤的治疗,所以积极预防与治疗肿瘤相关性便秘更有意义。

▍▶ 肿瘤患者出现便秘的常见原因有哪些?

肿瘤患者便秘常由多种因素引起,除了肿瘤因素外,还包括药物、饮食、精神、运动量四个方面。

(1)药物导致的便秘:部分化学治疗药物会刺激消化道黏膜,其消化道毒副作用可直接表现为便秘。除此之外,大部分中晚期肿瘤患者因癌性疼痛而使用阿片类止痛药物,如吗啡、羟考酮等,便秘是阿片类药物最常见的副作用。

(2)饮食导致的便秘:肿瘤患者食欲减退,饮食量少,对肠壁产生的刺激较弱,使肠蠕动减少,加之饮水量不足,肠道干燥,容易引起便秘。此外,许多患者为了增加营养,饮食过于精细,植物纤维少,致使粪便在肠道内移动缓慢,从而引起便秘。

(3)精神因素导致的便秘:肿瘤患者因治疗病程长,医疗费用高,有的患者不能正常对待自身疾病,易产生紧张、焦虑等心理,从而导致排便功能异常而引起便秘。

(4)活动量减少导致的便秘:肿瘤患者因乏力或病痛长期卧床,加之进食减少,肠道缺乏机械性刺激而产生便秘。

▍▶ 肿瘤患者发生肠梗阻的处理措施有哪些?

肿瘤患者发现或者怀疑患有肠梗阻时,应及时到医院就诊。因为肠梗阻的类型不同,所以治疗方案也不同,其基本治疗包括:禁食禁水、灌肠、持续胃肠减压、营养支持、静脉输液,以纠正水电解质紊乱和酸碱失衡、防治感染和中毒以及对症处理。如患者为不完全性肠梗阻,可选用灌肠、口服液状石蜡等保守治疗;如患者保守治疗无效或为完全性肠梗阻,则需要进行介入或手术等外科治疗,对于很多晚期患者来说,肠梗阻常可危及生命。

▮▶ 中西医常用治疗便秘的口服药物有哪些?

常用的通便西药有七大类,即接触性泻剂、膨胀性泻剂、润滑性泻剂、肠动力药、益生菌、中成药和软化剂。①接触性泻剂:代表药有大黄、番泻叶、决明子和芦荟等。②膨胀性泻剂:又称容积性泻药,或渗透性泻药,代表药物有乳果糖、硫酸镁等。③润滑性泻剂:液状石蜡。④肠动力药:西沙比利、莫沙必利。⑤益生菌:可以补充肠道有益菌,软化大便,促进肠道蠕动能力。代表药有双歧杆菌、双歧三联活菌、整肠生。⑥中成药:麻仁软胶囊、麻仁润肠片、莫家清宁丸等。⑦大便软化剂:多库脂钠等。

当肿瘤患者出现便秘症状时,应该结合患者出现症状的原因,对症治疗、辨证论治,并由专科医生结合检查后进行指导治疗,不可盲目自行购买治疗便秘的药物。

▮▶ 肿瘤患者为什么会出现恶心、呕吐?

肿瘤患者发生恶心、呕吐的原因比较复杂。主要包括以下4个方面。

(1)肿瘤本身引起的恶心、呕吐,如胃、食管恶性肿瘤或胃脘部周边组织器官的恶性肿瘤压迫胃脘部引起的恶心、呕吐,或腹腔肿瘤并发大量腹腔积液也会引起恶心、呕吐。

(2)治疗引起的恶心、呕吐,如化学治疗、放射治疗、靶向治疗、免疫治疗等,绝大部分存在胃肠道副作用,可引起恶心、呕吐。还有癌痛患者口服阿片类止痛药也可能出现恶心、呕吐。

(3)恶性肿瘤患者并发肠梗阻可引起恶心、呕吐。

(4)部分患者因抑郁、焦虑等心理原因也可引起恶心、呕吐。

▯▶ 中医辨证治疗呕吐有哪些情况?

中医认为,呕吐的基本病机是胃失和降、胃气上逆。根据其病因不同,又可分为实邪所致或因虚致吐两大类,治疗上以和胃降逆为基础,并根据患者症状、体征及舌脉的不同辨证施治。

(1)脾胃虚弱的治疗方法:益气健脾、和胃降逆。方药:香砂六君子汤加减。

(2)胃阴不足的治疗方法:滋养胃阴、和胃降逆。方药:麦门冬汤加减。

(3)外邪犯胃的治疗方法:疏邪解表、和胃降逆。方药:藿香正气散加减。

(4)饮食停滞的治疗方法:消食化滞、和胃降逆。方药:保和丸加减。

(5)痰饮内停的治疗方法:温化痰饮、和胃降逆。方药:小半夏汤合苓桂术甘汤加减。

(6)肝气犯胃的治疗方法:疏肝理气、和胃止呕。方药:四逆散合半夏厚朴汤加减。

▯▶ 化学治疗期间出现恶心、呕吐,在护理时应该注意什么?

化学治疗药物存在胃肠道毒性,易引起恶心、呕吐,根据指南推荐及临床经验,医生一般会在化学治疗的同时应用止呕和保护胃黏膜的药物来缓解症状。而在化学治疗过程中,患者自身应注意饮食。化学治疗前一天进食低脂肪、高碳水化合物、高维生素食物,宜清淡、易消化;化学治疗时以食用谷类、蔬菜、水果为主;化学治疗后以营养丰富且易消化的食物为主。除了注意饮食外,患者应尽量放松心情。患者家属也应对患者多加关怀,帮助患者平稳度过化学治疗期。对于接受中西医结合治疗的患者,在身体状况许可的情况下,可以在化学治疗期间同步服用中药来减轻胃肠道症状。

▐▶ 正在使用口服镇痛药的患者出现恶心、呕吐,应该怎么办?

患者口服镇痛药引起恶心、呕吐的症状多为自限性的,止吐药常可有效控制。如果症状不是特别严重,可以继续服用镇痛药,恶心、呕吐的症状会随着服药时间延长变得能够耐受;如果恶心、呕吐比较严重或者加用止吐药无效时,应在医生指导下更换镇痛药;若更换药物后仍存在严重的恶心、呕吐症状,则应停止口服镇痛药,并考虑其他途径的止痛治疗,如外用芬太尼透皮贴剂、止痛栓剂、中药贴敷治疗、神经阻滞治疗、患者自控镇痛等。

▐▶ 肺癌患者出现恶心、呕吐的症状,是出现胃肠道转移了吗?

由于患者病情复杂,并发症繁多,治疗方案多样,所以引起恶心、呕吐的原因也是多种多样的,与肿瘤相关的治疗如放射治疗、化学治疗、靶向治疗等均会引起恶心、呕吐。除此之外,镇痛治疗、饮食因素、心理因素等也会引起恶心、呕吐。因此,出现恶心、呕吐的情况,并不能表明肿瘤一定发生了消化道转移。如果患者排除上述因素后仍存在恶心、呕吐的症状,可以在医生指导下行腹部 CT、MRI、上消化道造影、胃肠镜等检查以排除胃肠道转移。

▐▶ 严重呕吐后化验尿里出现酮体是怎么回事?

酮体是脂肪分解的产物,在肝脏中,脂肪酸氧化分解产生的中间产物乙酰乙酸、β-羟基丁酸及丙酮,三者统称为酮体。肿瘤患者因严重呕吐,吃的东西不能在胃里存留,体内葡萄糖的来源减少,脂肪分解加快从而出现酮体。除此之外,长期营养不良、严重腹泻也会导致尿液中出现酮体,糖尿病患者还需要警惕是否为酮症酸中毒。呕吐后出现尿酮体要及时就诊,积极进行补液治疗。

▐▶ 贫血常有哪些症状?

贫血一般具有以下 3 种表现。

(1)皮肤和黏膜颜色变淡或者苍白,有时候会引起皮肤干燥、粗糙,严重时还可引起溃疡。

(2)消化系统方面常常表现为消化不良、腹胀等,有时还会出现大便习惯的改变。

(3)常出现头晕头痛、失眠多梦、耳鸣、记忆力减退等症状,严重时可伴有少尿甚至无尿,女性可出现月经异常。除了上述症状外,明确诊断贫血还需要依靠血常规检查。

▐▶ "贫血"是中医说的"血虚"吗?

贫血是指血色素低于正常范围的一种病理状态。常用血红蛋白(Hb)浓度也就是我们常说的血色素来评估贫血情况。一般情况下,成年男性 Hb<120g/L,成年女性 Hb<110g/L 就属于贫血。

而中医所说的"血虚",是指气血亏虚,脏腑、经络、形体失养,以面色淡白或萎黄,唇舌、爪甲色淡,头晕眼花,心悸多梦,女性月经量少、色淡,脉沉细等为常见证候。由此看来,"贫血"与"血虚"有一部分是重合的。但中医与西医对血液生成的认知是不一样的,中医认为血来自水谷精微,经过胃肠吸收、脾的运化后输布于心,由心炼液为赤,从而生成血液,可见"血虚"的范畴更大,既包括营养不良,又包括心、肝、脾、胃等疾病,中医称为"脾不统血、心血虚,肝血虚等";而西医则基于实验室检测发现血细胞是源自红骨髓的。

所以,贫血是基于实验室的量化指标来评判的,而中医"血虚"则偏向于以望、闻、问、切来判断,二者是有所不同的。

▶ 为什么恶性肿瘤患者常常伴有不同程度的贫血？

肿瘤患者发生贫血的原因多种多样，主要分为两大类。

（1）肿瘤导致的贫血：如肿瘤相关的出血、肿瘤侵犯骨髓、肿瘤引起的营养不良、铁代谢异常、肾脏功能损伤以及肿瘤相关的各种细胞因子对骨髓造血功能的影响都会引起贫血。

（2）治疗导致的贫血：化学治疗和放射治疗以及某些靶向治疗药物均会对骨髓的造血功能造成不同程度的影响，从而导致贫血。

▶ 当肿瘤患者发生贫血时，应该选择哪种治疗方法？

肿瘤患者发生贫血时，医生常根据贫血的程度及患者的体质选择不同的治疗方法。患者经常注射的补血针剂是促红细胞生成素（EPO）。EPO 是一种人体内源性糖蛋白激素，可刺激红细胞生成，常用于非骨髓恶性肿瘤化学治疗后所引起的贫血。患者经常注射的深红色液体是蔗糖铁注射液，常用于不能耐受口服铁剂或服用后效果不好，需要静脉铁剂治疗的患者。输血是患者出现严重贫血或急性失血时采用的一种支持疗法，根据患者贫血程

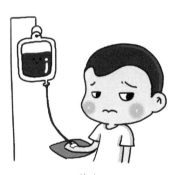

输血

度的差异补充血量，输血大多为成分输血，如患者还伴有血小板减少及凝血功能障碍，还需要补充血小板或血浆。此外，还有很多中成药也可以治疗贫血，如生血丸。

▶ 肿瘤患者口干需要及时治疗吗？

一般轻度口干的肿瘤患者不需要特殊治疗，当出现严重的口干或者因为口干引起其他疾病时，则需要进行治疗。例如，肿瘤患者出现味

觉改变、口腔黏膜炎、口腔溃疡、口腔黏膜白斑等,严重者出现张口受限、口腔糜烂、猖獗性龋齿、真菌感染等情况。另外,口干可影响肿瘤患者的食欲,减少对营养物质的摄取,容易加重营养不良、贫血等症状,还可引起水和电解质紊乱,影响患者的睡眠,降低肿瘤治疗的效果。所以当口干症状给肿瘤患者带来痛苦的时候,应该及时进行治疗。

▮▶ 中医是怎样认识肿瘤患者"口干"的呢?

中医学把"口干"的症状归为"燥证"的范畴,燥证主要分为实证和虚证两大类。实证多为燥热伤津所致,虚证则由阴虚所致,病位在肝、脾、肾。脾为气血生化之源,津液的生成有赖于脾胃的运化和输布。若脾胃亏虚,则影响津液的生成,或燥热之邪直接伤津耗液,导致涎液分泌量减少,出现口干的情况。肝脏可促进机体气血运行输布,肾脏可调节水液代谢。若肝肾阴虚,虚火上炎,火灼津液,也会导致口干舌燥。

另外,肿瘤患者常接受放化疗,中医认为,放射线是一种具有"火热"性质的毒邪,容易助火伤阴或化燥伤阴;中医认为,化学治疗药物是"毒药",易生凉燥。所以接受放化疗的肿瘤患者易出现口干的症状。

▮▶ 肿瘤患者全身无力、口干,中医有什么辅助治疗方法吗?

中医治疗口干应遵循辨证论治,并随症加减,治疗以养阴生津、气阴双补、阴阳双补为主。养阴生津法选用葛根、玄参、沙参、知母、花粉等具有滋阴功效的中药,这些中药可促进唾液腺的分泌,同时配伍一些清热解毒药,如黄芩、黄连等可消除唾液腺、腮腺的继发感染;气阴双补法常用增液汤或益胃汤加减治疗。老年肿瘤患者口干常合并畏寒、小便清长、夜尿频多等症状,滋阴的同时要温补肾阳,即采用阴阳双补法治疗,可用肉苁蓉、淫羊藿、巴戟天、鹿角胶等中药,但应注意防止温燥伤阴。

此外,中医针灸治疗可刺激神经元,作用于腺上皮及血管内皮细胞,改善腺体血供,增加唾液流量。针灸时常选取金津、玉液、廉泉、三阴交、太溪等穴位。

▶ 肿瘤患者出现口干,日常护理应该注意哪些事项?

肿瘤患者的日常护理应常漱口、多饮水。适当饮水可以改善症状、清洁口腔、帮助咀嚼和吞咽、增加体液,专用的漱口水、喷雾剂、人工唾液等均可以帮助患者减轻不适,并替代一部分唾液功能;注意饮食平衡,干稀搭配,饮食以清淡为宜,不宜进食含咖啡因等刺激性食物,适当多进食新鲜的水果和蔬菜,及富含粗纤维的食物;改正不良生活习惯,如张口呼吸等;适当增加室内湿度,这对睡眠时口干的肿瘤患者有益。还可使用无糖口香糖、木糖醇等刺激唾液腺的分泌,从而改善症状。

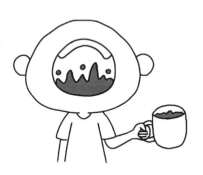

▶ 与肿瘤相关的水肿有哪些类型?

与肿瘤相关的水肿包括恶病质水肿、心功能不全水肿、肝功能不全水肿、肾功能不全水肿、单侧肢体水肿、双侧肢体水肿、术后淋巴回流受阻水肿、营养不良性水肿、静脉血栓造成的水肿等,应通过检查和化验来明确水肿原因,不同原因导致的水肿在治疗方法上也不相同。

▶ 乳腺癌术后上肢水肿,需要做哪些检查呢?

乳腺癌患者手术后上肢水肿是常见的并发症,尤其好发于进行腋窝淋巴结清扫术后的乳腺癌患者。主要原因是腋窝淋巴结清扫术可导致患者单侧或双侧上肢循环障碍,使淋巴回流受阻,体液积聚,从而发生水肿。还要考虑乳腺癌术后时间较长,需要警惕肿瘤复发的可能。故

123

需要检查彩超以明确有无淋巴结肿大或静脉血栓的形成，同时复查CT并结合肿瘤标志物来明确肿瘤是否复发。

▮▶ 乳腺癌术后为何常常并发上肢淋巴水肿？

淋巴水肿是乳腺癌术后常见且较严重的并发症。据不完全统计，乳腺癌根治术后有 20%～30% 的患者会发生淋巴水肿。发生水肿的原因如下：

（1）腋窝清扫范围不当：在腋窝或锁骨下淋巴结清扫术后，上肢淋巴回流通路损伤，使淋巴回流受阻。

（2）手术操作范围：追求乳腺癌手术范围的扩大化，清除范围超过手术要求，使上臂内侧的淋巴管在手术中遭受破坏，手术瘢痕等也能引起淋巴回流不畅，从而出现水肿。

（3）术后感染：由于细菌侵入，可引起淋巴管炎，必然造成淋巴管损伤、堵塞，从而导致淋巴水肿。

（4）术后放射治疗：放射治疗也是导致淋巴水肿的常见诱因，放射治疗不仅可以诱发上肢淋巴水肿，也可能出现静脉血管狭窄甚至闭塞，因而导致上肢淋巴水肿的发病率升高。

▮▶ 肿瘤患者出现淋巴水肿应该如何护理？

肿瘤患者出现淋巴水肿，应从以下 3 个方面护理。

（1）尽可能将肿胀的腿和胳膊抬高，最好是高于心脏平面，这样可促进淋巴液回流，减轻水肿。轻度水肿患者可进行适当活动，重度水肿患者应卧床休息。具体情况需要到正规医院就诊，并遵从医嘱。

（2）尽量设法避免已经受累的肢体受伤、感染、受挤压。注意保持衣物、被褥的整洁、柔软与舒适，避免因摩擦引起皮肤受损；平时可使用温水对皮肤进行擦拭，避免使用刺激性清洁用品，勿用手抓挠皮肤；在有创操作时应注意严格无菌操作,以免发生感染。

（3）限制钠盐摄入和液体摄入。在医生的指导下使用利尿剂可减轻水肿,如静脉用呋塞米或 20%甘露醇。同时需要注意维持血容量,防止血液浓缩,定时测量体重、腹围等,并做好记录。

▶ 肿瘤患者补充蛋白质能缓解水肿吗?

补充蛋白质只能对于因低蛋白导致的水肿有一定程度的缓解,对于其他原因导致的水肿效果不明显。水肿的患者应根据不同的病因,选择相应的治疗。如通过利尿、改善心肝肾功能、静脉补充白蛋白、纠正电解质紊乱、纠正甲状腺功能等方法来治疗。盲目地服用保健品并不能为患者带来益处,甚至会起到相反的作用,从而加重病情。

▶ 肿瘤患者出现水肿在饮食上应注意什么?

肿瘤患者出现水肿首先应该注意水、盐及蛋白质的合理摄入,不合理的饮食会导致病情加重,应根据病情低盐优质蛋白(动物蛋白为主)的饮食,如鸡蛋、牛奶、鱼、瘦肉等。在摄入蛋白质的同时,必须有充足的热量摄入,同时还需要注意补充维生素。水肿明显和严重高血压的肿瘤患者,应无盐饮食,待症状改善后,可低盐饮食。

▶ 患恶性肿瘤之前身体挺好, 患病后为什么就开始乏力了呢?

研究发现,肿瘤及肿瘤的治疗方法都会造成相关性疲乏。对肿瘤的分子生物学机制的研究发现,IL-1、IL-6、TNF-α、干扰素等细胞因子都可以诱发疲乏。肿瘤的手术治疗会导致交感神经张力增强,体内肾上腺素水平升高,导致患者心理长期紧张,从而出现疲乏;放化疗也会导致疲乏的发生。中医药对于调理癌因性疲乏具有很好的疗效。

▮▶ 什么是癌因性疲乏？

癌因性疲乏又称肿瘤相关性疲乏，与恶性肿瘤本身或肿瘤治疗有关，是一种持续性的、主观性的疲倦劳累感，包括虚弱、耐力不足、兴趣减少、注意力不集中、嗜睡等。它的特点是持续时间长、休息后也难以缓解、与活动量不相符等，并且会影响患者的日常生活，可能导致疾病进一步加重。

▮▶ 中医是怎样认识癌因性疲乏的？

中医根据癌因性疲乏的临床表现将其归于"虚劳"的范畴，《理虚元鉴》在"虚证有六因"中提及："有先天之因，有后天之因，有痘疹及病后之因，有外感之因，有境遇之因，有医药之因"。气血阴阳亏损，五脏功能衰退，这是癌因性疲乏的主要病机，症状尤以气虚为主，血虚次之。

▮▶ 中医对癌因性疲乏的治疗有哪些方法？

按照患者气血阴阳的不足可以进行相应的治疗，气虚者可用四君子汤、黄芪建中汤等；血虚者可用归脾汤、当归补血汤、圣愈汤等；阴虚者可用沙参麦冬汤、左归丸等；阳虚者可用保元汤、附子理中汤、右归丸等。此外，还可以进行针灸、推拿、中医导引术、耳穴贴压、足浴、中药药膳等治疗。

▮▶ 化学治疗期间出现癌因性疲乏，中医如何干预？

中医认为，化学治疗期间出现癌因性疲乏是因化学治疗毒邪侵入机体耗伤正气，而致正气虚损、情志不遂、气滞血瘀、脾胃虚弱、痰湿内阻等。治疗时以"扶正培本"为主要方法，重视补益脾肾在治疗中的作用，可重用黄芪、党参以补气，同时兼以祛邪，祛除引起疲乏的药毒、痰浊、血瘀等"病邪",从而便更好地缓解患者的症状,顺利完成正在进行的化学治疗,以提高患者在化学治疗期间的生活质量。另外,治疗本病应充分重视食补,多进食富有营养而又易于消化的食物,以保证气血生化有源。具体的治疗方法需要在专业医师指导下进行。

▣▶ 什么是睡眠障碍？晚上睡不着觉就是出现睡眠障碍了吗？

睡眠障碍是由多种因素导致的,常常与自身疾病相关,可表现为不正常的睡眠量和在睡觉时出现异常行为,也可表现为睡眠和觉醒正常节律性交替紊乱。其中不正常的睡眠量可表现为睡眠量过度增多和整夜睡眠时间少于 5 小时;在睡觉时出现异常行为表现为梦游症、说梦话、做噩梦、磨牙等。所以,仅仅是晚上睡不着觉还不完全属于睡眠障碍。

▣▶ 对于肿瘤相关性失眠,中医有哪些治疗方法？

肿瘤相关性失眠又称为肿瘤相关性睡眠障碍,也称为癌因性失眠,与肿瘤和肿瘤治疗相关,可以造成患者白天的疲乏,以及负面认知。根据其临床表现,肿瘤相关性失眠归属于中医学中"不寐"的范畴,核心病机为阴阳失衡,主要治疗原则为调和阴阳。其中辨证分型属于阴虚内热型,可用天王补心丹加减治疗,心脾气血两虚者可用归脾汤加减治疗,心阳虚者可用加味桂枝甘草龙骨牡蛎汤加减治疗。此外,可选择耳穴贴压艾灸关元、足三里、脾俞等穴位,还可针灸百会、神门、照海、阴陵泉、三阴交、足三里、合谷、内关等穴位。

▣▶ 为什么化学治疗后会出现睡眠障碍？

在化学治疗过程中,经常选择地塞米松作为辅助治疗药物,以防止在化学治疗中发生过敏反应,用药后的患者可能出现欣快感、激动等相关的精神症状。此外,化学治疗会导致人体的内分泌系统紊乱,尤其是绝经前的女性,化学治疗后常导致体内雌激素水平下降,表现出失眠、盗汗等类似于更年期的症状。另外,焦虑的情绪及化学治疗相关的恶心、呕吐、肌肉酸痛等副作用也可以引起睡眠障碍。

▐▶ 癌症患者感觉食欲减退,是病情加重了吗?

食欲减退是指由多种功能性障碍或器质性疾病引起的不想进食或进食量显著减少。肿瘤患者食欲减退较为常见,主要原因有:

(1)与疾病本身相关。肿瘤进展导致机体发生一系列变化进而影响食欲,一些消化道肿瘤本身也会造成进食哽噎或消化功能障碍,影响患者进食的欲望。

(2)经放化疗等抗肿瘤治疗,其副作用也会导致食欲减退。

(3)肿瘤相关并发症,如贫血、胸腔积液和腹腔积液的产生、恶病质、电解质紊乱等也会引起食欲减退。

(4)其他消化系统疾病。如病毒性肝炎、肝硬化、肝瘀血、胃肠道炎症或梗阻、胆道及胰腺病变等,都会引起食欲减退。

(5)代谢及内分泌疾病。多种代谢性疾病可引起食欲减退,需要进一步检查才能明确病情。

癌症患者食欲减退不一定是由于疾病进展导致的,有可能与肿瘤相关;而持续食欲缺乏会导致营养不良,并带来巨大的影响,最严重的是产生恶病质,威胁患者的生命。因此,癌症患者出现食欲减退时应该进一步明确诊断,再制订治疗方案。

▐▶ 恶性肿瘤患者出现食欲减退,中医有什么方法改善症状吗?

中医称食欲减退为"纳差",属于中医学中脾胃病的范畴,其主要病

因有感受时邪、饮食不节、脾胃气虚、脾阳虚衰等。在中医辨证论治的指导下,主要有以下 8 种辨证分型;

(1)感受寒邪,治疗以藿香正气散加减。

(2)湿浊犯胃,治疗以神术散和藿香正气散加减。

(3)饮食所伤,治疗以保和丸加味。

(4)肝气犯胃,治疗以抑气散加味。

(5)湿热内蕴,治疗以黄连平胃散和枳实导滞丸加减。

(6)脾胃虚弱,治疗以异功散和参苓白术散加减。

(7)胃阴不足,治疗以养胃汤加减。

(8)肾阳虚衰,金匮肾气丸加减治疗。同时可以进行穴位按摩,以足三里为主要穴位。

▐▶ 什么是癌性疼痛？癌症患者出现疼痛就一定是癌性疼痛吗？

癌性疼痛是造成晚期肿瘤患者痛苦的主要原因之一,是局部需要修复或调节的信息传到神经中枢后引起的感觉。癌性疼痛的原因可分三类:肿瘤直接引起的疼痛,约占 88%;肿瘤治疗引起的疼痛,约占 11%;肿瘤间接引起的疼痛,约占 1%。

临床上有少数肿瘤患者出现与肿瘤无关的疼痛, 如肿瘤患者患有风湿性关节炎而出现膝关节疼痛等。因此,肿瘤患者出现疼痛时不一定是癌性疼痛,必须明确诊断。

▐▶ 癌性疼痛一般包括哪些类型的疼痛？

癌性疼痛按病理生理学机制主要分为伤害感受性疼痛和神经病理性疼痛。

伤害感受性疼痛包括躯体痛和内脏痛。躯体性疼痛常表现为钝痛、锐痛或者压迫性疼痛。内脏痛通常表现为定位不够准确的弥漫性疼痛和绞痛。

神经病理性疼痛常表现为刺痛、烧灼样痛、放电样痛、枪击样痛、麻木痛、幻觉痛、中枢性坠、胀痛,常合并自发性疼痛、触摸痛、痛觉过敏和痛觉超敏。

▋▶ 引起癌性疼痛的原因有哪些?

引起癌性疼痛的原因主要分为身体因素和社会心理因素两方面。身体因素包括:

(1)肿瘤本身引起的疼痛,如肿瘤组织压迫内脏、神经、骨质或皮肤等,以及肿瘤细胞浸润或转移至软组织。

(2)肿瘤相关治疗引起的疼痛,如手术引起的神经损伤或手术后的瘢痕组织牵拉,化学治疗药物对血管损伤引起静脉炎或化学治疗药物的神经毒性引起的神经损伤,放射治疗引起的放射治疗部位周边的组织或神经损伤。

(3)其他与肿瘤相关的症状引起的疼痛,如恶性肿瘤晚期患者因长期卧床引起压疮、肌肉痉挛等。另外,还要注意社会心理因素,一般是指肿瘤患者出现焦虑、抑郁等一些消极情绪,使患者自身神经紧张而产生疼痛或者放大原有的疼痛。

▋▶ 癌性疼痛和非癌性疼痛的区别是什么?

疼痛是人体常出现的感觉之一,但是肿瘤因素引起的疼痛与普通的疼痛存在一定的区别。与非癌性疼痛相比,癌性疼痛具有以下特点:从疼痛程度来看,癌性疼痛一般较为剧烈,严重的癌性疼痛甚至会带给患者生不如死的感觉;从持续时间来看,癌性疼痛一般持续时间更长,而且是一个反复发作、进行性加重的过程。因此,常会引起癌性疼痛患者出现焦虑、抑郁等心理变化。严重的癌性疼痛不仅是肿瘤并发的症状,也是一种肿瘤急症,需要重视并且应及时治疗。

▶ 用什么标准衡量疼痛的严重程度呢?

疼痛级别的划分有很多种。对于恶性肿瘤患者,临床常用的疼痛等级划分方法有 3 种,即根据主诉疼痛的程度分级法(VRS 法)、视觉模拟法(VAS 画线法)和疼痛强度评分Wong-Baker 脸。

(1)VRS 法。根据患者对疼痛的描述可分为:0 级,完全无疼痛;Ⅰ级,轻度疼痛,有疼痛但可忍受,不影响正常生活,对睡眠也无影响;Ⅱ级,中度疼痛,疼痛明显且不能忍受,要求服用镇痛药,且疼痛影响睡眠;Ⅲ级,重度疼痛,疼痛剧烈且不能忍受,需要服用镇痛药,不仅睡眠受到严重影响,也因疼痛造成自主神经紊乱。

(2)VAS 画线法。在无痛与剧痛之间画一条长 100mm 的直线,线上不做任何标记,一端代表无痛,另一端代表剧痛,让患者在最能反映自己疼痛程度的地方画一条交叉线,从无痛端到交叉点的毫米数就是疼痛分数。

(3)Wong-Baker 脸。很多恶性肿瘤晚期患者常因各种原因引起语言、肢体等障碍,对于这些患者则可通过画有不同面部表情的图画评分法来评估:无痛、有点痛、轻微疼痛、疼痛明显、疼痛严重、疼痛剧烈。

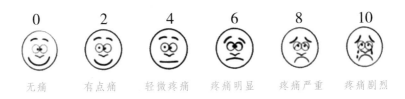

▶ 常见的口服阿片类止痛药应该怎么使用?

肿瘤患者使用阿片类止痛药时,要严格遵循医嘱,没有写"缓释"

"控释"字样的吗啡片为短效的镇痛药,此类药物服用后很快就可以发挥作用,一般在疼痛难忍时临时服用。盐酸羟考酮缓释片(奥施康定)和硫酸吗啡缓释片(美施康定)是长效缓慢释放药效的镇痛药,这类药物需要严格按照每 12 小时一次的服用方法来保障体内血液的药物浓度,并且这类药物释放缓慢,在爆发剧烈疼痛时没有即刻镇痛的效果。

▣▶ 什么是癌性疼痛的三阶梯治疗?治疗原则是什么?

癌性疼痛的三阶梯治疗在 1986 年由 WHO 推荐。WHO 所提倡的"三阶梯"治疗就是根据疼痛严重程度的轻、中、重度将治疗分成 3 个阶段,并采取不同的用药方案。其中,第一阶梯是指针对轻度疼痛应用非阿片类止痛药,如对乙酰氨基酚或其他非甾体类抗炎药;第二阶梯是指针对中度疼痛应用弱阿片类止痛药,如可卡因,并可以辅助非甾体类抗炎药辅助止痛;第三阶梯是针对重度疼痛应用强阿片类止痛药,如吗啡、羟考酮等。

WHO 的三阶梯镇痛强调五大原则,即按阶梯给药、口服给药(首选无创给药途径)、按时给药(按照规定的时间给药)、个体化给药和注意具体细节(如注意不良反应的处理)。

▣▶ 当肝癌患者出现剧烈疼痛,为什么医生不立即给予镇痛治疗?

当肝癌患者出现剧烈疼痛时,应该先排除肿瘤破裂出血的可能,不能盲目服用镇痛药。肿瘤破裂是原发性肝癌严重的并发症之一,也是原发性肝癌的主要死亡原因之一,在临床上发病急,病情危重,预后较差,死亡率高,当出血量较少时,常见右上腹部轻微、局限性疼痛,且疼痛症状可在数天后逐渐缓解;当出血量多、出血速度快时,可能为肿瘤的破裂口较大,此时患者会突然出现剧烈的右上腹部疼痛,疼痛很快蔓延至全腹部,并且伴有面色苍白、血压下降、恶心、呕吐、心率加快等症状,甚至会引发失血性休克,体征上会出现腹肌紧张、腹膜刺激征(+)、腹部移动性浊音(+)、腹部压痛及反跳痛(+),相关检查如 B 超、CT 均可见肝占位性病变、腹腔内有积血及出血灶,若行腹腔穿刺则可抽出血液。因此,当肝癌患者突然出现剧烈疼痛时, 医生需要鉴别是否为肿瘤破裂出血造成的疼痛,不能立即给予镇痛治疗。

▶▶ 很多肿瘤患者对于疼痛能忍则忍, 认为只有当疼痛剧烈时才需要服用镇痛药,这样对吗?

只有疼痛剧烈时才使用镇痛药这种认识是错误的。很多患者认为,随着肿瘤的进展,疼痛也会逐渐加重,如果一开始就使用强效镇痛药,到了疾病后期镇痛药就没有效果了。因此,他们往往对于疼痛能忍则忍,到了"忍无可忍"的时候才服用镇痛药。事实上,及时使用镇痛药才是更安全、更有效的止痛方法。长期得不到有效镇痛治疗的癌痛患者,反而更容易出现因疼痛导致的神经系统紊乱,甚至可能导致肿瘤进展。

随着现代医学的发展,目前疼痛已经被列为除血压、呼吸、脉搏、体温之外的第五项生命体征。癌症患者的疼痛会干扰睡眠,影响食欲,不利于患者身心健康,因此,采取充分的镇痛治疗,不仅能减轻患者所受到的痛苦,还能提高患者的生活质量。

▶▶ 常规镇痛药治疗神经病理性疼痛的效果不理想, 有什么辅助用药吗?

神经病理性疼痛的治疗应考虑在阿片类止痛药的基础上联合使用辅助镇痛药,这类药物以抗惊厥药和(或)抗抑郁药为首选,必要时可增加非甾体类药或类固醇激素。主要的辅助镇痛药有:加巴喷丁、普瑞巴林、奥卡西平、阿米替林、帕米膦酸、唑来膦酸等,具体治疗方法需要在专业医生的指导下进行。

■▶ 癌痛患者长期使用非甾体类抗炎药(解热镇痛药)会有哪些副作用?

目前临床常用的解热镇痛药包括对乙酰氨基酚、布洛芬、氟比洛芬、洛索洛芬、阿司匹林、氯诺昔康等。在使用这些药物时要警惕以下常见副作用:①胃肠道反应,如恶心、呕吐、上腹疼痛,长期大剂量使用可诱发和加重溃疡;②凝血障碍,延长出血时间,甚至因服用解热镇痛药导致出血;③过敏反应,以荨麻疹和哮喘最常见;④肾损害,长期使用时要注意监测肾功能。患者一旦发生上述副作用,要及时去医院就诊。

■▶ 阿片类止痛药常见的不良反应有哪些?

阿片类止痛药的主要包括:①便秘,最常见,其症状通常会持续发生于使用阿片类止痛药治疗的全过程,而且服药时间越长,便秘就会越严重,大部分患者在开始使用阿片类止痛药时,就应该采取措施,以预防便秘的发生;②恶心、呕吐,大多发生在用药初期,可同时服用甲氧氯普胺,以预防出现恶心、呕吐的症状,一般情况下随着继续用药,恶心、呕吐的症状会逐渐减轻;③皮肤瘙痒;④嗜睡及过度镇静;⑤尿潴留;⑥呼吸抑制;⑦精神错乱及中枢神经毒性反应;⑧身体依赖或成瘾;⑨阿片类止痛药过量和中毒。患者一旦发生上述副作用,要及时去医院就诊。

■▶ 很多肿瘤患者和家属担心长期服用镇痛药会上瘾,是真的吗?

癌性疼痛是多数肿瘤患者几乎无法避免的并发症,尤其在疾病晚期。患者一旦出现癌性疼痛是持续存在且难以痊愈的,需要长期使用镇痛药。对于癌痛患者来说,规范服用阿片类止痛药治疗疼痛,尤其是口服按时给药,其发生成瘾的可能性极低。并且,口服阿片类止痛药是国际上疼痛治疗权威机构推荐的首选给药方式,随着疾病的缓解,疼痛会减轻,药物剂量是可以逐步减少的。因此,患者及家属大可不必担心用药成瘾。

▶ 很多肿瘤患者晚期因为各种原因不能口服用药，出现癌性疼痛应该怎么办？

当肿瘤患者晚期不能口服用药时可以使用一些贴剂、栓剂、注射剂等。临床上常用的贴剂有芬太尼透皮贴剂(多瑞吉),它是一种长效缓释、经皮肤吸收的镇痛药,每 72 小时更换 1 次;此外,镇痛栓剂可以使用硫酸吗啡栓剂,并经肛门给药,每 4 小时更换 1 次;镇痛注射剂有吗啡注射液、布桂嗪注射液等,为确保安全,此类药物一般在患者住院时使用。镇痛药的剂量、使用方法和频率要严格遵照医嘱。

▶ 对于难治性癌痛,还有哪些方法可以选择吗？

难治性癌痛是指由肿瘤本身或与肿瘤治疗相关因素导致的中、重度疼痛,经过规范化药物治疗 1~2 周后患者疼痛缓解效果仍不满意和(或)不能耐受药物的不良反应。对于难治性癌痛,常规镇痛药难以奏效,可以选择其他治疗方式。

(1)癌性内脏痛:在应用阿片类止痛药的基础上,考虑联合辅助镇痛药,以抗抑郁药物为首选,具体施治;针对内脏神经支配区域或肿瘤侵犯的部位采用微创介入治疗,包括自控镇痛术、神经阻滞术、鞘内镇痛导管/装置植入术、^{125}碘粒子植入术、经皮椎体成形术、射频消融术等。

(2)骨转移性癌痛:应遵循全身药物治疗和局部治疗相结合的模式。全身药物治疗推荐阿片类止痛药、非甾体类药、双磷酸盐/地诺单抗、放射性核素等联合应用;局部治疗包括姑息性放射治疗和微创介入治疗。

（3）对于肿瘤病灶本身的疼痛，通过放射治疗或者化学治疗对疼痛控制产生积极作用。

此外，中医也可以辅助缓解疼痛，包括口服中药、外敷有镇痛效果的膏药、在疼痛部位或者特定穴位外擦镇痛中药酊剂、导入中药离子、针灸。

▮▶ 中医有哪些方法可以预防阿片类止痛药引起的恶心、呕吐？

约有 30% 的患者使用阿片类止痛药后会出现恶心、呕吐等副作用。一般发生于给药初期的一周内，随着用药时间的延长，症状大多在 4~7 天内缓解。中医治疗方法包括：口服中药汤剂，如玉竹、姜半夏可止呕；针刺、艾灸或者按压穴位，如内关、中脘、天枢、脾俞、胃俞等穴位；在内关等穴位粘贴膏剂。

▮▶ 为什么会出现癌性发热？

出现癌性发热的原因目前尚不明确，可能与以下 3 种机制有关：

（1）肿瘤细胞本身会分泌一些可以引起体温上升的物质，在肿瘤细胞分裂死亡时会释放大量致热原，并刺激体内的体温调节中枢，从而引起发热。

（2）肿瘤细胞在增殖的过程中需要大量的氧气，但是人体无法供给这么多的氧气，肿瘤细胞就会坏死，而坏死的肿瘤细胞可产生坏死因子，从而导致人体体温升高。

（3）肿瘤侵犯体温调节中枢，这可导致体温调节中枢功能的异常，从而引起中枢性发热。

▮▶ 常见的引起恶性肿瘤患者发热的原因有哪些？

引起恶性肿瘤患者发热的原因有很多，也很复杂。除癌性发热外，还有很多其他原因也会导致发热,如感染、药物等。

感染是恶性肿瘤患者发热的最主要原因,其中又以肺部感染最为常见,其他如尿道、肠道、胆道等位置也可能发生感染。肿瘤患者长期留置导尿管、胃管、中心静脉置管等,也容易导致感染,引起发热。患者的肿瘤消耗、放化疗均可导致免疫力降低,使体内感染源的杀伤力减弱,这也是易发感染的原因。另外,患者的免疫力低下,当感染源进入血液后,还会导致败血症、毒血症的发生,从而引起发热。

除了感染,某些化学治疗药物如吉西他滨、多西紫杉醇等会引起发热;部分患者在输注磷酸盐或血液制品时,会出现发热;经免疫治疗之后,有部分患者会出现发热的情况。

▌▶ 癌性发热与普通发热有什么区别?

从症状来看,癌性发热具有反复、不规则、低热与高热交替出现的特点,并且多在午后、夜间发生,患者除了发热、头晕、乏力外,一般没有其他特别明显的症状。而普通发热伴随症状较多,如肺部感染引起的发热常伴有咳嗽、咳痰、气喘等;消化道感染引起的发热常伴有腹泻、腹痛、呕吐、便血等;胆道感染引起的发热常伴有黄疸、胁痛、寒战、高热等;尿道感染引起的发热常伴有尿频、尿急、尿痛、尿液浑浊,甚至有的会出现肉眼血尿;败血症引起的发热时会出现出血、皮疹或瘀斑。

从检查结果来看,单纯的癌性发热患者的血常规一般可大致正常,有时会因长期消耗和放化疗等原因造成红细胞、白细胞、中性粒细胞不同程度的减少,尿便常规基本正常。而普通发热患者的血常规中白细胞和中性粒细胞大多增多。此外,还可以通过检测降钙素原、C 反应蛋白来区分。

从治疗情况来看,癌性发热患者使用抗生素治疗基本无效,只能用物理降温或解热镇痛药控制体温, 清热解毒类中药对癌性发热患者也有一定的效果。感染导致的发热用抗生素治疗即可见效;临床上很多肿瘤患者发热有感染因素和肿瘤因素,较难控制。

▌▶ 为什么癌性发热难以控制?

癌性发热难以控制,主要是由于肿瘤本身,因为只要肿瘤存在,癌性发热就有可能发生。癌性发热易反复,长期使用解热镇痛药会出现很多消化道的副作用。肿瘤患者大多免疫力低下,体质较弱,无力抵抗肿瘤细胞产生的致热原。部分癌性发热患者虽然通过中医药辨证治疗可以得到一定的缓解,但仍然无法普及。

▌▶ 恶性肿瘤患者出现发热后应该做哪些检查?

恶性肿瘤患者出现发热后,患者和家属要重视,及时前往医院就诊,完善相关检查,如血常规、生化全项、肿瘤标志物、C反应蛋白、降钙素原(PCT)等。

此外,根据患者的病史和症状还需要一些针对性的检查,如肺部恶性肿瘤,还需要做胸部CT检查;患者若咳痰,需要做痰培养以明确感染类型,并指导用药;消化道肿瘤需要检查腹部彩超、CT、便常规、便培养;泌尿系统恶性肿瘤需要检查泌尿系彩超和尿常规、尿培养。如果患者出现高热,体温超过38℃,就需要做血培养;如果患者有脓性分泌物等也需要做细菌培养。由于肿瘤发生的部位不同,检查项目也不相同,检查均需要在专科医生的指导下进行。

▌▶ 护理癌性发热患者应该注意什么?

护理癌性发热患者需要注意以下6个方面:

(1)密切观察体温变化,癌性发热患者每天应至少测量4次体温,待体温恢复正常后,改为每天2~3次。当体温升高时,应首先给予物理降温,如温水擦浴、冰袋冷敷等,并及时更换衣物,半小时后复测体温,如体温持续升高则应配合药物降温。

（2）水分及营养的补充：晚期肿瘤患者本身体质较差，当发热时基础代谢率升高，加大了热量消耗，水分丢失增多，因此，患者应多喝水，增加营养物质的摄入，同时应以细软、易消化吸收、高热量、高蛋白、高维生素、高糖、低脂饮食为主。

（3）应保持居所或病室的安静，以保证癌性发热患者可以得到充分休息，减少能量的消耗。

（4）当患者合并感染时，应注意保持周围环境的清洁，患者的衣物、床褥应及时更换、消毒，并保持患者身体和口腔清洁。

（5）健康教育：通过听医生讲解肿瘤防治的相关知识，以及肿瘤发热的病因、机制和相关症状，增强患者自我保健意识，并配合医生治疗。

（6）心理护理：恶性肿瘤加上持续发热，势必会对患者的心理造成不同程度的影响，在临床上多表现为患者对疾病发展的恐惧、担忧与焦虑。要根据不同的症状，对患者进行针对性的心理疏导或心理治疗。

▶ 肺癌患者出现面部水肿、胸壁静脉扩张是怎么回事？

肺癌患者出现面部水肿和胸壁静脉扩张，这可能是肺癌引起的上腔静脉综合征。上腔静脉综合征是由于恶性肿瘤侵犯或压迫上腔静脉而引起的，可表现为头面部甚至颈部及上肢水肿，常伴皮肤及口唇发绀、头晕、头胀、睑结膜充血等，平卧时加重，坐位或站立位可缓解，还可见颈部静脉扩张、胸壁静脉扩张等；若肿瘤压迫周围神经、器官，可出现咳嗽气喘、呼吸困难、进食不畅、声音嘶哑、瞳孔缩小、眼睑下垂、面部无汗等症状；严重者可导致颅内压升高，出现恶心、喷射性呕吐等症状。

上腔静脉综合征是临床常见的肿瘤急症，发展较迅速，且易与其他疾病相混淆，需要结合相关影像学检查来明确诊断，要及时治疗。

▶▶ 恶性肿瘤导致的上腔静脉综合征有哪些治疗方法？

目前,现代医学治疗上腔静脉综合征的首选方法是放射治疗、化学治疗,其次是介入治疗,如果以上两种方法均不适用,只能考虑对症治疗。

化学治疗多适用于小细胞肺癌、肺腺癌或有纵隔外广泛淋巴结转移的病变导致上腔静脉严重阻塞而危及生命的患者。化学治疗方案常选用依托泊苷(VP-16)与顺铂(DDP)组成的方案或紫杉醇(TAX)与顺铂(DDP)组成的方案,上腔静脉严重阻塞危及生命的患者可选择化学治疗。放射治疗常用于治疗由恶性肿瘤导致的上腔静脉阻塞症状的患者,使用前需要明确诊断。如果将放射治疗作为初始治疗,放射野应包括整个病变和邻近的淋巴结区域,应考虑肺和心脏的容积,将并发症减至最少。早期放射治疗,因局部组织充血水肿导致气道更加狭窄,可能会加重呼吸困难。如果患者无法进行外照射放射治疗,也可以结合患者体质和肿瘤的位置,在 CT 指导下植入 ^{125}I 放射性粒子。

介入治疗是通过导管介入治疗来解除静脉阻塞症状,包括单纯的球囊扩张和(或)支架植入术。

如果无法承受以上治疗方法,则可以选用对症治疗,体位上可以抬高患者的头部以降低静水压,从而减轻水肿。临床上,也可以使用糖皮质激素治疗上腔静脉综合征,尤其是在减少淋巴瘤和胸腺瘤的肿瘤负荷和阻塞症状上更有效。此外,利尿剂也是常用药物。

▶▶ 中医是如何认识上腔静脉综合征的？

中医学虽无上腔静脉综合征这个病名,但根据其临床特点,可以归于"悬饮""支饮""水肿"的范畴。上腔静脉综合征临床主要表现为咳嗽、喘憋、不能平卧、面部水肿、上肢水肿等,与《金匮要略》中关于"悬饮"和"支饮"的论述相似:"饮后水流在胁下,咳唾引痛,谓之悬饮""咳逆倚息,短气不得卧,其形如肿,谓之支饮"。

中医认为上腔静脉综合征病变主脏在肺,与脾、肝、心、肾有关,且本病为本虚标实之急症,治疗宜攻补兼施。采用宽胸理气、行气利水、攻下逐饮、健脾化痰等治疗方法。中医学对于水肿可予以"开鬼门,洁净府"的治疗原则,对于"痰饮"则普遍认为"病痰饮者,当以温药和之"。

▌▶ 对上腔静脉综合征患者应如何护理?

因为上腔静脉阻塞、喉头瘀血水肿、气道痉挛、分泌物黏稠等,常可引起进行性呼吸困难,所以除了应用大剂量激素减轻喉头水肿外,患者家属应帮助患者翻身,以利于叩背排痰,指导患者有效咳嗽,协助患者身体处于半卧位,以减缓头颈部水肿来改善呼吸。应避免上肢抽血、输液,当进行护理操作时手法要轻柔,避免对患者皮肤的拖、拉、蹭,也禁止对水肿部位的皮肤进行按摩,以防止皮肤破溃和形成压疮。

▌▶ 什么是咯血?怎么判断少量、中量及大量咯血?

咯血是指喉及喉以下呼吸道或肺出血,并经口咯出的一种临床症状。癌症患者咯血可见于支气管内肿瘤渗出性出血,肿瘤侵犯支气管或肺血管,感染或药物毒性导致肺损伤,血栓栓塞引起的肺梗死。临床上常根据患者的咯血量,将其分为少量咯血、中量咯血和大量咯血。目前,通常认为,24小时内咯血量在100mL以内的患者为少量咯血,100~500mL为中量咯血,超过500mL或单次咯血量为300~500mL的为大量咯血。治疗上应及时采取有效的止血措施。

▌▶ 只有晚期肺癌患者才会出现咯血吗?肺癌咯血受哪些因素影响?

肺癌患者常因癌组织侵犯支气管黏膜,导致支气管黏膜或病灶毛细血管渗透性增强,或黏膜下血管壁破溃,从而引起咯血。并不是只有晚期肺癌患者才会咯血,早期患者同样也会出现咯血的症状。肺癌的临床和病理类型与咯血有一定的相关性,肺癌咯血的病理类型所占比例分别为:鳞癌 33%、腺癌 29%、小细胞肺癌 21%、大细胞癌 17%。原发性肺部肿瘤引起咯血与其病灶所在位置有密切关系。位于支气管黏膜浅层呈浸润性生长的低分化癌细胞易侵蚀其表面小血管,从而引起糜烂渗血,咯血症状常在病期较早时出现。此外,中央型肺癌占咯血肿瘤的 6.6%~20%,由于癌性空洞、气胸等因素影响,早期就可并发咯血;周围型肺癌在瘤体较小时,咯血症状少见,当瘤体增大到一定程度后,其中心部分因缺血、缺氧易发生坏死和软化而导致出血,但大部分患者仅表现为间歇性血丝痰。

▐▶ 中医是怎样认识咯血的?

咯血属中医"咯血""血证"的范畴,由肺络受损所致,临床常因瘀毒蓄积,损伤脉络;或忧思恼怒过度,肝郁化火,肝火上逆,灼伤肺络;或日久患病,肺肾阴虚,阴虚火旺,热伤脉络;或气虚不摄血,血不循经而溢入气道等导致咯血。治疗常以清热解毒、清肝泻火、凉血止血、滋阴润肺为主要治疗方法。

▐▶ 作为患者家属,遇到大咯血的时候能做些什么呢?

患者咯血时,不要惊慌,应让患者保持安静,绝对卧床休息,如此可使其心率减慢,心输出量血减少,血压平稳。大咯血时,患者往往心情紧张,此时,家属必须沉着冷静,以亲切关怀的态度安慰患者,消除其紧张情绪。大咯血时,如患者感到血是从某侧出来时,则应侧卧于出血那一边,这样可使患侧胸部受压,呼吸活动受限,从而使病肺得到相对休息,以减少咯血;同时,也可防止病肺的分泌物流向健肺而引起病情扩散。

如果不能确定咯血侧,则应平卧,并在胸部加压沙袋或冰袋。同时,立即拨打 120 急救电话,及时前往医院就诊。

▶ 什么是消化道出血? 如何初步判断可能的出血部位?

消化道出血是肿瘤患者最常见、也是最危险的消化道急症之一。最新定义以十二指肠乳头、回盲瓣为标志,将消化道分为"上消化道"(十二指肠乳头以上)、"中消化道"(十二指肠乳头至回盲瓣)和"下消化道"(盲肠、结、直肠)。一部分患者消化道出血,可通过出血的性质、颜色初步判断出血的部位:上消化道肿瘤引起的出血以呕血、黑便为主要症状,下消化道引起的出血以少量鲜血便、黏液血便为主。右半结肠癌出血也可表现为黑便。

▶ 如何评估上消化道出血量?

一般可通过粪便性状、颜色或呕血、吐血等初步评估上消化道出血量。

(1)出现黑便,提示出血量达到 50mL。

(2)出现柏油样便,提示出血量达到 200mL。

(3)出现呕血,提示出血量达到 250mL。

(4)出血量不超过 400mL,机体可以代偿,常常无自觉症状。

(5)出血量超过 500mL,可出现临床症状。

(6)中等量出血(约 700mL)时,可引起贫血、头晕、软弱无力、站立性晕厥、口渴、肢体冷感、血压偏低等。

(7)大量出血(1000~1500mL)即可产生休克,临床表现为烦躁不安,或神志不清、面色苍白、四肢湿冷、血压下降、脉搏微弱、呼吸困难,如不及时救治,可导致死亡。

Ⅲ▶ 中医是怎么认识消化道出血的？

中医认为,消化道出血的发生系癌瘤日久,伤及胃络;或过食辛辣燥热之品致热毒蕴结,熏灼胃肠血络,迫血妄行;或情志过极,郁怒伤肝,肝气横逆犯脾,摄血无能,血不循经。血液从口呕出者,血色紫暗或呈咖啡色,严重时鲜红,常夹食物残渣。从大便排出者,血色如漆,严重时呈暗红色。治疗宜清胃泻火,清肝和胃,益气摄血。

Ⅲ▶ 消化道出血一定要输血吗？还有别的治疗方法吗？

消化道出血的常见临床症状是呕血和黑便。是否需要输血和出血量有关,慢性少量出血暂时不需要输血治疗,而对于急性大出血的患者需要积极的输血治疗。紧急输血指征包括:

（1）改变体位出现晕厥、血压下降和心率加快（大于 120 次 / 分）。

（2）收缩压低于 11.92kPa（90mmHg）或较基础血压下降大于 3.99kPa（30mmHg）。

（3）血红蛋白低于 70g/L 或血细胞比容低于 25%。

需要注意的是,一旦出现了消化道出血的情况,患者需要禁食禁水,并停用任何可能诱发出血的药物,如阿司匹林、非甾体类抗炎药等。内科治疗方面常会给予营养支持、止血、保护胃黏膜等;对于出血持续时间长、使用复苏措施无效而持续失血或曾经有严重的消化道出血史的患者,则可以考虑在条件允许的情况下,进行紧急内镜下止血。

Ⅲ▶ 胃癌患者出血有什么治疗方法吗？

出血是胃癌常见的症状之一,出血的原因有很多,可以是肿瘤自身出血,也可以是肿瘤的相关症状或因治疗引起的出血。对于急性出血,如呕血或黑便的患者可以考虑紧急内镜下止血,包括内镜治疗、血管造影技术、外照射治疗；对于慢性出血，可通过质子泵抑制剂（奥美拉唑、兰索拉唑、雷贝拉唑等）或外照射治疗来有效地控制出血。

▮▶ 胃癌患者服用阿帕替尼后持续出现鲜血便，为什么医生建议停药？

这种情况常常提示出现了消化道出血。阿帕替尼是口服小分子抗血管生成靶向药物。对于有高风险出血的患者，应该慎用阿帕替尼，如：胃部存在活动性的消化溃疡病灶，且大便潜血阳性者；原发性胃癌无法经手术切除，且大便潜血阳性者；溃疡型胃癌的患者经医生认为有可能引起病灶部位出血者；3个月内有黑便和（或）呕血病史者；凝血功能异常，有出血倾向者。一旦有出血情况发生，建议停药，并且积极治疗。

▮▶ 肝癌破裂出血可能会有哪些表现呢？

肝癌破裂出血是原发性肝癌严重的并发症。临床发病急、预后差、死亡率高，是原发性肝癌的主要死亡原因。肝癌瘤体大小和出血量的不同，也会有不同的症状。

当出现小的破裂出血或出血缓慢时，可表现为右上腹疼痛，其疼痛程度较轻。出血量较小，应平卧休息，限制活动，腹带加压包扎；当出现破裂面积大、出血量大、速度快的时候则提示病情危重，常常会有突然剧烈的腹痛、腹胀、大量出汗、面色苍白、心率加快等表现。当出血量大时，有失血性周围循环衰竭的患者应及时对患者血压、脉搏、呼吸、心率及神志情况进行严密监护，并给予抗休克治疗。

▮▶ 肠梗阻导管是什么？

肠梗阻导管是目前新型的治疗肠梗阻的方法。

治疗位置稍低的肠梗阻，单纯行胃管减压，无法到达梗阻的部位，不能很好地吸出潴留的食物和气体,从而不能解决梗阻。传统保守疗法治疗周期长,而手术治疗容易造成再次粘连形成梗阻,并且无法判断梗阻的具体部位或是否存在完全性梗阻。而肠梗阻导管治疗是直接在肠梗阻的上部进行减压,利于吸引潴留的食物和气体,从而有助于解决梗阻。可通过肠导管注入中药、植物油等,直接作用于梗阻的上部,利于解决梗阻。肠梗阻导管与传统疗法相比,有治疗周期短、见效快、创伤小等特点。

针对大肠癌患者,使用经鼻的肠梗阻导管减压往往不能获得良好的减压吸引效果。与经口的肠管减压相比,有必要将肠梗阻导管经肛门越过狭窄部位插入并进行减压吸引。肠梗阻导管可越过狭窄部位进行减压引流,术前能够进行肠道准备和造影诊察,这样可减缓腹部急症,避免急诊手术,也可对患者进行营养支持以改善患者状态后再行手术,还能减少缝合不全、创伤感染等术后并发症。为避免造瘘,可进行一期切除、吻合手术。在取得良好术前清洗效果的情况下,可免除术中清洗,缩短手术时间。

▐▶ 肠梗阻患者为什么要禁食禁水、给胃肠减压?

肠梗阻的治疗包括保守治疗和手术治疗。保守治疗的手段有:①禁食禁水,尽可能减少胃肠道的负担,是帮助胃肠道恢复功能的重要方法,因为在发生肠梗阻后,吃饭喝水会增加胃肠压力,产生气体,加重肠梗阻腹痛、腹胀的症状;②胃肠减压是治疗肠梗阻的一项重要治疗措施,可以将积存在胃肠道的气体、液体吸出体外,以缓解胃肠道的张力,有利于肠梗阻的恢复。

▐▶ 恶性肠梗阻患者为什么会呕吐?

恶性肠梗阻是晚期癌症患者的常见并发症。肠梗阻患者的梗阻部位上的肠道运动加剧,当肠道内容物不能顺利通过时,会随着部分无法重吸收的肠液、胃液呕吐排出。呕吐物特征性表现是:胆汁样呕吐物大多无臭味,提示梗阻部位为上腹部;难闻的粪便样呕吐物可能是结、直肠梗阻的首发症状。十二指肠、小肠梗阻早期即出现呕吐,大肠梗阻通常在晚期才出现呕吐。

▌▶ 直肠癌手术后反复出现恶性肠梗阻,中医应如何干预?

恶性肠梗阻是指以原发性或转移性恶性肿瘤为病因造成的肠道梗阻,是消化道肿瘤的常见并发症。多出现在肿瘤中晚期,病程长、体质差、预期生存时间短,多数患者已经失去手术机会。而中医治疗可以缓解患者症状,提高生存质量,尤其对于中晚期肿瘤患者复发后转移导致肠梗阻,当需要禁食禁水时,中药充分利用优势提供了许多非口服途径的治疗方法。

中药灌肠一般常用大黄、芒硝、厚朴、枳实、莱菔子、槟榔、木香等药物。灌肠液的多少及保留时间长短需要根据病情确定。中药灌肠之后观察患者大便的次数、量、颜色、性状,还需要注意有无排气、腹胀、腹痛的情况。

此外,中医还可以采用针刺、耳穴贴压、摩腹等外治法。常用的方法有针刺大肠俞、天枢、脾俞、气海、足三里、关元、中脘、太冲等穴位;耳穴贴压大肠、交感、皮质下等处;在腹部进行顺时针摩腹以促进胃肠蠕动。运用这些外治法,可以有效缓解肠梗阻的症状,调整紊乱的胃肠功能。

▌▶ 哪些肿瘤容易引起肠梗阻?

最常见并发肠道梗阻的原发肿瘤为卵巢癌(5.5%~51%)、结直肠癌(10%~28%)和胃癌(30%~40%)。小肠梗阻较大肠梗阻更为常见,患病概率分别为61%和33%,超过20%的患者大肠和小肠同时受累。卵巢癌并发恶性肠梗阻占癌性小肠梗阻的 50%，占癌性大肠梗阻的 37%。

▋▶ 什么是恶性梗阻性黄疸？医生让查 MRCP、ERCP，这些是什么检查？

恶性梗阻性黄疸是由恶性肿瘤导致的直接或间接的胆道梗阻所引起的以高胆红素血症、组织和体液黄染、胆管扩张为主要临床表现的一类疾病，常见于胰头癌、十二指肠乳头癌、胆管癌、胆囊癌患者。

常用的影像学检查有：B 超、CT、MRI、MRCP、ERCP、PET-CT 等，这些检查方式在临床上的使用要综合考虑。MRCP（磁共振成像胰胆造影），能清晰显示胰胆管梗阻的部位和扩张程度，且具有无创、多维成像、定位准确等特点，故优于单纯 MRI；而 ERCP（经内镜逆行胰胆管造影），不仅可达到影像学诊断的目的，还可经内镜收集胆汁、胰液进行细胞学、生化和酶学检查，不仅能提高肿瘤检出率，还能鉴别梗阻部位的性质。

▋▶ 呼吸道梗阻会出现什么症状？严重吗？

癌性呼吸道梗阻是肿瘤患者危及生命的急症之一。呼吸道梗阻通常为肿瘤阻塞气道或压迫气道所引起的。患者呼吸困难，用力咳嗽。症状可随着缺氧加重，气体交换困难征象会越来越明显，吸气时伴有高调音，发绀，声音嘶哑，不能说话。以上是呼吸道梗阻特殊的典型体征。如不能成功地解除梗阻，患者的血氧饱和度将迅速下降，陷入昏迷，甚至死亡。

▋▶ 恶性胸腔积液、恶性腹腔积液是如何产生的？

恶性胸腔积液是指原发于胸膜的恶性肿瘤或其他部位的恶性肿瘤转移至胸膜而引起的胸腔积液。恶性腹腔积液是指由恶性肿瘤引起的腹腔过量液体积聚,病因可以是肿瘤细胞侵犯腹膜,也可以是静脉、淋巴管阻塞。

　　恶性胸腔积液和腹腔积液是中晚期恶性肿瘤常见的并发症之一,也是部分患者的主要临床症状和体征,严重的胸腔积液和腹腔积液可危及生命。大多数患者可以在胸腔积液和腹腔积液中找到恶性肿瘤细胞。恶性胸腔积液常见于肺癌、乳腺癌等。恶性腹腔积液常见于肝癌、卵巢癌、腹膜恶性肿瘤等。

▌▶ 恶性胸腔积液有哪些治疗方法呢?

　　恶性胸腔积液的主要治疗目的是缓解胸闷、呼吸困难等症状,减少并发症的发生,提高患者生存质量,延长生存期。目前,临床上常用的治疗方法包括:放射治疗、化学治疗、胸腔穿刺及胸腔闭式引流、胸膜固定术、生物反应调节剂、热疗、循环胸腔热灌注、胸－腹腔分流术、胸膜切除术等,可根据患者的具体情况选用一种或多种治疗方案。

▌▶ 胸腔积液会对心脏有影响吗?

　　出现胸腔积液后,心脏会受到一定程度的压迫,严重时会影响心功能。一般来说,单侧中等量胸腔积液压迫心脏,会造成心脏功能及血流动力的改变,但由于对侧胸腔负压的代偿,可以得到一定的缓冲作用,故不会对机体产生明显影响。但当出现大量胸腔积液或双侧胸腔积液时,就会影响心脏的舒张功能,导致出现心室充盈障碍,务必重视。

▌▶ 为什么有的人抽出胸腔积液后会出现胸痛的症状?

　　患者抽出胸腔积液后,胸膜腔内的负压恢复,患者的肺部复张,这时如果导管与壁层胸膜之间产生摩擦,就会出现难以忍受的疼痛感。可在引流管中注入普鲁卡因或利多卡因,并对局部进行浸润麻醉,以达到镇痛的效果。此外,如果患者胸腔积液中存在脓性分泌物,当分泌物结痂后与导管相互摩擦也会导致疼痛。这种情况要注意定期对伤口进行清洗换药,并在局部涂消炎软膏。

▐▶ 胸腔内灌注药物可以控制胸腔积液吗?

胸腔内灌注药物是可以在一定程度上控制胸腔积液的,其中最具代表性的当属胸膜固定术。胸膜固定术是在抽出胸腔积液后向胸膜腔注射相应硬化剂的一种治疗方法,目前国内常用的硬化剂包括化学治疗药物和免疫治疗药物。常用于胸腔灌注的化学治疗药物包括铂类、博来霉素、氟尿嘧啶、阿霉素等,通过产生化学性胸膜炎而促进胸腔粘连,达到控制胸腔积液的效果,同时也能杀灭部分肿瘤细胞,控制病情进展。免疫治疗药物主要包括干扰素、白介素-2、肿瘤坏死因子、重组人血管内皮抑制素、生物反应调节剂等。此外,患者配合服用中药辅助胸膜固定术的治疗,还能在减轻副作用的同时,在一定程度上增强治疗效果。

▐▶ 腹腔热灌注是往肚子里面注水吗?那会不会越注水越多呢?

腹腔热灌注根据患者的具体情况, 有的往肚子里面灌注热生理盐水,有的是灌注化学治疗液体。一般是通过预先在体内植入化学治疗泵或采用腹腔穿刺的方法将恒温 42~45℃ 的化学治疗液体或生理盐水快速灌入腹腔内,然后嘱患者变动体位使液体均匀分布,一般间隔 24 小时后将液体放出,此种治疗称为腹腔热灌注。腹腔热灌注一方面通过高温杀死肿瘤细胞;另一方面可直接促进腹腔内抗癌药物吸收,降低体循环药物的浓度,并提高局部病灶的细胞毒性作用,减轻全身副作用。所以腹腔积液不会越注越多。

天天抽腹腔积液，肚子为什么还是那么大？

癌性腹腔积液是肿瘤患者常见的并发症，癌性腹腔积液的形成是由于癌细胞侵犯腹膜，组织间的体液渗出到了腹腔，使腹腔内液体的生成和吸收失去动态平衡的结果，其形成是几个因素联合或单独作用所致。抽腹腔积液是通过减少腹腔积液量来减压，并缓解患者腹胀、胸闷、憋气等症状，但并没有从根本上解决导致腹腔积液产生的原因，并且人体内的白蛋白也会随着腹腔积液流失。如出现白蛋白低下的情况，则更易导致产生腹腔积液，所以抽腹腔积液只是缓解腹胀、憋气等症状的姑息治疗手段，不能解决根本问题。

恶病质前期有哪些征兆？

癌症患者出现恶病质往往表现为不可逆的食欲下降、体重下降、营养状况恶化、呕吐无法进食，直至患者死亡。目前，将体重下降作为恶病质最主要也是最早出现的临床表现，对于肿瘤患者来说，恶病质的早期发现和干预是防止疾病恶化的关键治疗方法。

什么是恶病质？

恶病质多见于恶性肿瘤晚期。恶病质是恶性肿瘤常见的致死因素，并且直接影响治疗效果，导致患者生活质量下降，生存期缩短。出现恶病质最主要的 3 个因素包括：代谢失调，脂肪和蛋白质分解增加，神经内分泌失调。

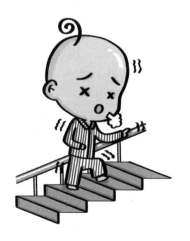

▎▶ 中医是怎么样认识恶病质的？

恶病质属于中医"虚劳"的范畴，多由于患者久病不愈、气血阴阳不足、脏腑功能衰弱、脾失运化、失于濡养所致，中医古籍《素问·玉机真藏论》有"大骨枯槁，大肉陷下，胸中气满，喘息不便，其气动形，期六月死"的记载，与晚期肿瘤患者恶病质的症状极为相似。

▎▶ 出现恶病质应该怎么治疗？

恶病质的治疗主要以改善厌食、增加饮食量、调节代谢、抑制肌肉和脂肪降解为主。类固醇类激素甲羟孕酮（MA）是目前能够改善恶病质患者食欲、热量和营养摄入的有效药物之一，可与其他药物连用；非甾体抗炎药（NSAID）及选择性环氧化酶-2（COX-2）抑制剂能够抑制系统炎症反应，减少肌肉降解，增加体重。中医可通过益气扶正、健脾和胃等方法改善部分恶病质患者的临床症状，因此，在治疗恶病质方面，中西医结合治疗才是患者的最佳选择。

第七章 ◀❚

中医治疗肿瘤的特色疗法

▐▶ 针灸对于肿瘤患者可以起到哪些作用？

针灸是通过针刺或艾灸等来刺激人体特定部位，以益气活血、疏通经络、调和阴阳、扶正祛邪治疗疾病的目的。

对肿瘤患者来说，针灸可缓解乏力，提高免疫力，恢复肢体不利，缓解疼痛，调节焦虑、烦躁的心情，有助于改善睡眠。另外，研究显示，针灸在减轻放化疗后的手足麻木、恶心、呕吐等在不良反应的治疗中具有较好

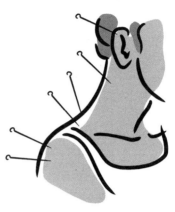

的临床疗效；针灸还可以缓解镇痛药引起的腹胀、便秘、腹泻等。

但是，如果患者出现晕针、畏惧不能耐受或出现局部皮肤破溃等情况时，则不适合针灸治疗。

▐▶ 针灸可以提高肿瘤患者的免疫力吗？

恶性肿瘤患者机体免疫力的强弱不仅影响肿瘤的发生、发展，还直接关系着患者的预后。中医认为，免疫力低下多因正气亏虚所致，针灸具有益气扶正、调和阴阳之功，通过针刺足三里、三阴交、内关、上巨虚、合谷、太溪、太冲、阴陵泉、阳陵泉、灵骨、肾关等穴位，艾灸神阙、关元、气海、足三里等穴位，可以增强机体对肿瘤存在的免疫应答能力，并对紊乱的免疫功能有较好的双向调节作用。此外，有一些针法在治疗上偏重补益气血，使免疫力低下的患者也能取得较好的治疗效果。

▐▶ 长期服用阿片类止痛药出现了便秘、腹胀，针灸能缓解症状吗？

阿片类止痛药是治疗恶性肿瘤患者中、重度疼痛的主要药物，副

作用主要是以便秘、腹胀为主要表现的胃肠道副作用,而且贯穿全程。

临床上西医多采用对症支持治疗或以增加摄入膳食纤维为主,中医则认为,便秘、腹胀多因气血亏虚不能濡养肠道、瘀毒互结阻滞肠道气机所致。通过针灸能够有效地疏通大肠腑气,调节肝、肾、脾、胃的功能,从而改善便秘的症状。可针灸关元、神阙、气海、足三里、天枢等穴位,以治疗便秘、腹胀。同时,还可通过中药保留灌肠的方法,将一些具有润肠通便功效的药物,如大黄、柏子仁、厚朴、芒硝等制成汤剂灌肠,以帮助大便排出。

▮▶ 肿瘤患者化学治疗后出现恶心、呕吐,可以通过针灸缓解吗?

消化道反应是化学治疗过程中出现最早、最常见的副作用,主要表现为恶心、呕吐、呃逆、食欲减退等。中医将其归属于"呕吐、呃逆、痞满"等的范畴,针灸治疗时当以疏肝理气、和胃降逆止呕为治疗方法,可以在西医常规治疗的基础上,辅助应用针灸治疗以尽快地缓解患者的临床症状,亦可采用在足三里穴位注射甲氧氯普胺或穴位贴敷等方法,这些治疗方法均可以取得一定的疗效。

▮▶ 肿瘤患者化学治疗后出现腹泻,能通过艾灸缓解吗?

腹泻是化学治疗后常见的并发症之一,临床表现为大便次数增多,粪质稀薄或如水样。中医认为,其多以阴阳失调、脾虚不固、阳气下陷等虚证为常见,艾灸治疗是作用于经络或穴位,通过调和阴阳、益气健脾、温阳举陷等功能,从而达到止泻的目的。常以足三里、中脘、神阙、天枢、脾俞等穴位温和灸为主;亦可应用神阙隔盐灸、隔姜灸或隔附子饼灸、天枢隔姜灸或隔附子饼灸等方法,以配合西医有效缓解患者的腹泻症状。

▐▶ 肿瘤患者出现癌因性疲乏,能通过艾灸缓解吗?

中医认为,癌因性疲乏属于"虚劳"范畴,其主要病机为脏腑功能衰退,气血阴阳不足,多以虚证常见。艾灸具有益气温阳、行气活血、滋养脾肾、调和脏腑之功,故合理使用艾灸治疗能够在一定程度上补益患者正气,改善癌因性疲乏的症状。但是,艾灸在应用中也需要辨证论治,如为气虚或阳虚等虚证时,可以使用。

▐▶ 脑肿瘤患者出现了一侧肢体活动不利, 针灸有利于康复吗?

一侧肢体活动不利是脑肿瘤患者常见的并发症,其症状类似于中医中的中风偏瘫。中医认为其多因肝肾不足、肝阳上亢、火动生风、瘀阻脑络或痰凝脑窍所致,针灸亦有调理肝肾、平肝潜阳、益气活血、化瘀祛痰、通络开窍、疏利四肢的功效。因此,在针对癌灶进行积极治疗的同时,配合针灸治疗,可以改善患者的肢体活动障碍,提高患者的生活质量。

▐▶ 恶性肿瘤患者可以做推拿吗?

推拿是在中医理论的指导下,运用手法有节律地刺激人体体表来防治疾病的方法。肿瘤患者是可以做推拿的,但一般以揉按局部穴位为主。慎用力度大、全身性的按摩,并避开肿瘤部位。如无腹腔肿块等特殊禁忌证,一般可选择在腹部进行手法操作,以调理胃肠功能;也可在背部脊柱两侧膀胱处经循行部位进行揉、按、推等,以培补脾肾、调理脏腑。

在肿瘤的形成过程中,体内一些病理产物能阻滞气机,如痰湿、瘀血等,根据肿瘤发生的病因病机,我们可以有针对性地选择相应穴位,如痰湿重的人,可以选择对小腿前侧的丰隆穴推拿以化痰祛湿;瘀证比较明显的,可以选择对膈俞穴推拿以通络逐瘀;如果兼有颈肩腰腿痛等症状需要进行推拿治疗的，要注意排除是不是肿瘤压迫脊神经或侵犯骨骼引起的，此时若盲目进行强度较高的推拿可能会引起骨折，甚至有截瘫的风险。

▐▶ 穴位按摩能缓解恶性肿瘤患者的哪些症状呢？

穴位按摩是以中医理论为指导，以经络腧穴学说为基础，以按摩为主要施治，用来防病治病的一种方法。穴位按摩通过刺激人体特定的穴位，激发人的经络之气，以达到通经活络、祛邪扶正的目的。

穴位按摩对恶性肿瘤患者的治疗包括以下症状：①癌性疼痛。穴位按摩通过通经络、调气血的功能发挥止痛作用，故在常规止痛药的基础上配合对足三里、合谷、三阴交、百会等穴位的按摩，可以缓解癌性疼痛；②腹胀、便秘。按摩位于肚脐旁开2寸的天枢穴，可理气通腑，促进胃肠道蠕动，按摩肚脐下3寸的关元穴，可以补益元气，通畅腑气，还有其他穴位如中脘、气海等；③尿潴留。按摩下腹部并热敷，再加上对三阴交、阳陵泉、中极等穴位按摩，可以疏通膀胱气机，缓解尿潴留症状；④恶心、呕吐。按摩足三里、内关、中脘等穴位，可改善化学治疗后的恶心、呕吐等症状，配合西医治疗效果更明显。穴位按摩虽然可在家中进行，但症状严重者应该及时就医。

▐▶ 恶性肿瘤患者能拔罐吗？

拔罐是利用燃烧、抽吸等方法造成罐内负压，使罐吸附于体表，并使局部皮肤充血，对局部或穴位产生刺激，从而达到防治疾病的目的的方法。肿瘤患者是否可以拔罐，需要结合患者临床的一般状况，通过辨证决定。

肿瘤患者拔罐常用的穴位有大椎穴，其位于督脉，配合刺络拔罐，可起到清热泻火的作用，刺络拔罐可化瘀解毒，给邪以外出的途径，但这种方法适用于实证的患者，体质虚弱的肿瘤患者不建议使用；另外，也可以选用一些背部的穴位,背部腧穴与脏腑关系密切,拔罐可以刺激人体自身功能以调和脏腑气机。值得注意的是,虽然拔罐疗法无创伤,但肿瘤患者拔罐时需要注意部位的选择,最好由专业人员操作,以免由于操作不当造成皮肤损伤。另外,刺络拔罐属于有创治疗,不适宜用于虚证患者,也不建议血小板低、凝血功能异常的患者使用。

▮▶ 耳穴疗法对恶性肿瘤患者有帮助吗?

耳穴就是分布于耳郭上的腧穴,也叫反应点、刺激点。耳与脏腑、经络密切相关,当人体内脏或躯体发生病变时,会在耳郭的部位上出现局部反应。故刺激耳穴,对相应的脏腑即有一定的调治作用。耳穴疗法就是通过选取药物种子、药丸、其他硬物等刺激耳穴,使其产生酸、麻、胀、痛等刺激感应,以达到治疗目的的一种外治疗法。耳穴方法具有操作简便、作用时间长、副作用小等优点,在临床中常辅助西医及中药汤剂、针灸、贴敷治疗。

针对恶性肿瘤患者,耳穴疗法可用来缓解和改善化学治疗引起的呕吐症状,于化学治疗前后选择耳敏感点,加上胃、脾、神门、交感等穴位贴敷王不留行子,每天按摩 3~5 次,以提高刺激量。耳穴疗法用于缓解便秘,主要选择的穴位有大肠、直肠、脾、胃。此外,耳部有丰富的神经,配合针灸对癌痛的镇痛效果较明显,还可以缓解镇痛药的副作用。

▮▶ 中药外搽剂对恶性肿瘤患者有帮助吗?

涂搽法就是将药物做成洗剂、油剂、软膏等涂抹于患处的方法。中药外搽剂较适合于肿瘤患者皮肤、黏膜不适之处,使用方便。但对于皮肤比较敏感或者局部皮肤有破溃的患者,可能会出现对中药过敏或感染的情况,应慎用或禁用。

中药外搽剂对化学治疗后口腔溃疡、化学治疗性静脉炎、放射性皮炎、PICC 术后护理、癌症疼痛等有一定的缓解作用。

（1）口腔溃疡：化学治疗后出现口腔溃疡，多因气血不足、阴虚内热引起，可将糊状制剂涂抹于伤口处，以达到清热解毒、消肿止痛、敛疮生肌的作用，促进溃疡面的愈合。

（2）化学治疗性静脉炎：为化学治疗药物外渗引起的组织损伤，可出现皮肤瘙痒、红肿、疼痛、发疱、溃疡、硬结等症状，将药物配比后用蜂蜜、凡士林软膏等调成糊状涂抹于局部，可以起到凉血、消肿止痛、抗菌消炎、促进毒性药物代谢、保护血管的作用。

（3）放射性皮炎：放射治疗后急性放射性皮炎可表现出皮肤干燥、红斑、脱屑等症状，可使用膏剂、糊剂等不同剂型涂抹于局部，对于防治急慢性放射性损伤有较好的疗效，临床常用于乳腺癌放射治疗后的皮肤损伤。

（4）PICC 术后护理：可以选择涂搽蜜调如意金黄散，以预防静脉炎的发生。

（5）癌性疼痛：部分中药外搽剂可以应用于轻、中度的癌性疼痛，以减少阿片类止痛药的用量。

▶ 中药足浴对恶性肿瘤患者有帮助吗？

足部是中医经络中足三阳经与三阴经经脉的交会处，中药足浴可通过药物对皮肤、腧穴的双重吸收作用达到治疗的目的，是中医外治法中的一项重要治疗措施。对肿瘤患者的治疗包括：

（1）减轻疲乏：能有效缓解胃肠道肿瘤化学治疗患者的癌因性疲乏，并改善患者的生活质量。

（2）减轻癌痛、改善睡眠：可以对肿瘤患者的疼痛及睡眠质量起到改善作用，减轻患者的疼痛感。

（3）减轻手足综合征：可以缓解化学治疗后足部神经麻、凉、痛的症状。

（4）促进肠道功能恢复：可以通过对胃、小肠、结肠反射区的温热刺激，调整胃肠经络气血的功能，促进肠道蠕动和恢复肠道功能。

（5）防治下肢静脉血栓：肿瘤患者因血液高凝状态，且长期卧床，容易出现下肢静脉血栓，足浴可以缓解血管痉挛，改善肢体缺血状态，促进血液回流，对于预防或缓解下肢静脉血栓症状有一定效果。

但是需要注意是，足浴应以患者能够耐受为度，温度不宜过高，最好不超过40℃，浸泡时间也不宜过长，时间过长容易引起心脏不适、头晕等，时间以20~30分钟为最佳。饭后1小时内不要进行足浴，以免影响食物消化。

▶ 中药熏洗法能够缓解化学治疗后出现的手足麻木等症状吗？

化学治疗后出现的手足部麻木、疼痛，遇冷加重等症状，是化学治疗引起的周围神经毒性反应，中医将其归属于"痹证"范畴，主要因为正气不足，化学治疗药物之毒邪入侵经脉，导致气血瘀滞，不能输送营养到四肢末端，从而出现麻木、疼痛等症状。中药熏洗法是通过熏洗、浸泡手足，使药物渗透到皮肤进而发挥药效。常用的中药熏洗法多由具有益气养血通络作用的药物组成，并借助药力和热力的作用，改善局部微循环，达到疏通经络的目的，如黄芪、桂枝、当归、干姜、红花等。

在泡洗时应当注意局部皮肤有无皮疹、瘙痒等异常反应，以避免出现药物过敏反应，水温也不应过高，注意防寒，以免着凉。

▶ 穴位贴敷能缓解肺癌患者的喘憋症状吗？

穴位贴敷可以通过选取不同功效的药物，以温经通络、散寒止咳，如常用的散寒化痰的白芥子，咳嗽、喘憋者可选取肺俞、肾俞、天枢等穴位,痰多可加脾俞等穴位,使药物渗透到相应穴位、经脉,从而调整脏腑功能,发挥宣肺平喘、补肾纳气的作用。溶剂多使用醋、酒,可配合药物更好地作用于经络。

穴位贴敷的适应证广泛,作用直接,操作简便,价格低廉。但也要注意,一些用于穴位敷贴的中药,如白芥子等可能有刺激性,对于皮肤敏感的患者,穴位贴敷应谨慎使用,如果贴敷部位出现疼痛、灼热感应注意观察皮肤变化,若出疹及发疱,应立即停止贴敷并咨询医生进行处理。

▶▶ 恶性肿瘤患者出现反复低烧的症状,医生诊断为癌性发热,中医外治法能缓解吗?

癌性发热属于"内伤发热"范畴。因痰、热、瘀、毒停聚所致,由于久积体内,经络、脏腑气机阻滞,郁而生毒化热,热毒蕴结体内,导致脏腑功能失调、阴阳失衡而致发热。如果确认为癌性发热,除了中药汤剂辨证治疗外,还可以配合外治法来缓解症状。

(1)肛门栓剂:临床上有很多可以外用的滋阴清热类栓剂,如癌热宁栓剂。

(2)拔罐:如无禁忌证,可以配合大椎放血拔罐,以达到泻热排毒的目的。

(3)针刺:经典的针刺退热法是十宣穴点刺放血(十宣穴是十指的指端,距离手指甲与手指肉边缘约0.33cm),但要注意这种方法适合于身体状态较好,辨证为热毒、湿毒蕴结的患者,身体虚弱、贫血的患者不可轻易尝试放血疗法。

(4)穴位贴敷:根据患者的不同症状辨证选穴选药,临床宜选择滋阴清热、凉血化瘀类中药贴敷于相关穴位,如肺癌患者可敷于肺俞、定喘等穴位,肝癌患者可选择肝俞、神阙、期门等穴位,大肠癌患者可选择脾俞、腹部穴位等。

需要注意的是,中医外治法还是多以辅助治疗为主,一旦出现发热,要及时到医院就诊,排除是否为感染导致的发热,以免耽误治疗。

▶ 对于乳腺癌患者手术后出现的上肢肿胀,有中医外治的方法吗?

乳腺癌临床常规进行的是乳腺癌改良根治手术,大多需要同时进行腋窝淋巴结清扫,而行腋窝淋巴结清扫可导致术后上肢淋巴水肿,这种情况成为乳腺癌手术的常见并发症之一。术后上肢淋巴水肿的发病率为 6%～62%,临床上多采用按摩和手臂锻炼的方法。

中医认为,乳腺癌术后上肢淋巴水肿以湿阻血瘀、气虚水停为主要病机,中医治疗以利水消瘀、温经通络为主要原则。常见的中医治疗方法包括口服中药、针灸、中药外敷、熏蒸等,例如,针刺局部穴位,并配合辨证选穴,可以理气行血化瘀;手术后可行艾灸以缓解水肿的症状;中药热熨,就是将药物加热后在局部或者穴位处来回滚熨,使药力和热力同时经体表渗入,以达到调理气血、利水消肿的目的;也可将中药调成糊状物进行局部外敷,并配合功能锻炼,加快回流。平常可按摩合谷、内关、中府等穴位,可帮助患肢恢复功能。

▶ 恶性肿瘤患者出现轻度胸腔积液、腹腔积液,可以用中医外治法来缓解症状吗?

恶性胸腔积液和腹腔积液是晚期肿瘤常见的并发症,其生成迅速,难以控制,预后很差,严重影响患者的生活质量。治疗上多采用胸腔闭式引流术、腹腔引流术来缓解。胸腔积液、腹腔积液较为顽固,难以根治,在西医治疗的基础上,可以适当配合中医外治法,在控制积液的同时,顾护人体正气。

中医将其归属于"悬饮""臌胀"范畴。"血不利则为水""病痰饮者,

163

当以温药和之"，故治疗当以温阳利水、活血逐饮为法，例如，可以选择具有益气扶阳、活血逐水的中药外敷肚脐神阙穴处，或制成膏剂外敷于胸背部腧穴处，或可以在药物贴敷的基础上加用艾灸，在促进药物吸收的同时以温通经络。对于胸腔积液、腹腔积液的治疗，外治法只能起到缓解作用，还应积极治疗原发病灶并配合其他常规治疗。

▶▶ 对于放射治疗后出现的皮肤红斑、水肿等损伤，是否可以用中医的外治方法缓解？

由于放射线会对皮肤黏膜造成损伤，故放射治疗后可能出现红斑、脱皮、水肿、溃疡等损害。中医认为，放射治疗引起的皮肤损伤是由于热毒过盛所致，针对这一病机，治疗上以清热解毒、凉血化瘀为主要治疗方法，并配合外治法，有助于缓解局部症状。

（1）涂抹法：在皮损局部涂抹芦荟汁或芦荟凝胶，可渗透到皮肤深处，改善局部免疫功能；或涂抹植物油类，如玫瑰油、紫草油、地榆油等，可以保持皮肤的湿润，从而缓解皮肤反应。涂抹的药物所含的成分还可以为细胞提供能量，起到抗菌消炎、促进伤口愈合的作用。临床上，烧伤膏、三黄膏、金黄散等均可用于防治放射性皮炎。

（2）外敷法：中药类复方外敷可以活血生肌，改善血液循环，制成膜剂后可以增强耐磨性，不易脱落，方便揭下，或将中药粉剂与乙醇混合调成糊状，涂抹于创面，还可将中药制成纱条，并将纱条覆盖于皮炎区，也会有一定的效果。

涂抹法和外敷各有优点，均可使药物直达患病处，效果更强，也更加方便。

▮▶ 部分胃部恶性肿瘤患者总是打嗝，中医有什么方法缓解吗？

部分肿瘤患者出现打嗝多是由于肿块本身或手术、放化疗等因素刺激，导致膈肌痉挛，可以出现在疾病的各个阶段，症状虽不严重，但会影响患者的日常生活和工作。

对于肿瘤压迫引起的打嗝不推荐应用外治法治疗，而放化疗后引起的打嗝配合外治法可以起到较好的疗效。中医将打嗝称为"呃逆"，认为呃逆与胃气上逆相关，针刺、艾灸、穴位注射、穴位敷贴、耳穴贴压、穴位按摩等方法均具有调和脾胃、降逆止呃的作用，对于呃逆的治疗都可以起到比较好的辅助作用。

临床上可以配合穴位注射，如足三里穴，在注射缓解痉挛药物的同时使用小剂量进行穴位刺激，以达到双重作用；穴位贴敷选用理气和胃的药物，如丁香、柿蒂、沉香等，用醋或姜汁调匀后，敷于内关、足三里、膻中等穴位，药效持久且容易操作；耳穴通过调理全身脏腑功能来缓解症状，可选用耳中、胃、肝、脾以降逆止呃，神门以镇惊安神，交感、皮质下以调节自主神经功能，缓解膈肌痉挛。

▮▶ 患有恶性肿瘤的患者经常心情低落、抑郁，通过哪些中医外治法可以缓解？

肿瘤患者因为疾病的原因很容易产生焦虑、抑郁的心情，出现过度焦虑与抑郁状态，不仅会影响生活质量，而且也不利于疾病康复，还会造成与家人关系紧张。针对肿瘤患者出

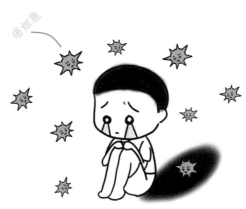

肿细胞

现的这种情况,平时可选择按压内关、合谷、神门、百会、三阴交、太冲、肝俞等穴位,按压几分钟,以宁心安神、调畅心胸;或将药物贴敷于肺俞、足三里、阳陵泉等穴位,以调理脏腑的功能,或者对这些穴位进行针灸治疗,以温热刺激穴位经气的流动,改善气滞不舒的症状;另外,患者应树立良好的心态,正确认识疾病,只有战胜心魔才能更好地对抗病魔。

第八章

肿瘤患者的康复治疗

▶ 什么是肿瘤的康复治疗？都包含哪些内容？

肿瘤康复的概念最早是美国在 1971 年国家癌症计划中提出的，总的来说是以患者自我和家庭为中心，在医护人员或者相关专业人员的指导和协助下，通过医学、心理学、营养学、社会学等各种方法的综合运用，最大限度地改善因肿瘤及其治疗所导致的身体和（或）心理功能障碍、社会属性受损、职业能力下降等。

肿瘤康复的内容包括以下几方面：

（1）心理康复。

（2）主动运动、被动运动。

（3）增强患者的抗病能力。

（4）减轻患者痛苦。

（5）合理营养。

（6）器官功能康复。

（7）生活指导。

（8）家庭及社会支持。

（9）临终关怀。

▶ 肿瘤康复治疗具有哪些作用或意义？

对于肿瘤患者来说，肿瘤本身及其相关治疗可能会带来一系列的副作用，肿瘤患者在面对疾病带来痛苦的同时，还需要担负经济、心理和社会的压力，多重压力下肿瘤患者的生活质量会大幅下降。肿瘤康复的意义在于：可以改变患者的生活方式，改善心理状态，正确处理工作、生活和疾病的关系，

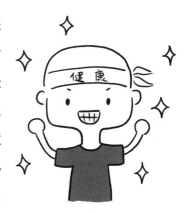

平衡营养,加强锻炼,并帮助患者建立战胜肿瘤的信心,乐观地对待生活,并减轻疾病带来的痛苦,最终回归社会生活。

▪▶ 肿瘤患者在进行肿瘤康复治疗前,需要接受哪些评估?

肿瘤患者在接受康复治疗前,必须接受一定的评估,根据评估结果才能制订对应的康复治疗方式。康复评价主要包含个人因素、环境因素、社会与家庭支持等背景因素的评定,以及身体结构与功能损伤严重程度的评定。具体可分为生理功能评定(癌痛评定、运动功能评定、躯体功能评定)、心理功能评定、活动功能评定、独立生活能力评定、参与能力评定、营养评定、危险因素评定和生活质量评定。通过以上评估可以全面了解患者各个方面的情况,进而开始实施下一步康复治疗的计划。

▪▶ 每次康复治疗前医生都说要进行躯体功能状态评估,评估包括哪些方面?

肿瘤及肿瘤治疗会对患者产生巨大的影响,因此,需要对肿瘤患者进行躯体功能状态评估,常用卡氏评分(KPS 评分)量表评估。患者得分越高,表示健康状况越好,越能忍受治疗给身体带来的副作用,也就越有可能接受完整的彻底治疗。

肿瘤患者进行手术或放化疗前一定要用卡氏评分进行评估,卡氏评分为百分制,以 10 分为一个阶梯,每个分段代表患者不同的功能状态(100 分:正常,无症状和体征。90 分:能进行正常活动,有轻微症状和体征。80 分:能勉强进行正常活动,有一些症状或体征。70 分:生活能自理,但不能维持正常生活和工作。60 分:生活大部分能自理,但偶尔需要别人帮助。50 分:常需要人照料。40 分:生活不能自理,需要特别照顾和帮助。30 分:生活严重不能自理。20 分:病重,需要住院和积极的支持治疗。10 分:病危,濒临死亡。0 分:死亡)。一般来说,若患者评分低于 60

分,许多有效的抗肿瘤治疗就不能继续实施了。

▶ 肿瘤患者进行康复治疗有哪些原则?

在整个康复治疗阶段,应该以患者为中心,以心理指导和功能恢复为主要目的,心理、生理双管齐下。总的来说,要注意以下 3 点:

(1)康复治疗应该贯穿肿瘤治疗的始终。

(2)手术、放化疗等临床治疗后的恢复性康复治疗,主要针对疾病和(或)治疗所造成的体质虚弱和功能障碍。

(3)晚期肿瘤患者以支持康复治疗为主,在生命的最后时期要以减轻患者的痛苦为主。

▶ 肺癌患者术后可以通过哪些康复训练改善呼吸功能?

肺癌患者术后常常会出现呼吸功能变差、呼吸道不畅等情况,这会使得患者的血液循环受阻,影响组织间的换气功能,进而导致一系列的不良后果。此时借助呼吸功能训练能不同程度地改善患者的呼吸功能,可以根据不同患者的不同情况有针对性地制订一些呼吸康复训练,具体的方法如下:

(1)鼓励咳嗽、咳痰。

(2)吹气球,吹笛子、葫芦丝等乐器。

(3)拍背。

(4)缩唇呼吸法。

(5)横膈膜呼吸法(又称腹式呼吸)。

(6)协调呼吸法。

(7)呼吸操(坐式呼吸操)。

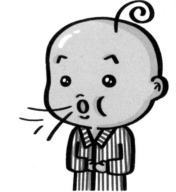

呼吸康复训练

需要注意的是,在进行呼吸功能训练时,要保持全身的放松状态,节奏轻松均匀。呼吸功能训练不是一两天就能看到效果的,需要长期坚持,另外呼吸功能锻炼不宜在空腹及饱餐时进行。

▪▶ 肿瘤患者术后处于恢复期,常感觉乏力,可以进行康复治疗改善症状吗?

肿瘤患者术后可以进行康复治疗来改善症状,主要有以下康复治疗方法:

(1)树立正确的心理观念,保持情绪乐观。疲劳、乏力是术后很常见的并发症,有些患者对此很在意,以至于影响正常生活,这样反而更不利于术后的恢复。

(2)制订营养均衡的饮食谱。

(3)建立良好的作息规律。一个良好的作息习惯可以促进术后的恢复。

(4)适度进行锻炼和娱乐活动。这不仅能够帮助机体的恢复和气血的流通,还能使患者保持心情愉悦。

▪▶ 乳腺癌患者术后出现上肢水肿该怎么办?

当乳腺癌患者术后出现上肢水肿时,首先要评估水肿的严重程度,并注意观察水肿是否呈进行性加重,如果水肿有加重的话,需要及时就医。如果患者患肢水肿处于稳定阶段,要尽量保持患肢处于较高的位置,避免长时间下垂,并且加以适度按摩;在医院就诊时应主动告知医护人员患肢存在水肿,避免在患肢处抽血、注射及测量血压;保持患肢皮肤干燥,尤其是皮肤褶皱处和手指间隙之间应及时清洁;避免患肢剧烈运动及提举重物(5kg);不佩戴过紧首饰;在清洁皮肤时,避免水温过高,避免桑拿或热浴;避免患肢损伤,如割伤、灼伤、昆虫咬伤、抓伤等;适度进行运动,如慢跑、游泳、有氧健身、健身操等;当患肢出现感染症状,如皮疹、瘙痒、发红、疼痛、皮温增高或发热时要及时就医,不可延误病情。

▣▶ 乳腺癌患者术后出现上肢水肿，可以通过哪些康复治疗来改善？

乳腺癌患者手术后多伴发上肢淋巴回流障碍，从而导致上肢水肿，通过以下 3 种方式的康复治疗在一定程度上可以改善上肢水肿的症状：

（1）物理驱动治疗仪：该方法通过机械压力将组织内的淋巴液挤压入人体静脉系统，从而减轻水肿。这种方法的优势就在于操作比较简单，在起效较快的同时可以重复操作。需要注意的是以下情况的患者不适宜这种治疗方式，如急性期的深静脉血栓、严重的充血性心力衰竭、新近植皮、坏疽、丹毒、内置人工关节等。

（2）弹力袖套：旨在患者腕部建立比较强的支撑力，使压力沿着手臂向上阶梯递减，这样可帮助该处肌肉泵清除堆积多余的体液，以进一步缓解局部组织内的充血，改善微循环。使用弹力袖套的最佳时间是晨起后，在晚上睡觉前脱下，应保持袖套佩戴时间每天不超过 12 小时。此方法具有简单、便携、经济的优点，多用于体质较弱、术后或水肿的初期患者。

（3）肌内效贴布：是近年来兴起的一种使用特殊胶布以特定的粘贴方式在人体体表进行粘贴的治疗方法，其原理是应用胶布的弹力和压力顺应机体的淋巴和静脉回流系统来缓解充血及水肿情况。其优点是效果持续且明显，缺点是需要定期由专业人士更换胶布。

▣▶ 中医康复治疗对于化学治疗后出现腹胀不适的肿瘤患者有帮助吗？

中医功法通过运用各种特定的气息及肢体动作的锻炼，可以达到强身健体、内壮神勇、复原病体及延年益寿的目的，其内容丰富、简单易行，常见的如太极拳、易筋经、五禽戏、六字诀、八段锦等。

化学治疗后腹胀不适的患者大多是因为化学治疗后正气亏虚、脾胃气机不畅,表现出来就是肠道的蠕动功能减弱,利用中医康复治疗理顺周身气机,并以周身气机运行带动胃肠道气机运转,且中医康复治疗中有局部方法如揉腹法,在排除局部病变的禁忌证的情况下,可以有针对性地调畅胃肠道气机,改善患者的临床症状。

▶ 肾癌患者术后经常出现腰酸的情况, 有康复方法能帮助缓解症状吗?

腰酸、腰痛是肾癌患者术后较为常见的并发症,它影响着患者术后的生活质量。在康复治疗前,应该先评估腰酸是由于局部肌肉疾病导致的,还是术后气血亏虚导致的。如果是局部肌肉疾病导致的可以进行一些肌肉的运动康复,如果是由于术后气血亏虚、肝肾不足所致,可以使用一些中医康复的方法,如练习太极拳、五禽戏,配合局部艾灸、搓背等缓解症状。同时,治疗后应该充分休息,避免劳累,尤其是与弯腰负重相关的劳动,另外,也可以佩带腰具减轻对腰椎的负担。

▶ 肠癌患者术后可以做仰卧起坐吗?

肠癌患者术后通过仰卧起坐等有氧运动可以改善胃肠道的蠕动能力,以减少胃肠道症状,促进血液循环,加速体内的毒素排出;相反,不运动很容易导致肠道粘连、肠梗阻等并发症,不利于恢复。鼓励肠癌患者术后根据自身情况及早下床活动。

患者出院后,可以进行一些不太剧烈的有氧运动,合理安排锻炼时间,做到劳逸结合、动静相宜,每周锻炼 3~4 次最佳,除仰卧起坐外,患者还可以散步、举腿运动、屈腿运动和踏车运动。如果身体恢复良好,可逐步加大运动量,变换锻炼内容,逐渐从散步、太极拳、做操直至慢跑。

但注意肝癌术后患者应该在伤口完全愈合后再进行运动, 避免给伤口带来损伤。

▣▶ **晚期前列腺癌患者常出现小便不畅、尿不尽、尿等待等症状，在常规治疗的基础上通过相关的康复治疗能缓解这些症状吗？**

前列腺癌晚期患者排尿困难的主要原因是由于肿瘤的压迫，我们可以通过促进尿意或者改善尿道不畅来缓解症状，简要介绍3种简便易行的方法。

（1）条件反射法：利用流水声音刺激大脑排尿中枢诱导排尿，如打开水笼头或用水杯倒水。

（2）局部热敷法：利用热度去刺激前列腺来促进排尿，具体做法：用500克食盐或者适量的车前子炒热，用布包起来，趁热敷在小腹，反复几次，注意温度不可过高。

（3）加压按摩法：这个方法的原理是利用压力去刺激前列腺，具体做法是在排尿时按摩小腹，并逐渐加压。

▣▶ **前列腺癌患者常因接受内分泌治疗后出现类似更年期的症状，如潮热、盗汗、烦躁等，能利用康复治疗来缓解吗？**

前列腺癌患者的内分泌治疗被证明能够有效地减缓前列腺癌的进展，并可改善相应症状，但是其所导致的类似更年期症状正在逐渐引起人们的广泛关注。患者出现这些症状的主要原因是接受内分泌治疗后，导致体内激素水平紊乱。因内分泌治疗不能停止，故防治措施就显得非常重要。患者可通过中医康复治疗中的静坐、打太极拳、穴位按压起到辅助治疗作用。另外，可以同时配合心理康复指导一起治疗。

▉▶ 下肢骨肉瘤患者术后可以通过哪些康复治疗帮助肌力恢复?

下肢骨肉瘤患者术后要确诊是否存在骨转移,若患者存在骨转移,则不适宜进行剧烈运动,以防出现病理性骨折。若患者没有出现骨转移的情况,可进行肌力恢复训练,按照用力程度可分为被动运动、助力运动、主动运动、抗阻运动。具体可分为:靠墙静蹲、单腿蹲起、抗阻伸膝、抗阻屈膝。这些方法都较为专业,有具体的操作方法、治疗疗程和评估标准,应在专业康复治疗医生的指导下进行。

▉▶ 长期卧床的肿瘤患者可以采用哪些康复治疗来预防静脉血栓的形成?

恶性肿瘤引发的静脉血栓的发病率明显高于一般人群,是恶性肿瘤最常见的并发症,是住院的恶性肿瘤患者的第二位死因。长期卧床患者由于缺乏运动,静脉回流减缓,合并肿瘤本身的高凝状态,逐渐形成静脉血栓。因此,对于长期卧床的肿瘤患者,我们应该进行康复治疗,以预防静脉血栓的形成,主要有以下 3 种方式。

(1)保持适当体位,对于不能自主座位或站立的患者,应该适当抬高床尾,使双下肢轻度抬高,促进静脉回流,同时注意及时给患者翻身,在防止血液流动太慢的同时,还可以减轻心肺负担。

(2)适当补水,以避免体内血容量不足。

(3)适当进行肢体活动,肢体活动分为自主活动和被动活动,当患者无法自主活动肢体时,家属或者护理人员应该适度帮助患者活动肢体。

▶▶ 患者拔出尿管后经常出现排尿感,有什么方法帮助缓解症状吗?

　　患者尿管拔出后经常出现排尿感可以尝试深吸气后屏住呼吸,提紧肛门,坚持 10~20 秒,并放松,每日如此反复 10~30 次。同时,患者应配合热敷、按摩脐部和小腹,有都助于缓解症状,恢复正常排尿。患者还要注意多喝水,不断冲洗尿道,以预防尿路感染的发生。

▶▶ 肿瘤患者只需要静养、不宜运动,这种说法对吗?

　　肿瘤患者只需要静养、不宜运动这种说法是不对的。肿瘤患者应保持适当的运动,避免静养不动,但也不必追求正常人的运动量。每位患者可根据自身的状况制订最合适的健身计划。

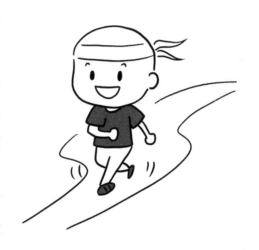

　　(1)每周至少进行 150 分钟的中等强度锻炼,1 周做 2 次力量训练。

　　(2)合理运动可减少癌症复发的风险,延长总体生存期。锻炼也被证实可改善生活质量、疲劳、心理困扰、抑郁等症状。

　　(3)免疫功能受损的人应避免去公共体育场和游泳池,直至白细胞水平恢复到安全范围。

▶▶ 肿瘤患者每天饭后适合散步及快走吗?

　　肿瘤患者在体力状态允许的情况下可以做一些适当的运动,但选择散步还是快走,要根据肿瘤患者的自身情况来决定的。

散步是一种适用于大众的健身方式,运动量不大且简便易行,不受时间、空间等条件限制,除非患者不能活动外,所有的肿瘤患者都可选择这种运动方式,但也需要注意时间,一般在清晨和饭后适当散步。但对快走而言,恶性肿瘤本身就是一种消耗性疾病,快走会消耗肿瘤患者机体更多的能量,部分骨转移的肿瘤患者,快走会增加骨折的风险。

因此,需要结合患者自身状况选择合适的运动方式。

▮▶ 肿瘤患者睡眠不佳,有相应的康复治疗方法吗?

肿瘤患者中失眠是很常见的并发症,严重影响患者的身心恢复,因此,非常值得关注。患者进行康复治疗可以改善失眠症状。

(1)正确面对,筑牢心理防线。患者应对失眠有一个正确的认识,保持平静而稳定的心态,消除担心、紧张、焦虑等心理,切不可对失眠产生恐惧。

(2)营造良好的睡眠环境。一个清静、温暖的环境对入睡很有帮助,可适当在卧室摆放一些宁心安神的花帮助睡眠。

(3)控制疼痛。肿瘤患者夜间失眠的部分原因是疼痛,因此,积极合理地辅助镇痛治疗是缓解失眠的有效方法。

(4)制定规律的作息时间。一个规律的、健康的作息时间既有利于身体的恢复,又有利于缓解失眠。如早晨按时起床,适当进行户外活动,坚持适当时间的午睡。

(5)进行合适的运动。科学证明,适当的锻炼能够有效促进睡眠,但是进行锻炼需要注意时间和活动量,睡前应避免高强度运动。

▮▶ 什么是肿瘤相关情绪障碍?有哪些危害?

肿瘤相关情绪障碍是心理障碍的一种,通常表现为抑郁、焦虑、绝望、恐惧、愤怒、不安等。它的发生往往起始于一种正常的心理反应,如若未能察觉和及时干预,可发展为抑郁症、焦虑症、恐惧症等心理精神危机。研究表明,几乎所有恶性肿瘤患者都合并不同程度的情绪障碍,其中 34%~44% 的患者有明显的临床表现。

情绪障碍不仅在肿瘤的治疗及康复中起作用,还对肿瘤的发展有着极大的影响。不良情绪可作为情绪障碍的直接诱因,削弱机体的免疫力,升高患癌的风险;又可作为间接诱因,在不良情绪的影响下形成不良行为,更易暴露在致癌因素的直接作用下。压力或不幸的遭遇会引起人们的情绪波动,影响人的免疫功能,升高患癌的风险。

▥▶ 哪些因素会加重肿瘤患者的情绪障碍?

加重肿瘤患者情绪障碍的因素有:

(1)营养缺乏。对于消化系统、纵隔或肺部肿瘤患者,由于肿物的压迫等因素致食管狭窄、吞咽困难、难以进食,患者经常处于饥饿状态,可导致愤怒、易激惹等不良情绪,同时也会加重患者自身的焦虑情绪,这时及时就医,解决吞咽困难的问题,往往能有效缓解患者的情绪障碍。

(2)肿瘤所致的不适症状:尤其是癌因性疼痛会加重患者的恐惧和焦虑,如果不能及时解除疼痛,则会影响睡眠,寝食难安;腹胀、便秘等同样也会加重患者的情绪障碍,所以应当遵循医嘱,对症治疗,在缓解症状的同时,增加患者治疗的信心。

(3)家属在得知患者患有癌症后出现焦虑情绪时,对患者表现出过度关注,这样不能帮助患者克服心理障碍和增加生活的信心,反而容易引起患者的紧张、抑郁、焦虑等情绪。所以家属作为患者坚强的后盾,要调整好自己的情绪,一定要比患者更坚强、更有信心、更理智。

▥▶ 心理社会因素对肿瘤的康复有哪些影响?

心理社会因素主要包括重大生活事件、情绪、生活方式、社会环境等方面。相关研究表明,心理社会因素对于恶性肿瘤有促进和发展的作用。"心理－神经－免疫学"假说认为,心理社会因素应激作用于下丘脑－垂体－肾上腺轴,导致免疫系统功能下降,从而使恶性肿瘤进展;而焦虑、抑郁、恐惧等负面情绪会干扰患者对肿瘤治疗的配合,降低患者的生活质量和主观幸福感。

▥▶ 肿瘤患者在治疗过程中容易出现哪些不良心理反应?

肿瘤本身会对患者造成一定的心理影响,而心理又会对患者身体造成一定影响,甚至影响治疗的效果。因此,了解肿瘤患者在治疗过程中容易出现的不良心理反应,可以有针对性地治疗,提高治疗的效果。在治疗过程中常出现的不良心理反应如下:

(1)怀疑:由于目前肿瘤治疗相关信息纷繁复杂,不同专业人员、不同医疗机构可能会给出不同的治疗意见,因此,往往怀疑自己是否选择了正确的治疗方式。

(2)自卑:很多患者会刻意回避自己的疾病,不愿暴露患病信息,不愿同亲近的人讨论疾病的诊疗情况,同时随着疾病的进展和治疗的副作用,患者会出现消瘦、面色改变等,心里会觉得失去了自我。

(3)疑病:恶性肿瘤的转移特征会使患者在身体出现某些不适或当某项检查结果出现异常时,猜忌其为肿瘤复发或转移的标志。

▥▶ 怎样了解肿瘤患者心理障碍的严重程度呢?

肿瘤患者家属可以结合患者的心理状态,运用简单的量表,对其进行家庭方面的初步心理障碍程度的评估, 必要时务必寻求专业的心理医生对肿瘤患者的心理障碍进行治疗。

常用《症状自评量表 SCL-90》和自评抑郁量表来测评恶性肿瘤患者的情绪状态。

《症状自评量表 SCL-90》包含比较广泛的精神病症状学内容,即 9 个因子,每一因子反映患者某方面症状的痛苦情况,通过各因子方可了解症状的分布特点。9 个因子分别为躯体化、强迫症状、人际关系敏感性、抑郁、焦虑、敌对、恐怖、偏执和精神病性。

抑郁自评量表包含 20 个项目,每个项目由 7 级评分构成,包括精神性－情感症状 2 个项目,躯体性障碍 8 个项目,精神运动性障碍 2 个项目,抑郁性心理障碍 8 个项目。

对患者个性特征和行为模式可采用艾森克人格问卷(EPQ),主要反映患者的精神质(P)、内外向(E)、神经质(N)和掩饰倾向(L)。恶性肿瘤患者行为模式的评定可采用"C 型行为量表",可评估患者对负性情绪表达和抑郁的个性特点。根据这些量表的评分或等级,可以综合评估患者心理障碍的严重程度。

▶ 什么是肿瘤心理康复治疗？包括哪些内容？

肿瘤心理康复治疗是指医生借助心理支持的原则和技巧,为患者提供一般性的心理支持,常用的方法以解释、安慰、鼓励为主。

心理治疗包括放松训练、增加社会和心理支持、音乐治疗、有针对性的认知行为训练、健康宣教、自信心训练、思维转换训练、家庭干预等。针对不同的患者,有不同的心理治疗方法,这主要取决于疾病的种类和相关治疗特点,以及治疗对患者造成的损伤,因此,必须制订符合患者实际情况的个体化治疗方案。

▶ 肿瘤患者应如何进行心理干预？

当肿瘤患者出现心理问题后, 积极进行干预会提高疾病治疗的效果,此时可以从以下 3 个方面进行干预:

(1)主动寻求医生的帮助。如果感觉情绪特别低落,不要默默地独自承受，要主动向医生寻求帮助，诉说自己的感受，医生会根据患者的情况填写心理评估量表，准确评估患者的心理障碍的程度，并给出合理的意见，或许患者在与医生交流的过程中，心中的乌云一消而散。

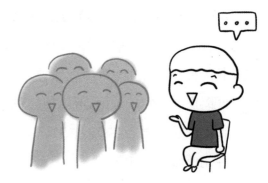

善于把自己的想法表达出来

（2）多听听家人的看法。不管什么时候家人都是最可靠的臂膀，患者要善于把自己的想法、担忧表达出来，与家人分享，多听听家人的看法。或许他们并不能做出专业的评价，但却能带来最好的心理安慰，要知道任何时候都不是一个人在对抗肿瘤，身边永远都有家人给提供的温暖。

▎▶ 对肿瘤患者采取心理治疗只需要心理医生就可以了吗？

心理治疗的实施需要家属及朋友的积极参与，而不是把患者交给心理医生就可以了，因为患者的主要生活范围是家庭和社会，脱离了这两者也就无从谈论心理干预，而且在医生的指导下使患者与家属都能获益，有助于营造一个舒适的家庭环境，更有利于患者情绪的调节。主治医生是患者贴心的心理指导者，很多患者在出现情绪问题时，常常不会去看心理医生，这就需要家属及时发现患者的情绪异常，或者需要患者在就诊时主动诉说自己的担忧，让医生及时了解患者的心理状态，并进行疏导，或者邀请心理科会诊，使患者得到专业的帮助。

▶▶ 专家说肿瘤患者的心理变化要经历否认期、愤怒期、协议期、抑郁期、接受期,每位肿瘤患者都要经历这个过程吗?

一般来说,患者在获悉"恶性肿瘤"的诊断时都会经历以下心理变化过程:

(1)否认期:患者往往不承认自己患病的事实,认为一定是医务人员搞错了,希望能在医务人员那里得到证实,此时往往表现为恐慌和惧怕,同时也伴有焦虑、紧张等情绪。

(2)愤怒期:当患者自知事实不可否认时,在自觉无助的挣扎中,常转化为愤怒、情绪焦躁、爱发脾气。同时也会有焦虑多疑,听到别人低声细语就以为别人在议论自己的病情,此时的患者十分敏感,易激惹,因此,不管是家属还是朋友都应当理解患者,对患者有更多的耐心。

(3)协议期:患者经过一段时间的治疗,症状得到缓解,能够接受现实,对医生抱有希望和信心,期盼自己被治愈,或病情得到控制,不再发展。

(4)抑郁期:在病情进展时,患者常表现为极度伤感,情绪抑郁。

(5)接受期:患者对疾病及死亡有了心理准备,常变现为平静、虚弱。

以上 5 种心理期是一般肿瘤患者的心理变化,具体情况需要结合患者自身的心理状态和对肿瘤疾病的接受程度。

▶▶ 肺癌患者得知患有肺癌后一直焦躁不安,家人想带他看心理医生,本人又执意不肯,该怎么办?

肺癌患者不去看心理医生,这往往是患者自身焦虑及对心理治疗缺乏了解所导致的。首先,肿瘤患者应该加强与家人、朋友的交流,因为亲情的力量是巨大的,他们愿意与患者一起面对病痛,共渡难关;其次,要多与主治医生沟通,医生能够从专业的角度进一步帮助患者加强对疾病的认识,还可以帮助患者有效消除患者不必要的担忧,可以帮助患者科学、合理地做好定期复查及告知日常的注意事项;再次,患者应多接触大自然,避免独处;最后,科学合理的生活作息习惯和饮食搭配、适当的锻炼、充足的睡眠都有利于机体的恢复,也有利于自身免疫力的提高,从而更好地控制肿瘤。

▐▶ 乳腺癌根治术后患者总是无法接受身体上的不完整,变得自卑且不愿与人交往,该怎么办?

乳腺癌术后乳房的缺失会影响女性形体美观度。也就是说乳腺癌患者不仅要承受癌症病痛的折磨,同时还要承受乳房缺失的打击,对患者的身心也可能造成伤害,导致在心理上产生抑郁、焦虑等负面情绪,从而对临床治疗效果产生影响。

因此,心理干预是乳腺癌治疗中不可或缺的一个方面,应疏导患者的焦虑、抑郁的情绪,给患者提供表达的机会,使患者多与别人沟通、交流等,并帮助患者减轻思想负担,宣泄不良情绪,消除顾虑,提升患者的自信心,使患者保持良好的心理状态。

▐▶ 乳腺癌患者在手术及放化疗后病情平稳,各项指标均正常,但总担心复发,整日惴惴不安,有哪些办法能帮助缓解吗?

乳腺癌患者应多学习乳腺癌相关的知识。每种疾病都有其自身的发生、发展特点,乳腺癌也不例外,即便同是乳腺癌患者,不同的病理分型及不同的体质特点病情的发展也不同。因此,患者不要盲目担忧,多学习相关知识更有利于配合治疗和增强战胜疾病的信心。要勇于面对现实,过度的担忧和恐惧对于疾病的康复只会毫无帮助。

乳腺癌患者还应遵照医嘱,定期复查。定期复查可以及时发现异常,尽早干预和治疗,如果一切都正常,更会是一件鼓舞人心的事,更有助于积极地进行康复锻炼。

▶▶ 肝癌患者虽然经治疗后病情稳定,但也总闷闷不乐,对任何事情都没兴趣,甚至觉得自己什么都做不了,这该怎么办?

当肝癌患者出现闷闷不乐、对任何事情都没兴趣,甚至觉得自己什么都做不了的情况时,主要是对癌症的恐惧和焦虑造成的,有如下建议:

(1)患者不要相信癌症代表死亡的说法,癌症是可以治疗的,通过目前的诊疗方法可以明显提高癌症患者的生活质量,并延长生存期。

(2)患者应向家人、朋友、医护人员诉说心中的不满,让不良情绪宣泄出去,不能憋在心里。

(3)患者应在身体允许的情况下,尽可能多地接大自然。

(4)患者应正视痛苦,面对痛苦,不要回避,积极解决问题。

(5)患者应与亲人共同承担,不要对最亲的人隐瞒自己的担忧。可以让最亲近的人陪患者去看医生,共同讨论治疗方法。

▶▶ 肺癌骨转移患者虽然疼痛得到控制,但仍然担心疼痛再次发作,甚至会夸大疼痛的感觉,该如何缓解患者的恐惧情绪?

疼痛是癌症骨转移患者的常见症状,也是引起患者焦虑、恐惧的主要原因。当患者出现恐惧情绪时,家属应予以理解,切不可盲目加用镇痛药,要及时与医生沟通,并予以心理疏导,必要时在医生指导下服用抗焦虑药;也可以接受专业的心理治疗,逐步消除患者的恐惧情绪;此外,在病情允许的情况下,增加户外活动、社交活动,以转移患者的注意力,或者专注于自身的兴趣爱好,这些都有利于缓解患者的恐惧情绪。

▮▶ 直肠癌术后患者对于腹部造瘘极度敏感，担心他人嘲笑，外出时更容易紧张、烦躁，应该如何克服这种不良情绪？

腹部造瘘是通过外科手术的方式在腹壁造口，将一段健康的结肠从隐蔽的会阴部移植到腹部，粪便由此造瘘口排泄至体外。造瘘口不仅破坏了患者正常的生理状态，也破坏了患者原有的生活习惯，甚至还改变了患者的自身形象，给患者带来诸多不便及心理问题。包括不能在心理上接受自我，不愿与人交往等，随之会产生抑郁、焦虑、自卑等心理和情绪障碍，严重影响患者的身心健康，降低了患者的生活质量。

患者应积极寻求心理帮助，了解相关知识，要面对现实，接受自己外观上的变化，只要学会护理造瘘口就基本能从事正常的工作和娱乐活动；同时患者应主动找医护人员咨询相关问题，逐步学会自己护理造瘘口的方法；此外，家属要给予患者心理支持，在适应造瘘口的基础上理解和鼓励患者，协助完成造瘘口的护理。

▮▶ 乳腺癌患者的家人得知病情后，担心工作会加重她的病情，便要求她辞去工作，专心治疗，但辞去工作又没有特别爱好的她变得越来越焦虑，家属应该如何处理这种现象？

"无所事事"对于肿瘤患者而言并非是件好事，很多家属在得知患者的病情后会主动承担所有家务，更会选择让患者辞去工作，静心治疗，而这样往往使患者的注意力集中在对疾病的恐惧和担忧上，不能分散注意力，久而久之非但不利于疾病的治疗，反而会加重肿瘤情绪障碍，甚至可能促进肿瘤的进展。

家属应交给患者适当的家务，或者让他们做一些自己喜欢的事情，分散患者的注意力，不仅会增加患者的成就感，更有利于提高生活质量,延缓疾病进展,当然也要把握好劳动强度,不可让患者过度劳累。

▶ 肿瘤患者家属应该怎样帮助患者克服恐惧、焦虑等不良情绪?

肿瘤患者家属应多了解一些疾病知识。很多患者及家属的焦虑情绪源于对疾病认识的匮乏,增加患者及家属对疾病知识的了解,不仅能克服不良情绪,同时也能增加战胜疾病的信心。

在患者病情允许的情况下,增加户外活动或适当旅游能缓解患者紧张、焦虑的情绪。患者在社交活动中会忘记疾病的困扰,同时别人的看法和意见也会给患者带来更多的帮助。

▶ 家属得知亲人患有肿瘤后,心情十分沉重,时常焦虑,这种情绪会对患者造成不良影响吗?

如果家庭中有一位成员罹患恶性肿瘤,会打破家庭正常的生活,家人的支持在治疗中虽然可起到重要的作用,但与此同时,应注意家属往往也承受着心理痛苦,而这些负面情绪如果不能及时排解和调节,也会对患者的情绪造成影响。故家属必须时刻调整自己的情绪和心态,尽可能以乐观向上的情绪接触患者,必要时可以向心理医生寻求帮助。

▶ 心理治疗联合运动是否更有益于肿瘤患者的身心健康?

有研究显示,运动和积极心理治疗对情感障碍患者的治疗均有显著效果,如果联合应用,对情感障碍患者的治疗效果更加显著。

运动一般以户外拓展运动为主,可以是八段锦、五禽戏、太极拳等舒展运动,也可以是能够协调机体器官和培养团队协作能力的活动。每次活动根据患者身体状况不同,保持在半小时至 1 小时,至少 2 天运动 1 次,目的主要是改善患者的消极心态。

　　积极的心理治疗主要是为患者营造积极的生活环境,让患者家属、朋友积极参与其中,鼓励患者与他人进行交流。同时医护人员利用自己的积极心态去影响并改善患者的不良情绪。

　　运动和心理治疗相配合,能显著改善患者的情绪障碍,提高患者的生活质量。

▶ 乳腺癌患者术后喜爱跳广场舞,这对身心健康有帮助吗?

　　一般来说,乳腺癌术后3个月内不建议跳广场舞,而对于术后半年以上、恢复良好的患者是可以跳广场舞的。适度运动不仅有利于患者肢体的活动和淋巴循环,更有助于增强患者的自信心,使其心情愉悦,有利于身心健康。乳腺癌患者术后通过跳广场舞抬高上肢,一方面可以促进血液循环,减少出现上肢水肿的风险;另一方面可以通过广场舞和人们多交流,转移注意力,降低患者术后发生抑郁的风险。中医认为,脾主肌肉,通过合理的运动,能够增强脾胃功能,增强患者食欲,提高患者身体对营养物质的吸收能力,从而提高患者的免疫力,增强抗病能力。

　　因此,跳广场舞在部分病情稳定、身体素质较好的乳腺癌术后患者的生活中,是有一定帮助的,可以调整患者的情绪,有助于身心健康。

▶ 常用于缓解情绪障碍的西药都有哪些?

　　恶性肿瘤患者心理障碍主要表现为抑郁症状,临床多针对此进行治疗。国外研究表明,抗抑郁药物治疗对肿瘤患者生活适应能力改善作用明显,能够显著减轻患者的抑郁症状。

　　抗抑郁药物种类较多,临床常用的有以下几种:

　　(1)选择性5-羟色胺(5-HT):如氟西汀、舍曲林等。

　　(2)三环类:如阿米替林、丙咪嗪等。

　　(3)杂环类:如马普替林、阿莫沙平等。

(4)杂合类:如安啡他酮、曲唑酮等。

(5)单胺氧化酶抑制剂:如苯丙胺、右苯丙胺等。

需要注意的是,以上药物需要在医生的指导下使用,不可随意使用或更换。

▶ 针灸是否有助于缓解肿瘤患者出现的情绪障碍?

针灸可以用来缓解肿瘤患者的情绪障碍。中医认为,"脑为元神之府",对于情绪障碍患者重在疏肝理气、调神以纠正情志异常,并配合辨证论治,以使整体阴阳平衡。在选穴上,可选用百会、印堂、太冲、期门等为主穴,以疏肝理气、宁心调神为主,同时根据中医辨证,合理选用相应配穴。例如,肝郁脾虚证患者可以加阴陵泉、三阴交、脾俞等穴位,心脾两虚证患者加神门、心俞、三阴交等穴位,心肾阴虚证加肾俞、太溪、命门等穴。患者及家属自行按揉上述穴位,也能起到一定作用。但要注意,情绪障碍患者在针灸治疗时的疗程不宜过短,配合心理暗示,可以提高治疗情绪障碍的效果。

▶ 艾灸哪些穴位对产生焦虑的肿瘤患者有帮助?

艾灸百会穴、关元穴对于治疗焦虑有较好疗效。百会穴对于早期焦虑患者,疗效最为显著;关元穴在长期焦虑患者的治疗中的疗效显著。具体艾灸方法即点燃艾条,于穴位上方 3~5cm 处施以温和灸,以皮肤能耐受为度,每次 10~15min,每日 1 次。

▶ 什么是音乐疗法?音乐疗法对肿瘤患者能起到什么样的作用?

音乐疗法是以心理治疗的理论和方法为基础,运用音乐特有的生理、心理效应,在肿瘤患者与音乐治疗师的共同参与下,通过各种专门

设计的音乐行为,经历音乐体验,达到消除心理障碍、恢复身心健康目的的一种治疗方法。音乐疗法的作用主要包括 3 个方面:

(1)有助于减轻疼痛感。不管是节奏舒缓的民族音乐、流行音乐还是古典音乐都能减轻肿瘤患者的疼痛感,有助于缓解因疼痛引发的焦虑和睡眠障碍;舒缓的音乐能够使人平静,对于克服恐惧的情绪能起到重要作用。

(2)改善抑郁情绪。特定的音乐能促进人体多巴胺的释放,使肿瘤患者感觉变得更愉悦,而家属的情绪也会在陪伴肿瘤患者治疗中得到安慰,更有利于构建和谐的家庭氛围,从而使患者得到更多的家庭和社会的支持,这样有利于肿瘤患者的身体恢复。

(3)引起肿瘤患者行为变化。音乐可以激发人的运动能力,这样的作用对于肿瘤患者的健康或者手术后的康复训练均十分有益,在音乐的陪伴下,枯燥的训练也会变得活泼有趣。

▊▶ 音乐疗法对肿瘤患者的癌因性疲乏有帮助吗?

音乐疗法能够调节肿瘤患者的情绪,优化情感效应,改善躯体症状,增强免疫功能,调动体内积极的因素,提高机体的自我调解能力。肿瘤患者聆听悠扬的轻音乐、古典音乐、钢琴曲等,并配合推拿、针灸,是治疗癌因性疲乏的有效方法。因此,肿瘤患者可以在专业人士的指导下选择合适的音乐,使自己的身心得到充分的放松。

▊▶ 肿瘤是怎样通过消耗人体的能量来生长的?

在正常情况下,细胞能量的来源是糖和脂肪,在氧气充足时主要通过糖的有氧酵解来获取能量,在缺氧时才进行无氧糖酵解。癌细胞则不同,它是一群具有特殊生物学特性的细胞,具有嗜“糖”性,增殖速度极快,即使在氧供应充分的条件下,也主要以无氧糖酵解的方式获取能量。而且糖酵解比正常细胞有氧代谢产生的能量快,所消耗的葡萄糖也比正常细胞多。癌细胞可利用糖酵解的许多中间产物合成蛋白质、核酸及脂类,从而为癌细胞本身的生长和增殖提供必需的物质基础。

▮▷ 减少营养摄入能饿死癌细胞,这种说法科学吗?

普遍认为,如果给予患者太多的营养,肿瘤会生长得更快,不利于治疗,因此,少吃甚至不吃可"饿死癌细胞"。这种做法是不正确的。尚无研究表明,合理的营养支持会促进癌细胞的生长。

肿瘤本身是一种消耗性疾病,癌细胞和正常细胞竞争营养物质,使得患者体内的生化代谢异常,自体消耗增加,再加上手术、放化疗等治疗措施造成身体的大量消耗,使肿瘤患者更需要合理饮食,以保持体力和良好的营养状态。相反,如果营养不足,会使正常细胞难以发挥生理功能,严重削弱患者的治疗效果,降低对放化疗、手术等治疗的耐受性,增多并发症,提高副作用的发生概率,严重影响患者的生活质量和生存时间。

▮▷ 肿瘤患者营养不良会有哪些危害?

恶性肿瘤对于患者营养状况影响显著,主要表现为影响营养物质的代谢和患者的食欲,如不能及时补充营养,会导致体重迅速下降。肿瘤患者长期营养不良不仅会使疾病康复过程延迟、伤口愈合缓慢,还会大大升高感染的风险。临床上肿瘤患者营养不良常出现虚弱、乏力、疲劳、少气懒言、四肢萎弱不用等症状,严重的会影响患者的生活质量。相关研究数据显示,40%~80%的恶性肿瘤患者均存在不同程度的营养不良,其中20%的患者直接死于营养不良,通俗地讲是被"饿死"的。因此,营养支持治疗应成为肿瘤患者的基本治疗方法。

▮▶ 肿瘤患者的营养支持治疗有什么意义？

营养支持治疗是根据患者的生理、病理情况制订的治疗方案,已经成为现在综合治疗方法中不可或缺的一部分。晚期肿瘤患者由于恶病质,往往出现营养代谢失常的情况,通过营养治疗可以有效纠正代谢失衡,减少感染、水肿、脏器衰竭等并发症的发病率,还能够增强患者对手术、放化疗的耐受能力。最近研究表明,营养支持治疗不仅能够促进疾病康复、改善患者生活质量,还能够减少患者因再次住院产生的医疗费用。由此可见,适当地给予营养治疗,无论是对于患者本人,还是对于减少患者家庭经济负担,都有着重要的意义。

▮▶ 什么样的肿瘤患者需要营养支持治疗？

肿瘤患者营养支持治疗是一种与手术、化学治疗、放射治疗、靶向治疗、免疫治疗等肿瘤基本治疗方法并重的治疗方法,它贯穿于肿瘤治疗的全过程。

不论患者患有哪种肿瘤,只要出现了以下情况,都需要由专业人员进行营养评估后,制订营养支持治疗方案:

(1)患者3个月体重下降超过5%(或6个月体重下降超过10%)。

(2)患者已经存在营养风险或者营养不良。

(3)患者手术后发生消化道瘘等并发症。

(4)患者放化疗后出现严重的不良反应,如放射性肠炎。

(5)患者头颈部恶性肿瘤、食管癌、胃癌、胰腺癌等导致出现吞咽困难及肠梗阻。

(6)严重营养不良却需要手术治疗或放射治疗。

(7)有恶病质。

▶ 肿瘤患者营养支持治疗包括哪些途径？有什么区别？

临床上常见的营养支持治疗大致分为肠内营养支持治疗和肠外营养支持治疗：

（1）肠内营养支持治疗是指经胃肠道提供代谢需要的营养物质和其他营养素的营养支持治疗，如口服、管饲等。其除具有操作简便、价格低廉、安全性强的优点外，还有助于维持肠黏膜结构和屏障功能的完整性。

（2）肠外营养支持治疗是从静脉内供给营养作为手术前后及危重患者的营养支持治疗，常应用于患有放射性肠炎、肠梗阻的患者。肠外营养支持治疗方式有周围静脉和中心静脉途径。周围静脉途径适合需要短期肠外营养支持治疗的肿瘤患者，中心静脉肠外营养支持治疗方式适用于长期胃肠道功能障碍的肿瘤患者。

▶ 肿瘤患者术后应如何选择营养支持治疗方式？

肿瘤患者术后肠内外营养的选择问题在于患者的整体情况。肿瘤患者的营养支持治疗应优先考虑肠内营养支持的方法。在正常进餐的间歇时间口服辅助营养制剂，有助于手术后患者的营养恢复。如果患者不能通过口服满足机体的营养需要，可通过鼻胃管，经内镜下胃、空肠造口的方法进行肠内营养支持治疗。

需要注意的是，如果患者做的是胃肠道手术，一开始是需要肠外营养的，待患者已排气后才可以应用肠内营养治疗；如果患者做的是其他部位的手术，要看肠道是否通畅，如果通畅，可以应用肠内营养，否则应使用肠外营养。临床上应根据患者所处的疾病状态，权衡利弊，选择合理的营养支持治疗方式。

▮▶ 化学治疗后骨髓抑制的食疗有哪些？

很多患者发生骨髓抑制后会对化学治疗产生抵触情绪，那么不妨试试调整膳食结构。在日常生活中很多食物都对人体血液细胞的生成有促进作用。

如红枣中的多糖成分能改善造血功能，红豆富含铁和维生素 B_{12}，可以补血和促进血液循环，因此，当血红蛋白下降时，可以适当食用红枣、红豆；动物肝脏、蛋黄、瘦肉、杏、葡萄干、菠菜、番茄等含有丰富铁的食物，也可以改善肿瘤患者的缺铁性贫血；而河蟹、黄鳝、牛肉等可以帮助升高白细胞；花生红衣有助于增加血小板的含量，改善血小板的质量，同时还能促进骨髓造血的功能，所以在血小板减少时，可以尝试用带红衣的花生炖煮汤品；香菇、木耳之类的食物富含多糖，能提高细胞免疫功能。

▮▶ 多吃营养品对减轻骨髓抑制有作用吗？

很多肿瘤患者在治疗期间会收到亲朋好友赠送的营养品、保健品，有些患者认为，既然骨髓抑制在中医看来是虚证，那么多吃些营养品能减轻骨髓抑制，是不是就不用吃药打针了呢？答案当然不是的，营养品不是药物，只能帮助补充人体所需要的部分营养成分，并不能治疗疾病。

当出现骨髓抑制时应当及时去正规医院就诊，医生会视患者的病情轻重判断应在门诊进行治疗或住院治疗。在这期间可以适当增加，但不要盲目迷信，还是应以药物治疗为主，以免延误病情。

▮▶ 肿瘤患者的饮食应遵循哪些原则？

肿瘤的发生、发展和预后与饮食有非常密切的关系，合理调配饮食，有助于增强机体抵抗力，改善预后，提高生活质量。总的来讲，肿瘤患者应该掌握以下 5 大营养原则：

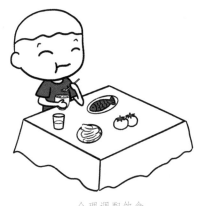

合理调配饮食

（1）膳食平衡。膳食平衡是维持机体免疫力的基础，普通食物是给机体提供营养素的最好来源。

（2）食物多样化、搭配合理化。要保证摄取均衡全面的营养，每日食物多样化是必需的。

（3）少食多餐、吃清淡易消化的食物。对于放化疗及手术后的患者，由于消化功能减弱，增加进餐次数可以减轻消化道负担，同时达到增加食物摄入量的目的。

（4）不宜过多忌口。忌口应根据病情、病性和不同患者的个体特点来决定，不提倡过多忌口。

（5）多选择具有抗癌功效的食物。多吃蔬果类、大豆及其制品。

▐▶ 流质食物、半流质食物、软饭指的是什么？

流质食物是呈流质状态的食物，易于吞咽和消化。常用的流质食物有米汤、藕粉糊、牛乳、豆浆、果汁露、鲜橘汁、肉汤等。半流质食物是一种介于软饭与流质食物之间的食物，它比软饭更易咀嚼和便于消化，纤维物质含量极少，但含有足够的蛋白质和热能，常用的半流质食物有肉松粥、汤面、馄饨、肉末、菜泥、蛋糕、小汤包子等。软饭是容易消化的软的食物，常用的有馒头、软米饭，软饭比流质食物的纤维要多。

▐▶ 人体必需的营养素有哪些？它们各自有什么样的作用？

人体所必需的营养素主要包括蛋白质、脂肪、碳水化合物、无机盐、维生素、水、膳食纤维。这些营养素在人体内经过复杂的变化,发挥着各自独特的生理功能。

(1)水。水与人体之间有着密不可分的联系,对人体而言其生理功能是多方面的。主要表现为参与人体内新陈代谢的全过程、维持血容量、调节人体的体温、起润滑作用等。

(2)糖类。糖类是人体获取热量最经济、最主要的方式。人体所需的能量 70%以上是由糖氧化提供的,脑组织、骨骼肌与心肌活动都依靠糖类提供热量。同时,糖不仅是构成神经组织和细胞膜的成分,还在酶、激素等物质的转运与释放及信息的传导中发挥着重要作用。

(3)脂类。脂类包括三酰甘油与类脂。甘油三酯是机体主要的贮能和供能物质,类脂是生物膜结构的重要组成部分。

(4)蛋白质。蛋白质是生命活动的物质基础,是机体生长发育、修复损伤、抵抗疾病所必需的营养元素。

(5)维生素。维生素包括脂溶性维生素(维生素 A、维生素 D、维生素 E 与维生素 K)和水溶性维生素(B 族维生素和维生素 C)。维生素是维持人体正常生命活动所需的一类低分子有机化合物,天然存在于食物里,人体几乎不能合成,它们在机体的代谢、生长、发育过程中有着重要作用,是防治多类营养缺少病的必需营养元素,具有预防多类慢性退化性病变的功能。

(6)矿物质。矿物质包括常量元素和微量元素。矿物质具有维持酸碱平衡和机体正常渗透压等重要的生理功能,在不缺乏矿物质的情况下,不建议额外补充。

(7)膳食纤维。膳食纤维与身体健康密切相关,它有助于降低饭后血糖和血胆固醇,有助于排便和控制体重。

▶▶ 肿瘤患者只要打营养针，吃不下东西也没关系，这种说法对吗？

肿瘤患者只要打营养针，吃不下东西也没关系，这种说法是错误的。营养针指的一般就是肠外营养支持治疗。由于肿瘤患者代谢加快，消耗增多，仅仅通过肠外营养支持治疗无法满足机体正常代谢和癌细胞对于营养素和热量的需求。临床上之所以选择肠外营养支持治疗，实属患者胃肠功能出现障碍的无奈之举。而且长期的肠外营养支持治疗易导致胃肠黏膜萎缩受损，可引起肠道细菌和毒素进入血液，从而引发毒血症或败血症。因此，在胃肠功能及条件允许的情况下，应尽可能通过自主饮食来补充营养。

▶▶ 术后恢复期的肿瘤患者应如何加强营养？

术后恢复期的营养补充对于肿瘤患者的预后来说至关重要，可以通过适量、丰富、合理的营养摄入来帮助患者尽快恢复身体。具体包括以下 3 个方面：

（1）蛋白。术后患者需要高蛋白的饮食，蛋白质是更新和修补创伤组织的重要原料，如果蛋白质的摄入不足，会造成血容量减少，血浆蛋白降低，伤口愈合能力减弱，免疫力下降。患者可适当食用乳制品、鱼虾类、豆制品等食物。

（2）碳水化合物。术后患者应补充足够的碳水化合物，因碳水化合物易于消化吸收，对术后消化功能欠佳者尤为适宜。富含碳水化合物的食物主要有面条、馒头、米饭等。

（3）维生素和矿物质。维生素和矿物质是不可缺少的，维生素是合成胶原蛋白的原料，而伤口愈合需要合成大量的胶原蛋白，并且 B 族维生素与碳水化合物的代谢有着密切关系，对伤口愈合也有极大影响。矿物质在维持正常生理功能和代谢方面起着重要作用。手术治疗会使维生素和矿物质的排出量增加，因而术后及康复期的肿瘤患者应特别注意补充维生素和矿物质。这些元素可以通过食用新鲜的蔬菜水果得到补充，如胡萝卜、番茄、黄瓜、菠菜等。

▰▶ 放射治疗患者如何进行饮食调理？

中医认为，放射线属于"火邪""火毒"的范畴，会耗伤人体阴液，导致患者出现咽干喉痛、口渴欲饮、心烦便秘、尿黄等症状，应根据患者的症状，辨证施食。放射治疗初期所致阴液亏虚者，宜选用滋阴生津之品，如甲鱼、泥鳅、鸭、菠菜、白菜、芹菜、西红柿、赤小豆、木耳、莲子、大枣、花菜、马山药、杏仁、葡萄、桃子、无花果、生蜂蜜等；热盛伤阴者，宜食清凉滋阴、甘寒生津之品，如雪梨、荸荠、鲜藕、西瓜、绿豆、甘蔗、百合、冬瓜等；湿热并重者，宜多吃清热利湿、健脾理气之品，如芦笋、蘑菇、柑橘、丝瓜、莲藕、扁豆等。同时还应多食富含纤维素的食物，以保持大便通畅。注意忌食热性、辛辣香燥的食物，如羊肉、鹿肉、狗肉、牛肉、辣椒等。

▰▶ 化学治疗期间患者应该如何注意饮食？

化学治疗期间，由于药物在杀伤肿瘤细胞的同时，难免会对正常的细胞造成一定损害，产生相应的不良反应，如免疫力下降、白细胞减少、消化道黏膜溃疡、脱发等。此时患者的饮食应尽量保证多样化，多吃高蛋白、维生素、低动物脂肪、易消化的食物及新鲜水果、蔬菜，如奶类、瘦肉、鱼、菠菜、红枣、西兰花、豆类、香蕉、河蟹、黄鳝、黑鱼、牛肉等。不吃陈旧变质或刺激性的食物，避免喝碳酸饮料等，少吃熏烤、腌泡、油炸、过咸的食物。患者主食应粗细粮搭配，以保证营养平衡，防止腹胀、腹泻和便秘。如患者出现食欲缺乏、消化不良的症状，可适当食用健脾开胃的食物，如山楂、白扁豆、萝卜、香薷、陈皮等。研究证明，维生素C能增强患者的机体抵抗力,抑制癌细胞的增生,增强细胞间质。维生素 C 也是防止癌细胞生成扩散的第一道屏障。许多蔬菜水果中均含有丰富的维生素 C,如西红柿、山楂、橙子、柠檬、大枣等。

▶ 化学治疗后出现了手足麻木,如何进行自我调理?

当患者开始感受到手足麻木时,可以进行局部按摩、热敷,以缓解局部不适的症状。一般选手三里、足三里等穴位,可以采用点按、点揉的方法,时间不宜过长,一般 2~3 分钟即可。另外,患者可以在能够接受的范围内进行适量活动,以促进血液循环,并且防止肌肉萎缩。当然,这些方法都是在症状较轻时选用的,一旦症状持续不能缓解,还是应当去正规医院就诊,以免延误病情。

▶ 肿瘤合并糖尿病患者的饮食应注意什么?

肿瘤合并糖尿病患者应在医生的指导下调整饮食结构,依据个人的血糖情况制订合理的饮食方案。

患者应规律饮食,并根据病情调整药物,尽量避免低血糖的发生,应随时监测血糖,若出现低血糖,可以吃一些巧克力、蜂蜜等,15 分钟左右再次检测,如果仍低于 4mmol/L,则需要补充能够快速吸收的葡萄糖水。能量摄入不足的糖尿病患者,即使血糖偏高,也应增加能量摄入。餐后可调整胰岛素或降糖药的用量,使血糖控制在合理范围内。体重稳定的患者应在控制每日总热量的前提下,增加优质蛋白质、植物脂肪、坚果或粗杂粮的摄入来控制血糖。

▶ 肿瘤合并低热患者的饮食应注意什么?

发热在肿瘤患者中十分常见,由于肿瘤细胞的快速增长,中央区可能发生缺血、缺氧、坏死,从而产生致热源,引起低、中度发热,当伴有感染时还可能出现高热。发热的患者往往出现食欲缺乏、多汗、口渴及乏力等症状。做好饮食调整,无论是在改善患者身体功能,还是提高患者抗病能力方面都具有重要的意义。原则上应注意以下 4 个方面:

(1)增加饮食中的热量。患者在发热过程中消耗大量的热量,因此,必须通过饮食加以补充。

(2)增加饮食中的维生素。由于发热的患者新陈代谢加快,需要消耗大量的热量和维生素。因此,应适当补充各种维生素,否则就有可能出现口腔溃疡、口腔黏膜肿痛等维生素缺乏症状。

(3)补充水分和盐。发热的患者由于出汗,易导致脱水和电解质紊乱。故应多饮用温开水、菜汤、果汁等以满足机体对水和电解质的需求。

(4)增进患者食欲。发热患者高热量、高维生素的饮食需求往往与食欲缺乏的临床表现相矛盾,因此,应尽量通过改进菜肴的色、香、味,以增加患者的食欲。

▥▶ 肿瘤合并低蛋白血症患者的饮食应注意什么?

肿瘤患者合并低蛋白血症的原因主要是蛋白的摄入和吸收能力下降、肝脏合成白蛋白能力降低和白蛋白分解速率加快。因而在饮食方面应有针对性地进行补充,选择富含优质高蛋白的食物,如墨鱼、鱿鱼、鲍鱼、海参、牛肉、虾仁、大豆等。但如果患者同时伴有肝性脑病,则应限制蛋白的摄入。另外,平时也可以多食用富含维生素 C 的食物,如猕猴桃、橙子、菠菜、柚子、西红柿等,因其能够促进肝细胞再生,增强肝细胞的解毒能力。

▥▶ 如何通过饮食调节肿瘤患者的贫血情况?

肿瘤相关性贫血总体发病率在 40% 以上,在老年及放射治疗后的肿瘤患者中发病率高达 60%~70%,已成为恶性肿瘤的一个独立预后不良因素。贫血原因包括肿瘤方面的因素（如失血、溶血、骨髓受侵犯）或针对肿瘤治疗方面的因素（如化学治疗的骨髓抑制作用、肿瘤放射治疗等）。中医认为，肿瘤患者的贫血多为气血不足，而气血不足的根本原因归为脾肾虚衰，脾胃亏虚则气血生化无源，肾阳亏虚则不能助脾之运化，同时肾主骨生髓，因此，骨髓造血功能抑制与脾、肾的关系密不可分。改善患者贫血情况的饮食不仅应选择以血肉有情之品为主，如动物肝脏、肾脏、动物血、羊肉、牛肉等，还应辅以益气健脾的药材，如黄芪、当归、阿胶、大枣等，气血双补、标本同治，才能改善患者的贫血情况。

▶ 怎样通过食疗减轻阿片类止痛药引起的便秘？

便秘是阿片类止痛药最常见的不良反应之一。因此，预防和治疗便秘是阿片类止痛药在止痛治疗期不容忽视的问题。日常生活中患者可以通过以下饮食调理方法来达到预防和治疗便秘的目的：

（1）适当增加膳食纤维的含量，食物勿过于精细。膳食纤维在胃肠道中可吸收水分增加粪便的体积和重量，刺激肠道蠕动能力促进粪便的排出。富含膳食纤维的蔬菜如菠菜、豆芽等，水果如香蕉、木瓜、大枣等，粗粮如玉米、小米、糙米、各种杂豆等。此外，一些干果，如葡萄干、无花果干、柿子饼等也可促进肠道蠕动能力，利于排便。

（2）增加维生素 B_1 的摄取，如粗粮、蔬菜、豆类及其制品。

（3）增加饮水量，每日清晨空腹饮 1~2 杯温凉淡盐水，每日饮水 6~8 杯，可刺激肠道蠕动能力。

（4）可食用蜂蜜、香蕉、芝麻、核桃，或每日喝 1~2 杯酸奶以增加消化功能，起到通便的作用。

▶ 为了预防结直肠癌的发生，我们在饮食上应注意些什么？

结直肠癌的发生、发展与饮食密切相关，饮食习惯应以"三多五少"

为原则,"三多"指的是增加膳食纤维的摄入量、补充适当的粗纤维、主食中应该增加粗粮;"五少"指的是少吃或尽量不吃胆固醇含量高的食物。限制植物油的摄入量,少吃或尽量不吃辛辣的刺激及油炸类的食物。适当摄取不饱和脂肪酸,避免做菜过程中的油类过度加热此外,还应尽量避免摄入腌制、霉变、烟熏、过夜蔬菜等。

■▶ **如何应用中药和食疗来减轻化学治疗患者的胃肠道反应?**

消化功能受损是恶性肿瘤患者化学治疗后最常见的副作用,常表现为没有食欲、恶心、呕吐、腹胀、便秘、腹泻等。中医认为,脾胃为后天之本,气血生化之源,消化功能受损与脾胃功能失常密切相关,如果不能及时治疗和恢复,不利于患者治疗及预后,甚至可能危及生命。食疗和药物疗法相结合,对减轻化学治疗患者的胃肠道反应,恢复脾胃功能有着重要意义。可选择薏苡仁、炒山楂、山药、陈皮、神曲、麦芽、党参、扁豆、白术、茯苓等健脾理气和胃的中药与营养丰富、易消化的食物相配伍,达到健脾益胃的功效,有效改善恶性肿瘤患者消化功能受损的症状。

■▶ **恶性肿瘤患者经外周静脉穿刺中心静脉置管后,应如何护理才能使用更长时间?**

经外周静脉穿刺中心静脉留置管在肿瘤患者日常家庭护理方面应注意以下 4 个方面:

(1)保持清洁干燥,使用透明贴膜粘贴牢固、防止导管移动。保持导管通畅,以防堵塞。

(2)每周坚持到医院清洁换药,每周用肝素液通管 1 次。

(3)静脉推注药物不能用导管,以防压力过大,导致导管渗漏。

(4)通过观察置管的肢体臂围及导管尖端,了解穿刺部位是否有外渗。如发生因机械性刺激引起的红肿,可用远红外线灯局部理疗,每次10~15分钟,每天2~3次。

（5）封管时使用正压接头,并采用边推注药液边退针的正压封管方法,以防止血液回流入导管尖端,导致导管堵塞。在导管拔除时要进行导管尖端培养。

▍▶ 长期卧床的患者,有哪些方法可以预防压疮?

压疮又名褥疮，是身体局部长期受压使血液循环受阻引起的皮肤及皮下组织缺血而发生的水疱、溃疡或坏疽。

本病与中医文献中记载的"席疮"相似,《外科真诠》记载:"席疮,乃久病着床之人,挨擦磨破而成,上而背脊,下而尾闾"。预防本病的关键是保持血液循环,而营养不良、皮肤潮湿、运动能力减弱、高龄等都是本病的高危因素。

可以从以下几方面预防或减少压疮的发生:①保持皮肤干燥,对于皮肤潮湿、出汗等情况,应使用软的东西擦干;②切勿擦伤皮肤;③应定时变换体位,使用充气床垫等;④避免躯体和四肢长时间受压。

第九章

各种肿瘤的相关问题

▌▶ 1 岁脑瘤患者,是如何患上脑瘤的?

脑瘤并不是只发生在成人,儿童也是脑瘤的高发人群。近年来,儿童脑瘤的发病率呈上升趋势。在儿童所有类型和部位的肿瘤中,中枢神经系统肿瘤(主要是脑瘤)的发病率居第二位,仅次于白血病,约占 20%,儿童脑瘤可发生于儿童任何年龄,诊断的平均年龄为 5 岁,其中 15%的患儿平均年龄小于 2 岁。

儿童脑瘤的病因尚不明确,可能与遗传、辐射、致瘤病毒等因素有关。头部外伤、接触化学物质(如汽油、农药、重金属等)、母亲孕期受射线照射、服用苯巴比妥类药物或接触杀虫剂、出生前父亲过量饮酒等因素均可能使儿童患脑瘤的风险升高。儿童一旦出现头痛、头晕、头颅增大、走路不稳、癫痫、剧烈呕吐等情况,家长一定要引起高度重视,积极就诊以排除脑瘤。

▌▶ 中医是怎么认识脑瘤的发生的?

中医历代古籍并没有"脑瘤"病名的记载,而是将之归于"脑鸣""真头痛""眩晕"及"中风"的范畴。中医认为,脑瘤是全身性疾病在人体脑部的具体反应,多是由"脾肾亏虚"引起的:肾为先天之本,内藏元阴元阳,如果肾气亏虚就会导致髓海不足,邪气乘虚而入阻滞于脑,闭阻脉络,胶凝成块,形成脑瘤;肾气亏虚导致脑髓失养,脉络失荣也会导致脑瘤的形成;脾为后天之本,脾气亏虚,痰湿不化,结于脑窍,导致脑瘤形成;脾肾两脏互助为用,若脾肾两虚,津液不能正常输布,内生痰浊并在脑络聚积,久而久之形成脑瘤。总之,脑瘤发病的基础多是脾肾亏虚,邪气趁正气虚弱而侵入,风、痰、毒、淤积于脑内而成瘤。

▣▶ 肿瘤患者,最近一侧眼睛失明了是怎么回事?

颅内不同部位出现肿瘤表现为相应区域神经系统功能的丧失,如肿瘤侵犯或压迫视神经或视交叉神经就会导致失明。但是患者的症状一般是从视力下降或视野缺失开始的,如枕叶或颞叶深部的肿瘤因累及视辐射,引起对侧同象限视野缺损或对侧同向性偏盲;鞍区肿瘤因压迫视神经及视交叉神经出现视力减退和视野缺损。因此,我们应提高警惕,尽量避免失明引起的不良后果。

▣▶ 患脑瘤会出现哪些症状?

头痛、头晕是脑瘤患者最常见的症状,往往也是最先出现的症状,多由于颅内压升高引起。除了头痛、头晕,颅内压升高还会导致患者出现恶心、呕吐、视盘水肿及视力减退等症状,严重者可出现嗜睡、昏迷。脑瘤的症状还有偏瘫、偏盲、失语、癫痫、感觉障碍、内分泌紊乱、面肌麻痹、声音嘶哑、

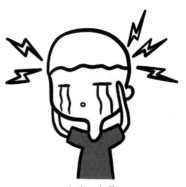

头痛　头晕

饮水呛咳等;部分患者会出现精神症状,如思维、情感、意识、人格和记忆力的改变、常有欣快感、淡漠、孤僻、定向力差、记忆力减退、不拘外表、不爱清洁、行为异常等。脑瘤患者出现的症状与肿瘤的病理性质、生长部位、增长速度、进展程度密切相关。早期脑瘤可能没有任何临床症状,但随着瘤体增大,开始出现各种症状并呈进行性加重。

▣▶ 确诊脑瘤一般需要做哪些检查?

有多种检查手段可以确诊脑瘤,主要有以下8种:

(1)CT检查:是当前对脑瘤最有诊断价值的检查方法,也是首选的

检查方法,对颅内肿瘤的确诊率可高达90%以上,有利于明确肿瘤的部位、大小、范围,且可明确是否伴有水肿区、肿瘤囊变、出血、钙化等。

(2)磁共振成像成像(MRI):可显示人体组织的解剖结构及组织方面的改变,其软组织对比度明显高于CT,对组织的形态及病变部位的显示具有较高的敏感性。

(3)放射性核素脑扫描:可显示肿瘤影像和局部脑细胞功能活力情况,如正电子发射计算机断层显像(PET)。

(4)脑血管造影:可通过脑血管位置的移动间接显示肿瘤的位置,并有利于与脑血管病变区别开来。

(5)脑超声检查:可作为手术中的一种探查手段,显示脑瘤的深浅与范围。

(6)腰椎穿刺与脑脊液检查:对于将肿瘤与颅内炎症、脑血管出血性疾病区分开来具有特殊价值,但脑疝的患者应避免进行此项检查。

(7)内分泌指标检测:主要用于可影响内分泌系统的肿瘤(如垂体腺瘤)的诊断。

(8)CT脑定位定向活检:是一种定位准确、损害较小且能明确脑瘤病理性质的诊断方法,还可为脑瘤的后续治疗提供可靠依据。

▮▶ 脑瘤如何区分良、恶性?

脑瘤是颅内肿瘤的别称,泛指所有生长于颅内的肿瘤,包括由脑实质发生的原发性肿瘤和由身体其他部位转移至颅内的继发性肿瘤。

脑部所有的继发性肿瘤均是恶性肿瘤,如肺、子宫、乳腺、消化道、肝脏等部位的恶性肿瘤转移至脑部。原发性脑瘤分类繁多,但根据肿瘤的本身特性,可分为良性肿瘤和恶性肿瘤。良性脑瘤一般生长缓慢,包膜较完整,不浸润周围组织,分化良好,如脑膜瘤、垂体腺瘤、听神经瘤、神经纤维瘤、海绵状血管瘤等。恶性脑瘤一般生长较快,无包膜,界限不明显,呈浸润性生长,分化不良,如胶质瘤、髓母细胞瘤、恶性室管膜瘤、颅脑生殖细胞瘤等。

区分脑瘤的良、恶性,需要以病理诊断结果作为最终依据。

▐▶ 怎样区别脑瘤与脑梗死?

脑梗死是由于脑组织缺血、缺氧导致的组织坏死,脑瘤是脑组织原发或继发的肿瘤性病变,两者都可以表现为神经功能的缺失,如偏瘫、偏盲、语言不利、感觉减退或丧失、癫痫等,但是一般通过颅脑 CT 或MRI 检查并结合患者病史,可以很好地区分开来。

▐▶ 脑瘤的手术治疗有哪些风险?

手术切除是脑瘤最基本、最有效的治疗方法,包括全部切除和部分切除。目前,随着影像学的发展,PET–CT 一方面能让早期的脑肿瘤患者得到诊断,并且定位更加准确,客观上降低了手术难度;另一方面,由于显微技术的应用,手术的成功率也在不断提高,并发症也较之前有明显减少。虽然,脑瘤手术成功率正在不断提高,但仍然存在一定风险。

脑瘤手术并发症不仅与肿瘤的大小有着密切关系,还与肿瘤的部位、性质和患者的年龄、术前状态以及手术术式、技术等诸多因素有关。脑瘤患者术后致死性并发症主要有以下 4 种:

(1)水肿和颅内压升高造成脑疝。

(2)术中出血引起失血性休克。

(3)血栓栓塞,如深静脉血栓或肺栓塞。

(4)颅内重要组织结构损伤致死。

其他常见的非致死性并发症有血肿、感染、术后脑膜炎、刀口不愈合、形成假性脑膜突出和手术造成的神经损伤导致癫痫发作。此外,还有麻醉相关的风险,包括麻醉药物过敏、气管插管引起气管痉挛等。

▣▶ 除了手术,还有哪些方法可以治疗脑瘤?

脑瘤除手术治疗外,还有以下治疗方法:

(1)放射治疗:是除手术外最主要的治疗措施,各种胶质瘤、垂体腺瘤、生殖细胞瘤、脊索瘤、颅咽管瘤及部分转移癌对放射线具有不同程度的敏感性,在手术治疗后可给予放射治疗。

(2)化学治疗:是颅内肿瘤综合治疗的一部分,可通过口服或静脉注射全身给药,也可通过鞘内注射、经导管内灌注或瘤腔内局部给药。

(3)中医药治疗:对消除脑瘤引起的脑水肿有一定效果,也可以改善患者的整体状态,消除放化疗的副作用,提高患者的生活质量。

此外,在脑瘤治疗的过程中要注意:控制颅内高压;应用类固醇皮质激素、抗癫痫药、营养神经药物;纠正代谢异常。

▣▶ 脑瘤患者在术后生活中需要注意什么?

脑瘤患者手术后要注意多方面的调护,包括以下 4 个方面:

(1)加强营养:脑瘤是消耗性疾病,消耗了身体大量的营养物质,且术后组织的恢复更是需要充足的营养,因而要加强营养,合理膳食。建议患者高蛋白(鸡蛋、牛奶、豆制品、瘦肉、鱼等)、高维生素(新鲜蔬菜、水果等)饮食,且以清淡为宜,避免辛辣刺激性食物。

(2)功能康复训练:患者术后主动活动,积极促进肢体功能的恢复,有计划地站立、登台、步行练习等以促进下肢肌力的恢复;积极完成上肢关节的主动活动,尽早恢复指关节的活动以促进手功能的恢复;中医推拿、针灸等疗法在脑瘤患者术后的功能康复训练中发挥重要作用。功能康复训练贵在坚持,要有耐心和毅力。

(3)练习生活自理能力:术后神经系统功能缺失严重的患者,应积极主动地进行生活自理能力的锻炼。从简单的捏握开始,进而练习自己洗漱,自行穿衣、吃饭等日常活动。

(4)心理护理:患者术后日常护理中非常重要的组成部分,也是很容易被忽视的部分。在治疗过程中或术后,很多患者常常会出现焦虑、抑郁、紧张、烦躁、恐惧、内疚、悔恨等多种不良情绪,心理变化较大,个别患者还会有轻生的念头,严重影响术后康复。对于这些患者,需要积极地进行心理治疗。家属要密切关注患者的心理变化,及时给予心理疏导,给予患者关心、安慰和鼓励,增强患者面对疾病、面对生活的信心,发挥其主观能动性,必要时可以请心理医生协助,使患者能以坚强的毅力配合各项康复治疗工作。

▐▶ 恶性肿瘤患者出现脑转移会有哪些"征兆"吗?

有恶性肿瘤病史的患者,尤其是肺癌、乳腺癌、消化道肿瘤、肾癌等,若出现颅内高压或局灶性神经损害的体征,如剧烈头痛、呕吐、瞳孔不等大、偏瘫、失语、视物模糊等;或出现难以用一般的心脑血管疾病解释的神经精神症状的患者,如烦躁、嗜睡、昏迷等,应高度怀疑是否存在脑转移,尽快进行影像学检查。对于容易发生脑转移的肿瘤,如小细胞肺癌等,即使没有确切的脑转移临床表现,也应定期常规复查颅脑 CT 或 MRI。

▐▶ 头颈部恶性肿瘤都包括哪些?

头颈部恶性肿瘤是指位于锁骨以上、颅骨以外上皮来源的恶性肿瘤,包括头面部及颈部软组织、耳、鼻、咽、喉、口腔、唾液腺、甲状腺等部位。通常来讲,不包括脑、脊髓等中枢系统和眼内的肿瘤。比较常见的头颈部恶性肿瘤有甲状腺癌、鼻咽癌、喉癌、舌癌、牙龈癌、颊癌等。

▌▶ 颈部、下颌、颏下出现肿物是恶性肿瘤吗？需要做哪些检查？

临床上有很多恶性肿瘤是以颈部淋巴结转移为首要表现的，尤其是头颈部恶性肿瘤容易发生这些部位的淋巴结转移，因此，对于颈部、下颌、颏下出现肿物应该予以重视。

如果颈部、下颌、颏下的肿物是长期存在的，可以去医院进一步检查以明确病情，尤其是无痛、表面不光滑、活动度较差、饱满且长期存在的肿物需要特别警惕。如果颈部、下颌、颏下的肿物是突发性的，红肿且有触痛，多数可能是由炎症引起的，此时建议检查自己最近是否有咽痛、鼻塞、流鼻涕等感冒症状，或口腔溃疡、面部痤疮、牙龈肿痛等临床症状。

另外，颈前可触及的肿物有时也可能是甲状腺结节，观察肿物是否会随吞咽移动：如果其随吞咽移动，肿物又在喉结附近，那么肿物可能生长在甲状腺上，应该到正规医院做甲状腺彩超检查，甚至做全身CT检查，并检查相应的肿瘤标志物，必要时可做局部组织活检以明确病理诊断。

▌▶ 头颈部恶性肿瘤患者手术、放化疗结束后需要多久进行复查？

头颈部恶性肿瘤患者手术、放化疗结束后进一步复查是十分必要的，因为恶性肿瘤出现复发和转移的可能性很大。定期复查可以及时发现肿瘤的复发和转移，从而能够做到早发现、早治疗。

针对头颈部恶性肿瘤术后进行化学治疗的患者，要进行定期复查。化学治疗后可能会出现骨髓抑制、胃肠道反应、肝肾功能异常等，定期的复查可以及时了解患者化学治疗相关的不良反应的情况，对整个身体状况进行评估，以利于病情的及时跟进。

213

如甲状腺癌切除术后一般需要甲状腺激素进行替代治疗，并且这种甲状腺激素的替代治疗是需要调整剂量的。因此，甲状腺癌术后除了要定期进行影像学复查、随访，还要定期复查甲状腺功能。

因此，头颈部肿瘤治疗后需要进行积极的复查和随访，随着时间的延长，如果病情稳定可适当放宽复查和随访时间，如从开始每 3 个月复查 1 次，后可延长到每半年或 1 年复查 1 次。

▮▶ 头颈部肿瘤的预后如何？

头颈部肿瘤如能早期发现，一般预后较好；但有时其发病隐匿，有些患者在确诊时已处于晚期。总体而言，其预后与病种、病理类型、疾病分期、治疗情况、患者的一般状态等因素相关。

例如，鼻咽癌患者大多数可以达到长期生存，对于晚期伴有或不伴有转移的患者，在经过积极治疗后也可获得较好的生存期；早期的喉癌患者，经过手术等治疗后，5 年生存率可达 90% 以上；分化型甲状腺癌大多预后良好，可获得较长生存期，但未分化型甲状腺癌的预后较差。

头颈部肿瘤患者接受相关的靶向治疗、免疫治疗后，其生存期和生活质量得到了明显改善。因此，对于确诊头颈部肿瘤的患者，应及时前往医院就诊，并配合医生进行相关治疗，以提高生活质量、延长生存期。

▮▶ 鼻咽癌应如何进行筛查？

鼻咽癌筛查的方法包括以下 5 种。

（1）体格检查：可发现鼻咽部肿物、颈部肿块和脑神经麻痹。

（2）影像学检查：包括 X 线、CT 及 MRI 检查。

（3）鼻咽镜检查：间接鼻咽镜和纤

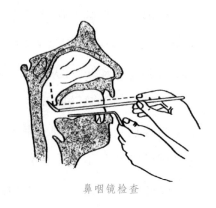

鼻咽镜检查

维鼻咽镜。

（4）组织病理学诊断：一般是穿刺细胞学检查。

（5）血清 EB 病毒检查：抗体检测。

▶ EB 病毒滴度高是不是代表患有鼻咽癌？

EB 病毒是引起鼻咽癌发生的危险因素之一，EB 病毒的检查在鼻咽癌筛查中具有重要意义，但其不是鼻咽癌的唯一危险因素，也并不是所有 EB 病毒检测呈阳性的患者都患有鼻咽癌。当 EB 病毒滴度高于 1：40，或多次复查发现 EB 病毒滴度逐渐升高，就要引起重视，进一步进行检查。此外，若在 EB 病毒滴度升高的基础上，EA/IgA 抗体呈阳性则可认为是鼻咽癌的高危对象。如果发现 EB 病毒滴度升高，可以进行鼻咽镜检查、头颈部 CT 检查，以观察鼻咽部是否存在肿块，颈部是否有多发的淋巴结肿大。值得注意的是，如需要确定肿块性质，还需要进行病理活检。

▶ 鼻咽癌初期有哪些症状？

鼻咽癌初期的常见症状有颈部淋巴结肿大、耳鸣、耳聋、回缩性血涕。如果照镜子发现颈部不对称，或无意间摸到颈部肿块，质地较硬，活动度不佳且伴有触痛，要引起重视。鼻咽癌患者随着肿瘤增大压迫耳部相关结构而出现耳鸣、耳聋症状。回缩性血涕是指鼻涕回吸鼻腔后，从口中吐出带涕血丝，这是由于肿瘤血管破裂所致，常以晨起表现较为严重，并可持续一段时间。鼻塞、头痛常会在鼻咽癌患者中出现，这是由于肿瘤压迫所致。此外，由于肿瘤压迫部位不同，可出现视力障碍、视野缺损、眼球运

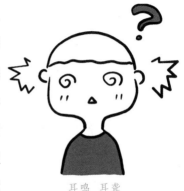

耳鸣　耳聋

动障碍、面部麻木、眼球内陷、眼裂缩小等症状。

总之,鼻咽癌的症状复杂,如果出现头颈部的相关症状应及时去医院诊治。

▐▶ 鼻咽癌容易与哪些疾病混淆?

人体的鼻腔、口腔是比较容易患病的部位,即使是很轻的疾病,也会造成鼻、喉的症状表现,所以这也就导致了鼻咽癌疾病容易和类似的疾病相混淆。例如:①鼻咽纤维血管瘤:会出现鼻塞和反复鼻出血、听力下降、耳鸣、耳闭等,但颈部不会出现肿块。②鼻咽部淋巴肉瘤:淋巴肉瘤好发于青年人,常有较重鼻塞及耳部症状,该病淋巴结转移,不单局限在颈部,全身多处淋巴结均可受累,需要通过病理确诊。③鼻咽结核:多由肺结核转移而来。患者除了有结核病的常见表现(盗汗、发热、消瘦)外,多有鼻咽部不适、异物感,分泌物涂片可找到抗酸杆菌。④鼻咽部炎症:鼻咽黏膜粗糙,分泌物增多,常伴鼻腔黏膜炎、喉炎、副鼻窦炎及咽后壁淋巴组织增殖并呈小结节状。总之,如果出现头颈部不能缓解的不适症状,需要引起重视,并到正规医院完善相关化验和检查,以排除鼻咽癌的可能。

▐▶ 鼻咽癌患者应该如何选择放化疗?

鼻咽癌多数恶性程度较高,容易发生淋巴和血行转移,鼻咽部在头面部中央,邻近重要组织器官,如脑、颈部脊髓、眼球、脑垂体等,单纯手术很难根治。在病理类型方面,95%的鼻咽癌属于鳞癌,因此,对放射线具有较高的敏感性,所以放射治疗是鼻咽癌治疗的主要方法。

当然,化学治疗也可以减少远处转移、提高局部控制率。一般早期鼻咽癌做鼻咽部根治性放射治疗,并可配合颈部做选择性放射治疗;中晚期可做同步放化疗或新辅助化学治疗后再行放化疗,有远处转移的患者可选择以铂类药物为基础的联合化学治疗或同步放化疗。鼻咽癌患者处于不同的疾病分期,放化疗方案的选择也有所不同,还需要由临床医生综合评估后再制订,并不可以单一而论。

▮▶ 鼻咽癌患者在放射治疗前必须拔掉龋齿吗?

放射治疗对肿瘤周围组织是有损伤的,鼻咽癌放射治疗后牙齿、齿龈、颌骨都会出现放射性损伤,在放射治疗过程中或放射治疗后一些患者会出现牙痛、咀嚼困难,有时会继发感染,造成放射性龋齿、齿槽溢脓、牙龈肿痛、颌下淋巴结炎等,若在放

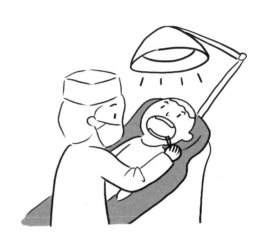

射治疗后几年内拔牙,甚至可能会诱发颌骨骨髓炎,严重影响患者的进食及生活质量。

因此,在放射治疗之前必须对龋齿进行拔除,以免增加损伤及感染风险。如有金属牙套也需要一并摘除,金属物质会使局部放射剂量增加,导致更大的组织损伤。此外,放射治疗结束后由于局部容易并发感染,患者需要注意口腔卫生。

▮▶ 鼻咽癌患者在放射治疗后可能出现哪些不适?

鼻咽癌放射治疗后会伴随一些不良反应的发生。

皮肤黏膜反应是最常见的不良反应,鼻咽癌患者经放射治疗常会出现放射性黏膜炎,有的患者在使用较低的放射剂量时,就可能出现口干、咽痛、鼻腔干燥等情况,症状一般会随着放射治疗剂量的递增而加重。医生在检查时可以看到照射范围内的口腔、咽部黏膜充血。放射性

黏膜炎的持续时间较长,在放射治疗结束后2~3周仍持续存在。

放射性皮炎也是常见的不良反应之一,常会出现干性、湿性脱皮等症状。此外,一些患者经放射治疗会出现局部放射反应,损伤唾液腺,在接受放射治疗后,会由于腺体的肿胀、疼痛和唾液的分泌不畅而出现耳垂附近区域的疼痛、肿胀等不适或牙关紧闭;全身性反应主要有乏力、恶心、呕吐、食欲下降等。

▮▶ 鼻咽癌患者接受放射治疗期间应该如何调理?

鼻咽癌放射治疗会对局部组织造成损伤,首先,在饮食上应注意选择高蛋白、高维生素、易消化的食物,如鱼、鸡蛋、蔬菜、水果等,为机体组织修复提供原料;其次,在放射治疗期间,患者会出现局部急性黏膜反应,如口、鼻、咽干燥,黏膜溃烂合并感染等,患者这时需要注意创面的防护,忌用肥皂水或刺激性沐浴液对局部进行冲洗,可用淡盐水漱口并注意口腔卫生,以促进口腔黏膜恢复;再次,外出时要避免放射治疗区接受阳光直射,可以用帽子等进行遮挡;最后,由于放射治疗后局部组织较为脆弱,如用力挖鼻、拔牙会导致损伤和继发性感染,对康复十分不利,需要引起注意。为预防患者的颞颌关节出现功能障碍,需要每天坚持做张口闭合运动。除此之外,还可以咨询相关中医选择适当的中药替代茶饮来缓解口腔的相关症状。

▮▶ 鼻咽癌复发后再次放射治疗还有效果吗?

虽然鼻咽癌复发后存在首程放射治疗失败、放射后遗症等问题,但放射治疗仍是鼻咽癌重要的治疗方法。

相关复发和转移性鼻咽癌的专家共识指出:①对于区域复发的鼻咽癌,手术治疗是首选治疗方法,再次放射治疗同样可以选择,特别对于无法耐受手术或者手术无法切除的患者;②对于局部和区域复发的鼻咽癌患者,局部病灶切除联合淋巴结清扫创伤大,应选择局部病灶和淋巴结区域放射治疗。但再次进行放射治疗,由于累计放射剂量过大,可能会对周围正常组织造成第二次损伤,或加重原先的损伤,甚至导致局部皮肤破溃、流脓等,影响患者的生活质量和总生存期。

因此,鼻咽癌复发的患者需要在医生的指导下进行评估,制订个体化综合治疗方案,以提高疗效和生活质量。

▣▶ 口腔溃疡会癌变吗?

人们在压力大、情绪紧张的时候容易出现口腔溃疡,一般情况下,单纯的口腔溃疡不会癌变,但是反复不愈的口腔溃疡也可能是恶性疾病的"信号"。一般口腔溃疡是具有自限性的,两周左右就会自行愈合,但口腔癌的常见症状之一就是局部溃疡,所以如果口腔溃疡长期不愈合或使用消炎药效果不理想,就需要特别注意了。我们可以通过观察口腔溃疡的形态来大致判断其性质:如口腔溃疡边缘凹凸不平、形态不规则、边界组织不清、口腔黏膜出现红白斑等一般属于恶性溃疡。若患有口腔溃疡,同时伴有出血、颈部等处可触及硬质肿块、发热、食欲缺乏、乏力等现象,可能是口腔癌的前兆,需要立即就医,及早诊治。

▣▶ 出现哪些症状需要特别警惕患有口腔癌?

如出现长时间不愈合的口腔溃疡、口腔黏膜颜色异常、口腔局部肿块、颈部肿块伴口腔相关功能改变,则需要警惕口腔癌的可能,应及时到正规医院就诊。

一般来说,如口腔溃疡长久不愈,对口腔黏膜造成长期的慢性刺激,容易发生癌变,并且溃疡也是口腔癌常见的症状之一;口腔黏膜颜色的改变,通常意味着口腔黏膜出现了性质的改变,更需要警惕;有些时候,口腔癌的原发病灶很小,不易被察觉,而颈部淋巴结的肿大可能是其首发症状,所以对于不明原因的颈部淋巴结肿大,也需要考虑检查口腔,以明确诊断。

此外,随着口腔癌的进展,会侵袭其他组织器官,如可能会侵犯张闭口肌肉和下颌关节,导致开闭口运动受限,这需要同样注意。

▐▶ 如何预防口腔癌?

预防口腔癌最重要的原则是避免长时间的口腔刺激,如长期的吸烟、喝酒,佩戴不适合的义齿(导致义齿下的组织长期疼痛发炎),长期进食过烫的食物等。这些生活习惯和生活细节都与口腔癌的发病有关,因此,我们应该尽量避免这些不良生活习惯。如果需要修复牙齿或佩戴义齿,建议去正规的口腔医院。此外,要养成良好的口腔卫生习惯,早晚刷牙,避免口腔细菌滋生。在日常生活中应注意膳食平衡,补充营养,适当锻炼,提高自身的免疫功能。

▐▶ 吸烟、饮酒容易诱发喉癌吗?

喉癌是仅次于肺癌的第二大呼吸道高发癌症,近年来的发病率呈上升趋势。研究发现,长期吸烟、过量饮酒容易诱发喉癌。长年吸烟的人患喉癌的风险更高,烟草中的尼古丁、焦油等有毒物质长期直接侵犯喉咙,对喉部黏膜造成不良刺激,最终有可能发展成喉癌,因此,吸烟是诱发喉癌的高危因素,吸烟时间越长、吸烟量越大,危害也就越大。酒精刺激也是诱发喉癌的重要因素,酒精摄入过量会引起胃内容物食道反流,刺激咽喉内膜。既抽烟又喝酒的人患有喉癌的发病率是正常人的10倍以上。所以,保护咽喉,戒烟限酒是很重要的。

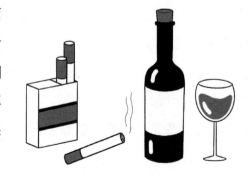

▊▶ 喉癌有哪些常见症状？

喉癌是指原发在喉部的恶性肿瘤，以鳞状细胞癌为主。早期可伴有声音嘶哑、咽部不适等表现。声门上型喉癌的患者在就诊时最常见的症状为轻、中度的吞咽困难，当病变侵犯声带时可出现声音嘶哑的表现，其发生淋巴结转移的概率较高；声门型喉癌，由于其原发部位为声带，所以早期的症状是声音的改变，晚期由于肿瘤体积变大，可出现声音嘶哑、呼吸困难、咽痛、耳痛等表现；声门下型喉癌，是指原发于声带平面以下的喉部恶性肿瘤，此类型的喉癌比较少见，可表现为刺激性咳嗽。

▊▶ 喉癌患者术后还能说话吗？需要注意什么？

一般来说，喉癌的疾病分期越早，术后能说话的机会就越大，很多早期的喉癌患者术后多能保留语言功能。如果患者的手术术式为半喉切除，声带没有受到太大的损伤，在术后是可以说话的，对以前的发声和说话没有特别大的影响；如果选择的是全喉切除术（适合中晚期的喉癌患者），因为喉部被完全切除，声带必然也被切除，这个时候一般情况下患者就不能说话了。但也不能够一概而论，全喉切除的患者可以通过练习食道发音来说话。随着医疗水平的提高，目前也可以重建喉咙，尽可能保留患者术后的语言功能。喉癌患者术后尤其应该注意护理和饮食。家属在陪护的同时，要经常为患者变换体位，并用空心手拍背，防止发生坠积性肺炎等肺部并发症，并需要细心观察患者的生命体征变化；保持病房的温度适中、清洁，尽可能为患者做一些滋补的汤粥；特别需要注意的是，喉癌患者最好的饮食方法是先吃软食，再吃半流质的食物，最后吃流质的食物。

■▶ **查体发现甲状腺结节,是甲状腺癌吗? 两者有什么区别?**

甲状腺结节是指各种原因导致甲状腺内出现1个或多个组织结构异常的团块,在中年女性中较多。甲状腺结节有良、恶性之分,大多数甲状腺结节为良性,恶性的比例是5%。当出现颈前孤立、边界不规则的、活动性欠佳的硬性肿物时,应予以警惕。

(1)目前超声检查被认为是诊断甲状腺结节的首选方法。甲状腺癌的影像学特点:①有沙砾样钙化;②结节回声低;③结节内部血流丰富、紊乱;④结节边界不规则并向周边浸润;⑤横截面前后径大于左右径。如果同时存在2种以上特征时,或低回声结节中合并上述1项特征时,其患有甲状腺癌的可能性显著升高。

(2)甲状腺核素显像:依据结节对放射性核素的摄取能力来评估结节的功能。将结节分为"凉结节""冷结节""温结节""热结节"。热结节几乎均为良性,冷、凉结节或温结节也通常为良性,但是不能排除有恶性的可能。故除了热结节,甲状腺核素显像对甲状腺结节的良、恶性鉴别诊断意义不大。

(3)甲状腺细针穿刺细胞学检查(FNAC):是判断甲状腺结节良、恶性的重要方法,且简单、安全,其诊断甲状腺癌的敏感度为65%~98%,特异性为72%~100%。

综上所述,甲状腺超声和FNAC是目前较简便易行的诊断方法,可筛查出恶性肿瘤的高危患者并及时进行手术。排除恶性肿瘤的结节可以随访观察,以减少不必要的治疗。

■▶ **甲状腺彩超报告中的 TI-RADS 分级是指什么?**

TI-RADS 是一种甲状腺影像报告和数据系统,临床医生可根据对甲状腺影像的分析进行分级诊断。级别越高,恶性结节(即甲状腺癌)可能性越大。一般 TI-RADS 分级分为以下 6 级：

0 级：甲状腺无结节；

1 级：正常甲状腺，无结节，或手术全切的甲状腺复查；

2 级：可能良性结节，建议长期随访；

3 级：不能确定结节的良、恶性，建议定期复查；

4 级：可疑恶性结节，需要定期复查，必要时可行穿刺活检或手术；

5 级：高度怀疑为恶性，建议手术切除；

6 级：经细胞学和组织病理学证实的甲状腺恶性病变。

▶ 什么是甲状腺癌 ^{131}I 治疗？在治疗中应该注意什么？

^{131}I 治疗是指放射性碘治疗，是甲状腺癌患者术后清除残留癌细胞的重要治疗方法。

针对分化型甲状腺癌，除所有癌灶均 <1cm 且无腺外浸润、无淋巴结和远处转移外，均可考虑 ^{131}I 治疗。由于 ^{131}I 的半衰期较短，因此，一般在术后 7 天左右可排出体外，不会对人体产生长期的副作用。在开始 ^{131}I 治疗前 1~2 周，患者需要在饮食上做一些调整，避免食用含碘丰富的食物，如海鱼、海藻类、碘盐等，还要避免维生素片或其他含有碘的药物。在此期间最好也不要进行增强 CT 等检查，这是因为一些增强剂中也含有碘。此外，还需要注意的是患者在接受治疗后的一段时间内，应避免与他人长时间（3 小时以上）、近距离（1 米之内）接触。

▶ 甲状腺切除后，对身体有哪些影响？

甲状腺是人体最大的内分泌腺体，在颈部平对喉结的地方，它能分泌甲状腺激素。甲状腺激素具有促进机体新陈代谢、促进生长发育、提高中枢神经系统兴奋性的作用。甲状腺切除后，甲状腺激素分泌就会减少，可出现机体代谢水平降低的一系列症状，如怕冷、水肿、心率降低、表情淡漠等。所以患者术后需要长期服用左甲状腺素钠片进行甲状腺激素替代治疗，这种药物只要定期调整剂量就不会出现十分严重的副作用。需要注意的是，日常生活中要控制食物中碘的摄入量，避免体内甲状腺激素不稳定而出现不适。

▋▶ 甲状腺乳头状癌术后患者需要定期复查哪些项目？

甲状腺癌乳头状癌是甲状腺癌最常见的类型，占甲状腺癌的60%~70%。甲状腺乳头状癌术后患者需要定期复查以下项目：

（1）6~12个月进行体格检查、促甲状腺激素(TSH)、甲状腺球蛋白(Tg)和抗甲状腺球蛋白抗体(TgAb)。若无疾病复发，后续每年进行1次。

（2）影像学基线检查。定期进行颈部超声检查，B超检查是甲状腺癌术后监测最重要也是最常用的影像学检查方式；对于B超不能诊断的局部复发或远处转移病灶，可通过CT或MRI辅助评估，对于有吸烟史的患者，如有临床指征建议做胸部CT或增强CT。需要注意的是，每个人的病情都不同，需要查什么项目，还是要遵从主治医生的指导。

▋▶ 甲状腺癌术后患者在饮食上应该注意什么？

一般甲状腺癌术后患者需要进行甲状腺激素的替代治疗，口服左甲状腺素钠片，这可以替代机体缺损的甲状腺功能，同时抑制促甲状腺激素对甲状腺增生的作用，但服药起初期段有时会出现甲状腺功能低下，这时要进食含碘丰富的食物，如海带、紫菜等；另外，在长期甲状腺激素替代治疗下，可能会出现甲状腺功能亢进，具体表现为体内代谢水平升高、钙流失等，这时不宜服用含碘高的食物和辛辣刺激的食物，应该多吃一些高钙食物或维生素D来促进钙的吸收。因此，在服用左甲状腺素钠片进行甲状腺激素替代治疗时，应注意监测患者甲状腺激素的水平。

▶▶ "从不吸烟就不会患肺癌"，这种说法对吗？

尽管大量临床数据表明，吸烟是肺癌的最重要的高危因素，但"从不吸烟就不会患肺癌"这种说法是不对的。因为除了吸烟，还有很多因素如遗传因素、空气污染、大量吸入放射性物质或长期接触砷、铬、石棉等因素都能导致肺癌的形成。良好的生活习惯，如避免吸烟、勿暴露于有二手烟的环境中、摄取多种蔬菜和水果及保持良好的通风环境，有助于降低发生肺癌的风险。

▶▶ 吸烟是肺癌发生的重要因素，吸二手烟也是肺癌发生的原因吗？

国内外研究数据表明，因二手烟而吸入的致癌物质甚至比吸烟者吸入的致癌物质还要多。因此，吸二手烟的人患肺癌的危险性会增加2~3倍。研究发现，由于香烟外侧自燃的温度小于中心点，会造成香烟燃烧不完全，释放出很多有害气体和致癌物质，因而吸二手烟也会导致肺癌的发生。在日常生活中，为了个人和家人的健康，我们要拒绝吸烟，也要主动拒绝"二手烟"。

▶▶ 女性患肺癌，与经常做饭和吸二手烟有关吗？

导致肺癌发生的因素有很多，"接触致癌物或暴露于致癌的环境中"就是其中之一。根据大数据流行病学的调查发现，厨房油烟，尤其是高温油炸或大火热炒也会增加罹患肺癌的危险。油烟的成分极为复杂，除了含有引起慢性咽炎、鼻炎、气管炎等呼吸系统疾病的丙烯醛，还含有苯并芘、挥发性亚硝胺、杂环胺类化合物等致癌物。吸二手烟比油烟更加危险。研究显示，二手烟含的化学物质约有 4000 种，其中 50 种以上经证实为有害致癌物质，因此，会增加女性患肺癌的风险，但不一定有必然的因果关系。

▌▶ 有人说平时的饮食习惯与肺癌有一定关系,这种说法对吗?

肺癌与饮食习惯的关系尚不明确,但有些地区由于地下水(井水)含有砷,使当地人罹患肺癌的概率相对升高,尤其是吸烟者患肺癌的危险性更高。对于目前流行的一些用"维生素或抗氧化剂饮食"去降低患肺癌的风险,目前已有研究结果显示这是不靠谱的。

▌▶ 肺癌会遗传吗?

目前,国内外尚未发现将"肺癌"遗传给下一代的临床或基础依据。但流行病学显示,有肺癌家族史的人有遗传倾向。肺癌遗传倾向的可能原因之一是"体质因素",例如,有人抽一辈子烟也不会患肺癌,但也有人烟龄不长,却患了肺癌。差别在于,一方面有些人接触了香烟中致癌的前驱物质,因个人体质因素,这些危险的致癌前驱物质较容易在体内转化为致癌物;另一方面则是致癌物质进入体内之后每个人对致癌物质的清除能力有区别,这些致癌物质的产生与清除的能力是有可能遗传的。

▌▶ 若多个直系亲属患肺癌,是否应该定期进行常规体检?

非常有必要。因为家族中若有多个直系亲属患肺癌,说明存在肿瘤家族史,所以该家族中的成员不排除是遗传易感性人群。另外,有研究表明,对于45岁以上、长期生活在大城市、工作压力大的职业人群属于肿瘤高危人群,需要重视肿瘤的定期筛查。

常规体检有利于早发现、早诊断肿瘤,是值得广泛推荐的。所以做好常规体检是有必要的。如果出现咳、痰、喘,甚至痰中带血等情况时,更要及时就诊。

▉▶ 肺癌会传染吗？

传染必须具备 3 个条件,即传染源、传播途径及易感人群,三者缺一不可。目前大量的临床资料证明,多数癌症患者本身并不是传染源。目前的医学研究结果表明,癌细胞是不会借着痰液或唾液传播感染的。与肺癌患者一同进食也不会被传染。可以同肺癌患者一起生活、一起工作或进行其他的日常活动。不要抗拒与肺癌患者接触,家人要给予患者足够的关怀。

▉▶ 肺癌的发生和免疫力有关吗？

免疫力是人体对自身及外来物的防御机制,一定程度上,正常的免疫系统能够及时清除外来细菌及癌细胞。如果免疫力因为年龄、疾病等各种原因而下降,对有害于人体的微生物、毒物缺乏识别能力和抵抗力,对已经突变的基因也不能及时修复,不能识别和清除癌细胞,都可能会导致肿瘤的形成。但免疫力低不一定都会形成肿瘤。一旦患肺癌,往往随着肿瘤的进展,患者的免疫力越来越差。

▉▶ 肺癌早期都有哪些表现？ 一定会咳嗽吗？

肺癌在早期一般并没有什么特殊症状, 仅为一般呼吸系统疾病所共有的症状,甚至没有任何不适的感觉,很容易被忽视。但随着肺部肿瘤的生长,它会逐渐影响邻近的组织、器官或者发生转移,这时咳嗽、咳痰、胸痛等症状会慢慢表现出来。

当然,肺癌患者的临床表现并非完全一样,临床症状会因侵犯的部位不同而表现不同,而"咳嗽"也不是所有肺癌患者都会出现的症状,有些患者的首发症状是胸痛或者声音嘶哑。

另外一方面,"咳嗽"症状可见于各种肺部疾病(如感冒、肺炎、哮喘、肺结核等),因此,临床需要结合咳嗽的症状进一步加以鉴别。值得注意的是,患者的临床症状并不能完全反应肺部病变(肿瘤)的严重程度。

▌▶ 咯血就一定是患有肺癌吗?

肺癌患者不一定都会咯血,肺癌患者可能会出现咳嗽、呼吸困难、声音嘶哑、胸痛、喘憋、发热等症状或毫无症状,因此,无法单凭"咯血"来判断患有肺癌。举个例子,吸烟者会因患慢性支气管炎而出现咯血的现象。另外,支气管扩张或肺结核都可能出现咯血的症状。所以咯血不一定是患有肺癌,患有肺癌也不一定就咯血,一旦咯血就要提高警惕,到正规医院做全面检查,以排除肺癌。

▌▶ 肺癌常用的影像学检查有哪些? 哪些检查能早期发现肺癌?

影像学检查是发现和诊断肺癌的常用检查方法,肺癌常用影像学检查包括胸部 X 线、胸部 CT、PET-CT 等。早期肺癌的筛查常用胸部 X 线及低剂量螺旋 CT。通过胸部 X 线片可以看到肺部肿瘤的大体位置,因为胸部 X 线检查出肺癌的概率非常低,所以大多在体检时使用。胸部 X 线仅能用于肺癌初步检查,绝不能作为确诊肺癌的依据。相对而言,胸部 CT 可以发现胸部 X 线难以显示部位的病灶及微小病灶,有助于判断肿瘤与周围组织器官的关系。因此,CT 是临床最为常用的影像学检查手段。而胸部磁共振成像和 PET-CT 并非是早期发现肺癌的常规方法。

▌▶ 若出现咳嗽、咳痰、痰中带血的情况,怎样排除肺癌呢?

在日常生活中经常见到咳嗽、咳痰伴有痰中带血的情况,如果想排除恶性肿瘤的可能,建议先到医院的肿瘤科或呼吸科就诊。在接诊医生的指导下进行痰液检查、胸部 X 线、胸部 CT、肺癌标志物等检查。如果在以上检查中，发现肺部有肿块可行支气管镜检查、穿刺取病理、PET-CT 等以明确诊断。其中，痰液细胞学检查是最简单、经济、无创的检查方法。

▐▌▶ 哪些人需要进行肺癌的早期筛查？

肺癌的早期筛查对于提高、改善肺癌患者的远期生存是非常有意义的。患肺癌高风险的人群应该进行每年 1 次的肺癌筛查，而患肺癌高风险的人群主要是指以下人群：

(1)有肿瘤家族史的人群。

(2)年龄在 45 岁以上、工作压力大、生活节奏快的人群。

(3)因为各种原因长期接触致癌物或放射性射线的人群。

(4)长期吸烟、饮酒的人群。

▐▌▶ 体检发现肺部结节就一定是肺癌吗？还需要完善哪些检查？

肺结节是指肺内直径小于或等于 3cm 的类圆形或不规则形病灶，影像学表现为密度增大的阴影，可单发或多发，边界清晰或不清晰。依据结节密度将肺结节分为三类，即实性结节、部分实性结节和磨玻璃密度结节。其中，部分实性结节的恶性概率最高，其次为磨玻璃密度结节及实性结节。不同密度的肺结节，其恶性概率不同，随着胸部 CT 的普及和外科手术技术的进步，结合国际研究报道，发现只有一小部分的肺小结节是早期肺癌或癌前病变。对可疑肺癌的肺结节检查方法包括支气管内镜、胸部及腹部增强 CT、MRI，有条件的可行 PET-CT 检查，如果结节是良性的，则不需要治疗，对这类患者最有帮助和最有价值的是定期随访和复查。

▪▶ **体检发现肺癌相关肿瘤标志物升高,是不是就确定患上肺癌了?**

目前尚无确切证据表明肺癌标志物升高可作为诊断肺癌的依据。临床上,肺癌肿瘤标志物常用的有:癌胚抗原(CEA)、神经元烯醇化酶(NSE)、细胞角蛋白 19 片段(CYFRA21-1)、鳞状细胞癌抗原(SCC)等。其中某 1 项或 2 项指标的升高并非就意味着患有肺癌,需要结合胸部 X 线、胸部 CT 等影像学检查来判断。也有部分患者经过抗感染、化痰等对症治疗一段时间,肿瘤标志物恢复了正常。出现这种情况,要提高警惕,及时到医院进行影像学检查以排除肺癌的可能。

▪▶ **网上一度流传有滴血验肺癌的"科普"报道,是否可信?**

这些报道在某种程度上误导了公众,滴血验癌只是一种检测肿瘤标志物的方法,而这些方法对于癌症尤其是肺癌的筛查并不十分可靠,只能作为肿瘤检测的辅助手段。换句话说,患了肺癌,这些化验指标未必升高,即使有升高,也未必就是患了癌症。所以,对于肿瘤标志物的检测,可以在部分人群中发现一些征兆,指导我们做进一步检查,但仅仅凭肿瘤标志物不能确诊肺癌。

▪▶ **从痰液里找到肿瘤细胞,就能确定患有肿瘤了吗?**

从痰液里找肿瘤细胞是目前最为简单、经济、方便、快捷的非创伤性检查,一旦从痰液中找到肿瘤细胞,即可确诊,易于在临床推广应用,特别适用于肿瘤生长于肺门或大支气管等部位肺癌的早期诊断。值得注意的是,痰的质量及其送检时间会直接影响肿瘤细胞的检出率。清晨漱口后第一口从肺深部咳出的痰液、反复送检可提高检测率。另外,必要的影像学检查有利于进一步确定肿瘤分期及进行预后评估。

▶ 胸部 CT 检查怀疑患有肺癌,医生建议再做"支气管内镜",为什么还要做这个?

影像学检查如胸部 CT 对于肿瘤的位置及分期诊断是非常有临床意义的,但肿瘤诊断的金标准是病理学诊断。胸部 CT 怀疑患有肺癌,通过"支气管内镜"检查可以更加直观地观察肺部肿瘤的情况,还可通过支气管内镜进行细胞刷洗、肺泡灌洗、取活检等,找到肿瘤细胞,明确病理诊断,对于后续治疗非常有指导意义。

▶ 医生说肺癌有鳞癌、腺癌、小细胞肺癌,这些该如何区分?

鳞癌、腺癌和小细胞癌都是肺癌常见的病理类型。不同类型的肺癌的临床特点、治疗方案及预后也是不一样的。

医生所说的鳞癌是指鳞状上皮细胞癌(简称肺鳞癌),常见于老年男性,与吸烟密切相关,多为中心型肺癌,早期容易发生支气管狭窄、肺不张或阻塞性肺炎、癌组织变异、坏死等。肺鳞癌患者出现咯血的概率相对于其他病理类型较高,但其生长缓慢,转移较晚,对放化疗比较敏感。

腺癌是指肺腺癌,常见于女性患者,与吸烟关系不大,周围型肺癌以腺癌最多见。肺腺癌往往血管比较丰富,较肺鳞癌更易发生血行转移,易转移到肝脏、脑和骨骼。

小细胞未分化癌(简称小细胞肺癌),是肺癌中恶性程度最高、预后最差的一种类型。小细胞肺癌的癌细胞生长速度较快,具有很强的侵袭性,因此,容易早期发生脑、骨等远处转移。小细胞肺癌对放射治疗和化学治疗相对敏感,但也有部分患者对放化疗等治疗不敏感。

▶ 一旦诊断为肺癌是不是就被判"死刑"了?

肺癌是全世界最常见的恶性肿瘤之一,死亡率也是恶性肿瘤中最高的。这是否就意味着患者被判"死刑"了？其实"肿瘤是慢性病，可防、可治、可控"，这是 WHO 对肿瘤疾病的最新定义。肺癌并没有人们想象的那么可怕，随着人类对肺癌发病机制认识的不断深入，治疗方法越来越多，尤其是近年来靶向治疗、免疫治疗在肺癌治疗中取得显著疗效，使得肺癌患者生存期得到延长。WHO 指出，"癌症 1/3 是可以预防的，1/3 可以通过早发现、早诊断、早治疗达到治愈，还有 1/3 通过适当治疗可以延长生命和提高生活质量"。因此，即使患有肺癌，也要乐观面对，树立战胜肺癌的信心。

‖▶ 老年肺癌患者就不能做手术了吗？

随着老年人口的增加，老年肺癌患者人数大幅增长。对于老年肺癌患者(尤其是 75 岁以上)，手术已逐渐成为常见的治疗手段。老年患者与中青年患者相比，机体功能较差，且常患有冠心病、高血压、糖尿病、心功能不全等疾病。临床数据也表明，老年肺癌患者的术后并发症的发病率及手术死亡率较高，但不可否认，手术治疗仍然是早期老年肺癌患者最有效的治疗方法。国内外相关临床指南都明确提出，患者的年龄不是手术的绝对禁忌证。但值得注意的是，术前进行客观综合的科学评估及做好充分的术前准备工作，有利于提高手术的成功率。

‖▶ 早期肺癌患者手术后还需要做化学治疗吗？

早期肺癌患者是否需要术后辅助化学治疗，还要看他的手术情况和临床病理特征。具体来说，如果其手术是根治性切除术，原则上手术后可以不化学治疗;如果肿瘤是属于恶性程度高的病理类型或组织分化程度较差，或病理提示肿瘤侵犯淋巴管和微血管，就有较高的复发风险，这类患者如果一般状况能够耐受化学治疗，则是建议化学治疗的。

▮▷ 肺癌患者做完手术 2 周后,用中药能帮助提高免疫力吗?

肺癌患者术后可以配合中药巩固治疗,以提高免疫力。中药在肺癌长期临床实践中积累了许多行之有效的治疗经验,对肺癌术后身体虚弱,免疫力低下的患者,采用扶正固本类中药,可取得较好的疗效。同时,中医注重整体观念,采用八纲辨证、脏腑辨证、经络辨证等各种辨证方法相结合,进行整体的"辨证施治",而不只是局限在癌症的病灶本身。中医治疗能全面调理人体脏腑,补气养血,扶正祛邪,使得气血阴阳平衡,有效控制病情,缓解症状,延长生存期。

▮▷ 老年人患有小细胞肺癌, 化学治疗联合放射治疗的治疗方案是否可行? 身体能否承受?

小细胞肺癌是肺癌的一种病理类型,约占肺癌的 20%,尤其以多年持续吸烟的老年人居多。小细胞肺癌具有恶性程度高和倍增时间短的特点,对化学治疗敏感,容易发生继发性耐药,易复发和转移。目前国内外指南一致推荐治疗以全身性治疗联合局部放射治疗为主。但老年人,尤其是 65 岁以上的老年人,脏器功能开始明显减弱,放射治疗、化学治疗毒性效应会明显放大,因此,在临床治疗之前,要客观评价放化疗指征,建议可同时配合中医药治疗,中医药治疗具有一定的免疫调节作用和抑瘤作用,同时通过辨证论治,可减轻放化疗的副作用。

▮▷ 肺癌化学治疗期间能否联合中医药治疗?

化学治疗作为肺癌治疗的一个重要手段,在控制肿瘤发展、延长患者生存期中发挥了重要作用。同时,化学治疗也不可避免地给机体带来了很多副作用,如:消化道副作用,大多数患者化学治疗后会出现不同程度的食欲缺乏、恶心、呕吐等不适症状;骨髓抑制,使白细胞减少、血小板减少、贫血;周围末梢神经病变,如手脚末端麻木感;全身乏力,气短等。中医认为,癌症患者在化学治疗过程中出现上述副作用多为药毒损伤,为气血不和所致。大量临床研究证实,中医药治疗可以起到"减毒增效"的作用,不仅能有效减轻化学治疗所致的恶心、呕吐、手脚麻木等副作用,而且可以缓解化学治疗所致的骨髓抑制。化学治疗联合中药治疗还可以增强化学治疗的抗肿瘤效果,两者可起到明显的协同作用。需要注意的是,患者出现化学治疗不良反应后一定要到正规医院就诊,让有经验的中医医生辨证用药,不能盲目使用,更不要偏信"偏方""祖传中药"等。

▮▶ 肺癌患者食用抗癌食品、保健品等,可以替代放化疗吗?

有些患者及患者家属过分迷信抗癌食物、保健品,认为其副作用小,甚至放弃正规的治疗,去购买价格昂贵的保健品。不管商家如何宣传,实际上并不存在某一种特效的抗癌食品。与其追求特效的保健品,不如从均衡膳食入手,切莫被抗癌食品广告误导,贻误了最佳的治疗时机。

▮▶ 经常吃腌制的食物和烧烤,会升高患食管癌的风险吗?

常吃腌制的食物和烧烤会升高患食管癌的风险。腌制食品里含有致癌物质亚硝胺及其前体物质,常吃这类食物,可对食管造成长期的慢性刺激,使食管壁损伤,从而诱发食管癌。另外,萝卜、雪里蕻、白菜等天然蔬菜中含有一定数量的无毒硝酸盐,如果将它们腌成咸菜时放盐量不足 10%,在气温高,且腌制时间不足 8 天的情况下,就会造成细菌大量繁殖,硝酸盐易还原成有毒的亚硝酸盐,它是一种强致癌物质,长期大量食用会升高患食管癌的风险。

烧烤类食物中含有大量的苯并芘,常吃烧烤类的食物,苯并芘会在体内蓄积,而苯并芘是一种公认的致癌物质,它们能直接作用于食管上皮细胞,导致食管上皮细胞受损,使患食管癌的概率大大升高。因此,要远离腌制食物及烧烤,多吃新鲜蔬菜和水果。

▮▮▶ 经常吃滚烫的食物会升高患食管癌的风险吗?

人的口腔和食管正常的温度为 36.5~37.2℃,它们的表层是由一层层细胞组成的黏膜,其耐热温度为 50~60℃。当人们感到吃进去的东西很烫的时候,这时食物的温度通常在 70~80℃,如果经常食用这么烫的食物,就很容易烫伤口腔和食管黏膜。这时被灼伤的黏膜表层就会脱落、更新,基底的细胞会迅速增生、更新、补充,久而久之,使黏膜在热刺激下不断增生、增厚,而增厚的黏膜对热刺激反应就会越来越不敏感,而且食管黏膜的神经反射本身就不是很敏感,吃进去的食物感觉不到烫,可能会吃温度更高的食物,这样就会形成恶性循环,食管黏膜不断脱落再增生,在此过程中,如果其中某些细胞发生基因突变就可导致恶性增殖,便会诱发食管癌。

▮▮▶ 慢性食管炎会演变成食管癌吗?

慢性食管炎是发生在食管中下段部位的炎症反应,一般情况下不会发生癌变。但食管癌高发区大量的流行病学研究表明,慢性食管炎与食管癌有明显的联系。长期的、反复的慢性炎症性损害会导致黏膜被破坏,出现鳞状上皮化生而导致癌变,尤其中、重度食管炎是食管癌的癌前病变或癌前状态,基底细胞过度增生和中性粒细胞浸润是其主要的表现形式,为食管癌的发生提供了有利的环境。尽管慢性食管炎导致食管癌的概率很低,但是慢性食管炎仍需要积极治疗,以便尽早恢复身体康复。

由于食管癌的发生是一个缓慢的过程,从基底细胞过度增生、间变到癌变要经过数年甚至更长的时间,因此,在食管癌的高危人群中进行食管黏膜病变筛查,有助于食管癌的早发现、早诊断和早治疗。

Ⅲ▶ 食管息肉会发展成食管癌吗？

食管息肉属食管良性肿瘤中的上皮性肿瘤，与食管癌有本质的区别，很少发生癌变。但如果食管息肉治疗不当或不治疗也有可能引发癌变。食管息肉生长缓慢，患者的临床症状出现较晚，当肿块生长到一定程度时，患者便会出现食管梗阻的症状，主要表现为吞咽困难、呕吐或食物反流。如果息肉很大，可能压迫气管，会引起咳嗽、呼吸困难、哮喘甚至窒息。由于食物长期刺激息肉或者息肉发生恶性病变，使息肉表面常有溃疡形成，从而引起呕血或黑便。确诊患有食管息肉的患者若无手术禁忌证，建议进行内镜下手术切除。

Ⅲ▶ 什么是 Barrett 食管？会发展成为食管癌吗？

食管下端有不正常的柱状上皮，称之为 Barrett 食管，主要以食管反流症状为主，Barrett 食管演变成腺癌经过"上皮化生异型改变→非典型增生→腺癌"三个阶段。在原发性食管腺癌中，有 50% 来自 Barrett 食管。在 Barrett 腺癌的切除标本中，非典型增生灶的检出率为 70%~100%。可见 Barrett 食管与食管腺癌的发生密切相关，而 Barrett 食管中的非典型增生，则是腺癌发生的先兆，属于癌前病变。因而对 Barrett 食管中的非典型增生病灶的检查和活检是预防和早期诊断食道腺癌的关键。

Ⅲ▶ 中医如何认识食管癌？

食管癌属于中医"噎膈"的范畴，中医认为，饮食不节和精神因素与本病的发生有密切关系。长期大量饮酒，喜食辛甘燥热之品，伤津耗液，炼液为痰，或肝气郁结，气机失于宣畅，致血行不畅而成瘀，痰瘀互结于食管，阻碍饮食下咽而发为本病。中药在食管癌治疗方面优势突出，既能配合外科手术治疗以减轻术后副作用，也能配合放化疗减毒增效、提高免疫力、增加耐受性。现代研究证实,中医药联合西医治疗食管癌具有一定的疗效。

食管癌的恶性程度是如何区分的?

食管癌的恶性程度与肿瘤的病理分级密切相关,其分化程度不同,恶性程度也不同,随着分化程度的降低,恶性程度逐渐升高。在我国,食管癌主要以鳞癌为主,依据癌细胞分化的程度,可以分为3级,即Ⅰ级(高分化)、Ⅱ级(中分化)、Ⅲ级(低分化)。食管癌临床病理类型也可以区分恶性程度,如髓质型和溃疡型食管癌的恶性程度最高且最常见,占总体食管癌的一半以上,这类食管癌可侵及食管的各个位置,较严重的可累及邻近器官和组织,如气管、心包、肺组织等。此外,食管癌的预后还跟治疗方法有关,对于早、中期食管癌患者来讲,手术是最好的选择;对于晚期食管癌患者,最佳的治疗方法是中西医结合的综合治疗。

食管癌会发生转移吗? 如何转移?

食管癌会发生转移。食管癌常见的转移方式有3种:

(1)直接浸润和扩散:浸润和扩散就像是传染一样,只要在它附近,就有可能转移过去。相邻的器官不同,转移的器官也不同,食管上段紧邻喉部、气管及颈部的软组织等,当肿瘤转移时就会转移到这些部位;食管中段邻近支气管和主动脉,所以会转移到支气管,当转移到主动脉时会引起穿孔导致致死性出血;食管下段紧邻心包、膈肌、贲门及肝脏左叶,所以这个部分的食管癌常累及这些器官。

(2)淋巴转移:就是癌细胞进入淋巴管,通过淋巴管转移。食管癌的淋巴管转移较常见,上段食管癌可发生食管旁、喉咙后、颈部深处和锁骨上淋巴结转移,压迫喉返神经,则会出现声音嘶哑的症状。中段食管癌常发生食管旁或肺门淋巴结转移。下段食管癌常转移到心包旁及腹腔淋巴结,偶向上转移至上纵隔或颈部锁骨上淋巴结。

(3)血行转移:就是癌细胞进入血液,顺着血管转移,一般多数发生于晚期患者,常转移到肝和肺。

▶▶ 当出现哪些症状时,需要警惕患食管癌的风险?

食管,顾名思义就是人体进食的通道,也是食管癌的发病部位。食管病变出现的一系列症状有可能是食管癌的外在表现。但若出现以下症状,需警惕食管癌的发生风险:

(1)哽噎感,患者在进食时有滞留感或下咽时有阻挡感,这些情况非持续性,但会呈进行性加重,如果患者连续出现这种情况,就需要警惕了。

(2)咽喉部有异物感,若吞咽食物时出现咽部异物感、喉部干燥感和紧迫感(特别是吃干硬食物、粗粮食品时),这种感觉常固定在同一个部位,此时也要警惕。

(3)在进食粗糙、过热或有刺激性的食物时,会感到胸骨后不适或疼痛,其疼痛主要为烧灼样或针刺样轻微疼痛,这种症状并非持续发生,而是间歇性或在劳累后及快速进食时加重。

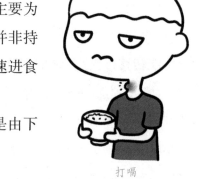

打嗝

(4)发生打嗝、消化不良,有可能是由下端食管癌引起的。

(5)出现声音嘶哑。

日常生活中如果发现以上 5 种症状,最好及时去医院并完善相关检查。

▶ 近期压力太大,吃饭时总感觉咽不下去,会不会患上食管癌了?

进行性吞咽困难虽然是食管癌的典型症状,但是造成吞咽困难的原因有很多,如食管良性狭窄,多发生于食管生理狭窄区的近端,患者常见的症状就是吞咽困难;贲门失弛缓症的患者,也有长期反复进食吞咽困难的症状;消化性食管炎患者有长期吞咽疼痛、反酸、胃灼热等症状,由于炎症反复,局部发生瘢痕狭窄,从而出现吞咽困难。

因此,吞咽困难除常见的食管本身器质性病变外,还有可能由食管邻近组织和器官病变引起。如邻近食管的恶性肿瘤,可导致颈部或纵隔淋巴结肿大,从而压迫食管,造成吞咽困难。此外,一些梅核气患者在压力大、情绪紧张时,也会有吞不下、吐不出的症状。所以,仅仅是出现了吞咽困难,不必过于紧张,建议及时去正规医院做相关检查,以明确是不是患有食管癌。

▶ 最近前胸疼,自认为是心绞痛,但去医院检查后被确诊为食管癌,这是怎么回事?

食管癌和心绞痛临床上都可出现胸骨后不适或疼痛,症状上虽然有相似之处,但两者有区别。心绞痛的疼痛特点为前胸阵发性、压榨性疼痛,疼痛部位主要在胸骨后部,可放射至心前区与左上肢,劳动或情绪激动时常有发生,每次发作持续 3~5 分钟,休息或服用硝酸酯类药物后可缓解。而食管癌的疼痛特点为烧灼样或针刺样疼痛,尤其是进食粗糙、过热或有刺激性的食物时症状显著,经药物治疗后可缓解,症状常反复出现。此外,食管癌的胸痛经食管内镜检查,可发现食管壁的病理性改变。

▌▌▶ 食管癌有特异的肿瘤标志物吗?

食管癌主要的肿瘤标志物包括鳞状上皮细胞癌抗原、癌胚抗原、糖链抗原 CA19-9(CA199)、血清肿瘤相关糖蛋白。对食管鳞状上皮细胞癌最敏感的标志物是鳞状上皮细胞癌抗原,其余依次是癌胚抗原、CA199。相对于癌胚抗原与 CA199 而言,鳞状上皮细胞癌抗原的特异性最高。鳞状上皮细胞癌抗原在食管癌患者中升高的频率与分期有关,在食管癌 I 期患者中 10%~30%的人升高,到Ⅲ期时可上升致 80%以上。鳞状上皮细胞癌抗原、癌胚抗原、CA199 同时测定,可以很大程度上提高其敏感性,尤其是 I 期患者的敏感性可从 30%提高到 90%。

▌▌▶ 只做胃镜就能诊断出食管癌吗?

胃镜是目前诊断食管癌最直观且有效的方法。在胃镜检查中发现食管肿瘤的阳性率可以达到 95%,特别是在早期食管癌的诊断上。胃镜能在直视下对食管的所有部位从多角度进行全面、三维、立体的检查,并对病变部位直接摄影、录像,放大数十倍甚至百倍,同时可以方便地钳取病灶组织进行病理检查。胃镜是目前确诊食管癌的主要检查手段。但是,若想对食管癌病情进行详细分期诊断, 还需要辅助进行 CT、PET-CT、B 超等检查。

▌▌▶ 哪些食管癌患者可以考虑手术治疗?

手术是治疗食管癌的首选方法。常见的可以采取手术治疗的患者如下:

(1)食管原位癌患者。这时肿瘤细胞还在食管的黏膜内,也就是说肿瘤刚刚发生,也可以理解为还没有开始扩散,这个时候首选手术治疗,可以很好地从根源上阻止肿瘤细胞的扩散。

(2)食管癌病变比较局限,还未侵及重要器官,远处无转移者。这时癌变局限在食管上,手术切除可以及早地避免肿瘤细胞的扩散,为后续治疗和康复打下良好的基础。

(3)经过放射治疗的患者,肿瘤复发,但没有转移到远处的患者。这时肿瘤虽然复发,但肿瘤细胞所在的位置还是比较局限,适合手术切除。此外,上段食管癌由于解剖位置较高,手术风险较大,一般不建议手术,多采取局部调强放射治疗或以保守治疗为主。

▌▶ 食管癌患者术前可以喝中药调理吗?

食管癌患者术前是可以喝中药调理的,中药作为肿瘤患者全身治疗方法之一,其显著的特点就在于"减毒增效",并提高食管癌患者的免疫力。对于身体状态比较差的患者,手术前给予中药扶正治疗,可以增强患者体质,改善患者症状,使患者可以更好地面对接下来的手术,以增加手术切除的成功率,减少手术的并发症,而且有利于患者术后体质的恢复。中医具有较强的整体观念,强调从患者全身状况加以考虑,而不只是局限在肿瘤病灶本身。对多数的癌症患者来说,局部治疗是不能完全解决问题的,必须从整体来看待患者的疾病。中药可以全面调整患者机体的内环境,故手术治疗配合中药治疗,可以达到标本兼治的目的。

▌▶ 哪些食管癌患者可以考虑植入食管支架?

吞咽困难是食管癌的主要症状,部分晚期患者可通过植入食管支架来解决这一症状,但并不是所有食管癌患者都适合植入食管支架,植入食管支架有严格的适应证,包括:

(1)晚期无法行手术治疗的食管癌患者,且伴有严重食管狭窄,可以考虑植入食管支架。

(2)食管癌术后并发吻合口瘘、食管癌术后吻合口狭窄、局部复发和食管癌放射治疗后食管狭窄的患者可以考虑植入食管支架。

（3）食管支架还可以在食管癌放射治疗前预植入，目的是避免放射治疗期间形成狭窄。总的来说，就是形成食管癌后，因为各种原因导致的食管狭窄使患者无法吞咽食物，但是并没有其他可以危及生命的严重并发症，均可以考虑植入食管支架。

▮▶ 晚期食管癌患者出现严重吞咽困难，该怎么办？

食管癌典型的症状为进行性吞咽困难，先是难咽干的食物，继而是半流质食物，最后水和唾液也不能咽下，常吐黏液样痰，逐渐消瘦、脱水、无力，出现恶病质。对于晚期食管癌患者，出现进食困难可以通过植入食管支架、留置十二指肠营养管、空肠造瘘管，并提供营养餐以帮助患者加强营养。不能通过胃肠道补充营养的患者，可以通过静脉输注营养液补充营养，必要时可以请营养科医生会诊。另外，家属应对这类患者尽可能地多提供关怀和支持。

▮▶ 食管癌术后有哪些常见并发症？

目前手术是治疗食管癌的主要方法，因为传统手术需要打开胸腹腔，所以创伤较大，术后容易出现各种并发症，特别是心、肺并发症，这些也是患者围术期死亡的重要原因之一，同时还可伴有食管狭窄与出血、伤口感染等并发症。

反流性食管炎是食管癌术后常见的并发症，主要表现为胃内容物反流至咽部或口腔，并伴有胸骨后烧灼感或疼痛感。功能性胃排空障碍也是食管癌术后常见的并发症，主要是因食管癌手术引起的胃功能紊乱，导致胃排空障碍而发生胃潴留。另外，手术后常出现吻合口瘘，这是食管癌术后最常见和严重的并发症，与伤口渗出物聚积于吻合口造成感染有关，预后不良。此外，还可能出现吻合口出血、消化道出血、食管气管瘘、食管主动脉瘘、张力性气胸等并发症。目前食管癌微创手术治疗发展迅速,部分患者可以考虑在胸腔镜和腹腔镜下进行微创手术,以完整地切除肿瘤,并进行系统的淋巴结清扫。患者术后容易恢复,临床效果较好。但是这项新技术由于难度较大,对医生和设备的要求较高,建议到比较权威的医院咨询后再治疗。

▎▶ 食管癌患者术后如何注意饮食?

食管癌患者术后应该多注意饮食,每个阶段的饮食情况如下:

(1)患者在术后 1~3 天应该禁食禁水:主要是胃肠减压,主要靠静脉滴注葡萄糖、生理盐水、脂肪乳、氨基酸、维生素等维持营养。

(2)患者术后 3~4 天,排气后,可以拔出胃管,进食流质食物,包括水、果汁、牛奶、菜汤等富含天然维生素和微量元素的食物。

(3)患者术后 7 天左右最好吃流质食物,并可加半流质食物,如大米粥、麦片粥、烂面条等,同时也应注意少食多餐,以免一次性进食过多,使胸腔内胃扩张,影响吻合口愈合及压迫心、肺。

(4)患者术后 2 周可以进食软米饭,注意细嚼慢咽。

(5)患者术后 1 个月,如果没有出现并发症,可正常饮食。

▎▶ 去年做了食管癌手术, 最近突然出现进食不太顺畅的感觉,是不是食管癌复发了?

食管癌手术因切除了一段食管,使食管变短,加之术后往往继发吻合口炎,同时胃食管手术相连处有不同程度的狭窄,因此,在进食食物时不能像正常人那样很快进入胃内,而是容易在食管腔内潴留并反流至咽喉部,造成进食困难。如果患者近期症状明显加重,不排除复发的可能,建议进行内镜、CT 等相关检查,以明确病情,及早治疗。

▉▶ 食管癌患者复查可以选择哪些检查手段?

食管癌患者在接受常规治疗后并不是可以一劳永逸,还需要通过定期复查来调整治疗方案和了解病情发展,可以复查以下4项:

(1)肿瘤标志物是食管癌复查较为重要的一项,它是提示术后食管癌有无转移或复发最简便的方式,恶性肿瘤患者应根据病情定期监测肿瘤标志物,每3个月复查1次,若化验结果显示有明显升高,应1个月复查1次,以警惕食管癌的复发与转移。

(2)胃镜:食管癌术后定期复查胃镜可以观察残胃的情况及有无食管癌复发的迹象。

(3)CT:可以清楚显示肿块的大小和的外侵范围,有无淋巴结或远处脏器转移。

(4)B超:可用于发现腹部脏器及淋巴结有无转移。患者就诊时需要根据不同的症状选择合适的检查,如患者后期出现声音嘶哑,就要考虑是否为肿瘤侵犯或压迫了喉返神经,此时应完善相关检查,且在病情发展过程中,出现任何问题都要随时复查,以了解病情的发展情况。

▉▶ 食管癌术后复发的患者,可以吃中药吗?

研究表明,中药在防治食管癌术后复发和转移方面,具有良好的疗效。术后正确使用中药,不仅可以改善患者术后的虚弱状态,还能减轻患者的不适症状,同时提高患者的生活质量,更主要的是还可以通过中药的整体调节,提高患者的免疫力,杀灭可能残留的肿瘤细胞或微转移病灶,防止或延缓肿瘤的复发和转移。

对于术后复发无法再进行手术,或者无法进行其他西医治疗的患者,可以应用中医药治疗,其一,可以抑制或减缓肿瘤的进一步进展;其二,可以调整患者整体状态,增进食欲,改善精神状态及体力。

▐▶ 食管癌的预后如何？

食管癌早期症状并不明显,易被忽略,故食管癌患者被确诊时大多数已经处于中晚期,在治疗的过程中,分期对肿瘤患者的预后有决定性意义。据临床统计显示,Ⅰ期食管癌患者的生存率可达90%,Ⅳ期的仅为16.9%,可见早发现、早诊断、早治疗与食管癌患者的预后密切相关。而分化程度和病理分型对食管癌患者的预后也有较大的影响,肿瘤的分化程度一般分为3个层次,即低分化、中分化和高分化。分化程度越低表示食管癌的恶性程度越高,转移扩散的可能性越大,治愈的可能性越小。

▐▶ 哪些人容易患胃癌？

胃癌的发生与生活习惯有关,下列6类人群需要引起重视。

（1）长期进食高盐、熏制品、腌制食品者。

（2）有胃癌家族史者。

（3）有胃癌癌前病变的患者,如胃腺瘤性息肉、胃溃疡、萎缩性胃炎肉、胃良性病变术后残胃发生的癌变。

（4）有幽门螺杆菌感染者。

（5）三餐不定时者。

（6）长期嗜烟、酗酒者。

▐▶ 听说长期感染幽门螺杆菌会导致胃癌,是真的吗？需要怎么治疗？

幽门螺杆菌(HP)感染是胃癌的危险因素之一。目前胃癌的发生遵循"HP感染 – 慢性胃炎 – 胃黏膜萎缩 – 肠上皮化生 – 不典型增生 – 胃癌"的疾病模式。

有研究显示,对于早期胃癌术后合并HP感染者,经药物抗感染治疗后,可以有效降低胃癌的复发率。现在常用三联或四联疗法对 HP 感染进行治疗。四联常用到的药物有雷贝拉唑钠肠溶片(抑酸药物,需要饭前服用)、枸橼酸铋钾(抑杀 HP,保护胃黏膜)、阿莫西林(抗生素,杀菌用)、克拉霉素分散片(抗生素,杀菌用)。需要注意的是,肠溶片和枸橼酸铋钾必须在饭前服用,而阿莫西林和克拉霉素则应在饭后服用。疗程是 2 周。之后停药 4 周,再复查 ^{13}C 呼气试验,看 HP 是否转阴。治疗 HP 感染贵在坚持,一定要谨遵医嘱,不能自行服药,需要经专科医生评估后方可服用,在服用过程中更不能轻易放弃、自行停药,否则还可能让幽门螺杆菌产生抗药性,得不偿失。

▮▶ 胃癌的癌前病变有哪些?

胃癌的癌前病变主要有胃腺瘤性息肉、胃溃疡、萎缩性胃炎、残胃癌等。

(1)胃腺瘤性息肉:癌变率为 15%~40%,息肉直径>2cm 者癌变率更高,且恶性病变倾向多发。

(2)胃溃疡:本身并不是一个癌前期状态,但溃疡边缘的黏膜容易发生肠上皮化生与恶性病变,癌变率为 5%。

(3)萎缩性胃炎:癌变率为 10%。重度不典型增生者,约 3/4 有潜在患胃癌的风险。

(4)残胃癌:胃良性病变术后残胃发生的癌瘤称为残胃癌。癌变率为 1.3%~8.9%,且与手术后经过时间呈正比,术后时间越长,发生残胃癌的风险越大。

患有相关胃癌癌前病变的患者,需要从饮食和相关癌前病变的治疗方面入手,以防止进一步癌变。

▐▶ 萎缩性胃炎会发展成胃癌吗？

萎缩性胃炎是胃癌的一种癌前状态，虽可能癌变，但癌变率很低。一般认为，只有中、重度萎缩性胃炎并且伴有中、重度肠化或不典型增生者，才有潜在的患胃癌的风险。

胃癌是从萎缩性胃炎的肠上皮化生和不典型增生发展而来的，为了减少发生癌变的可能，需要规范治疗和复查，因此，积极防治还是十分必要的。

定期随访慢性萎缩性胃炎伴不完全性结肠型肠上皮化生者，为了监视其动态变化，还应定期复查胃镜。一般性慢性萎缩性胃炎（无显著肠上皮化生和不典型增生）者，3 年复查 1 次；不完全性结肠型肠上皮化生伴轻度不典型增生者 1 年复查 1 次；伴中度不典型增生者 3 个月复查 1 次；伴重度不典型增生者应看作是癌变，可考虑将局部病变组织切除或手术切除。

▐▶ 胃镜病理报告中的"肠上皮化生"是什么意思？和胃癌有关系吗？

肠上皮化生（简称肠化生）是肠型上皮细胞取代了原有部位的胃黏膜上皮细胞，这是一种常见的黏膜病变，常发生在慢性萎缩性胃炎中，占 60%以上，发病率与年龄增长呈正相关。

肠上皮化生作为一种病理指标提示着胃黏膜发生了损伤。肠化生的类型可分为完全型和不完全型 2 种。完全型肠化生主要考虑由炎症所致，在胃良性病变中常见，分化好；不完全型肠化生很少出现在良性病变中，而在肠型胃癌旁黏膜中处于高发，属于胃癌癌前病变的一种，是具有恶性变化倾向的病变。

▐▶ 胃镜检查显示有胃息肉，会癌变吗？需要切除吗？

胃息肉分 2 种，一种叫腺瘤性息肉，是由密集的排列拥挤的增生旺盛的腺体组成的，因有不同程度的不典型增生，癌变率可达 10%~30%，被人们称"癌前病变"；另一种叫增生性息肉，也叫炎症性息肉或再生性息肉，属于腺体增生延长，排列比较紊乱，腺体之间有较大空隙，绝大多数无不典型增生，癌变率只有 0.4%。

因此，胃镜检查发现胃息肉后，首先要明确是哪种病理类型，如果息肉直径小于 2cm，且病理检查提示增生性息肉或炎症性息肉，那么可以动态观察；如果息肉直径超过 2cm，即便提示为非肿瘤性息肉，最好也要切除。如果息肉为腺瘤性息肉，那么无论直径大小，最好在内镜下进行预防性切除。

因此，这种情况还是需要结合其胃镜的具体检查报告，再决定是否需要和能够在胃镜下进行手术切除。

▐▶ 朋友母亲是胃癌患者，他很担心自己也会患胃癌，怎么评估遗传风险呢？

胃癌的发生具有家族遗传相关性，主要可以从以下 6 个方面进行评估：

(1)家族中有已知胃癌易感基因突变。

(2)家族中有小于 40 岁的胃癌患者。

(3)有 2 名一级或二级亲属中患胃癌且其中之一诊断时年龄 <50 岁。

(4)有 3 名一级或二级亲属中患胃癌处于任何年龄。

(5)有 1 名家族成员同时患有乳腺癌和胃癌，其中一种癌症诊断时年龄 <50 岁。

(6)胃癌患者，其一级或二级亲属中有 1 名患乳腺癌且诊断时年龄 <50 岁。

如果具有以上 1 项或多项就属于高风险的人群，这类人群需要进行进一步评估，包括完善胃癌相关的化验和检查，以进一步排除患有胃癌的可能。

▶ 遗传性胃癌和家族聚集性胃癌有什么区别吗？

遗传性胃癌具有遗传倾向，为常染色体显性遗传病（或遗传肿瘤综合征），一小部分胃癌（1%~3%）与遗传性胃癌易感综合征有关。与胃癌发病风险增高相关的遗传性肿瘤易感综合征相关的疾病有：遗传性弥漫型胃癌、Lynch 综合征、幼年型息肉病综合征、Peutz-Jeghers 综合征、家族性腺瘤型息肉。

家族聚集性胃癌，是指一个家族中呈现聚集性发病的胃癌，胃癌中有 5%~10%存在家族聚集的现象，其常因共同的生活环境、饮食或某些偶然因素造成。当然，遗传因素在其中也起到了重要作用。因此，家族聚集性胃癌的范畴应将遗传性胃癌包括在内。

▶ 胃癌淋巴结转移是"扩散"了吗？

胃癌存在淋巴结转移不等同于胃癌"扩散"了。如果淋巴结转移仅局限于病灶周围，手术切除后在一定程度上截断了病势发展，就不能称之为"扩散"。但如果胃癌患者的癌细胞经胸导管、左颈淋巴干逆流至左锁骨上淋巴结，则提示着胃癌"扩散"了。

▶ 怀疑胃癌一定要做胃镜吗？还可以做哪些检查？

胃镜是胃癌最有效的诊断方法。通过胃镜，医生可以直接观察到患者胃内的真实情况，确定肿瘤位置，并且还可以获得组织标本以做病理检查。病理诊断才是确诊胃癌的"金标准"。因此，当怀疑胃癌时，应及早去医院进行胃镜检查。

除了胃镜,还可以通过做上腹部增强 CT 来评估胃癌病变范围、局部淋巴结转移和远处转移情况。如果怀疑有远处转移病灶,还可选 PET–CT 进行全身评估。

▐▶ 什么是胃癌微创手术？都包括哪些？

微创手术,顾名思义就是微小创伤的手术,是指利用腹腔镜、胸腔镜等现代医疗器械及相关设备进行的手术。微创外科是外科的趋势和发展方向。胃癌微创手术将会是在早期胃癌诊断和治疗中的一项具有良好前景的技术。其主要包括内镜下黏膜切除术(EMR)、内镜黏膜下剥离术(ESD)和腹腔镜切除术。胃癌微创手术已成为胃癌患者诊断、分期、治疗及改善症状的一种重要方法。

▐▶ 胃癌患者在什么情况下可以做内镜下切除术？

内镜下切除术为早期胃癌的首选治疗方法,主要包括内镜下黏膜切除术(EMR)和内镜黏膜下剥离术(ESD)。两者最大的区别在于两种方法能够切除病变的大小和浸润深度不同。EMR 是指通过大块切除部分黏膜(深度可达黏膜下组织)以诊治黏膜病变,用于胃肠道浅表肿瘤的诊断和治疗的一种方法。ESD 是在 EMR 基础上发展起来的新技术,根据不同部位、大小、浸润深度的病变,选择适用的特殊电切刀,在内镜下逐渐分离黏膜层与固有肌层之间的组织, 最后将病变黏膜及黏膜下层完整剥离的一种治疗方法。

▐▶ 胃大部切除术后就意味着与胃癌告别了吗？

胃大部切除术后并不意味着万事大吉了。胃大部切除术后 5~10 年,在残胃的基础上可能会继发肿瘤,称为残胃癌。

残胃癌发病率为 1%~5%, 与手术后经过时间呈正比, 且与 HP、

EB 病毒感染相关。此外,有专家学者发现,胃内 pH 值过低引起亚硝基复合物生成、细菌过度繁殖以及胆汁反流都是残胃癌发生的病因。故胃大部切除术后依然不能掉以轻心,应遵医嘱完成化学治疗、靶向治疗等治疗,并注意饮食调护,预防复发。

▶▶ 胃癌术后反酸,医生说是患上"倾倒综合征",这又是什么病?

倾倒综合征是胃大部切除术后的一种并发症,多见于毕Ⅱ式胃大部切除术后,术后由于幽门和(或)胃的生理功能缺失,胃内容物快速到达十二指肠及空肠所致。临床表现可见上腹胀痛和饱胀不适、恶心,时而伴有呕吐、嗳气、腹鸣、胀气,频频便意,并可见连续数次含不消化食物的腹泻,大多数患者同时出现头昏、眩晕、软弱无力,甚至颤抖、晕厥,伴颜面发红或苍白以及心动过速,严重者可有血压下降。在餐后若躺卧片刻可迅速消除症状或避免发作,若在进餐中发生,应立即停止进食,一般在 1 小时内症状全部消失。

▶▶ 中医对胃癌术后"倾倒综合征"有什么办法缓解吗?

中医学中并没有"倾倒综合征"的病名,但根据其临床症状及表现,可归属于"呕吐""胃胀""眩晕""泄泻""昏厥"等范畴。其病机总属脾胃失和,生化乏源,元气亏虚,阴阳失调。中医治疗除了常规益气补血内服中药治疗外,还可以配合针灸治疗。传统的针灸治疗及耳针、穴位封闭等疗法主要用于止痛、止呃等方面。可通过针刺中脘、下脘、胃俞、膈俞、章门、足三里、内关等穴位,或艾灸中脘、下脘、章门、胃俞、脾俞、关元、神阙、足三里、三阴交等穴位,以起到镇痛的作用;针刺止呃选取双侧内关、足三里,平补平泻,留针 40 分钟,每日 1 次。穴位封闭止呃可用维生素 B_1、B_6,取两侧内关穴做穴位封闭治疗。

▍▶ 胃癌术后出现上腹饱胀不适、呃逆，医生说是"胃瘫"，这是什么意思？中医有什么办法缓解吗？

胃癌及各种腹部疾病患者在接受手术后，经常会发生胃动力紊乱综合征，最终导致胃功能性排空障碍，进而使患者的胃处于"罢工"状态，引起胃肠消化功能失调，当出现上腹部充盈、呕吐、排便不规律等胃动力紊乱的表现，即为"胃瘫"。

中医认为本病的发病机制在于胃腑郁滞，气机不畅。腹部手术后脾胃受损，脾失健运，胃失和降，脉络损伤，气滞血瘀，中焦受阻，因而出现腹胀、恶心、呕吐及呃逆。"六腑以通为用"，治疗以疏通气机为主，兼用扶正祛邪、活血化瘀、降逆通便等药物，胃气则随之通畅，方药可选半夏泻心汤、小承气汤、大承气汤、旋覆代赭汤等，或在此基础上联合针灸治疗以通腑泄浊，恢复中焦气机升降之功能，从而改善患者胃动力的状态。

▍▶ 胃癌患者做不了手术，还有什么办法吗？

约40%的胃癌患者在确诊时已失去了根治的机会。针对这些患者的治疗主要目的是减轻痛苦、改善生活质量、尽可能延长生存期。此时，可将胃癌作为慢性病进行治疗，提倡人瘤共存。治疗上可选择化学治疗、靶向治疗、最佳支持治疗以及中医药治疗。

化学治疗对部分患者有姑息治疗效果，如氟尿嘧啶类药，有效率为10%~20%。此外，紫杉醇、多西紫杉醇、伊立替康、奥沙利铂等及其联合化学治疗方案可以改善患者的生活质量；在靶向治疗方面，曲妥珠单抗是HER2阳性晚期胃癌的一线治疗；雷莫芦单抗单药或与紫杉醇联合，可用于治疗难治性或含氟尿嘧啶或铂类方案化学治疗失败的胃癌或食管胃结合部腺癌的晚期患者；阿帕替尼是全球第一个晚期胃癌标准化学治疗失败后，被证实安全有效的小分子抗血管生成靶向新药，亦是胃癌靶向药物中唯一一种口服制剂。

▎▶ 胃癌患者用奥沙利铂化学治疗 4 个周期后，总是手脚麻木，这是怎么回事？

手脚麻木可能与奥沙利铂的神经毒性有关。奥沙利铂作为胃癌的常用化学治疗药物之一，神经毒性是其最常见的副作用，发病率高达70%~90%。主要表现为四肢远端的神经末梢病变，常见症状包括感觉异常、麻木、疼痛、腱反射消失、肌肉痉挛、步态不稳、手足笨拙、振动觉、精细触觉和本体感觉敏感度下降等，临床上可见四肢末梢指/趾或指/趾端麻木疼痛，感觉异常如蚁爬状，遇凉加重，甚则功能受限。手足麻木是患者的主要遗留症状。

▎▶ 为什么有些胃癌患者的手脚麻木程度很重，导致其不能提物或是不能正常走路，而有些患者则几乎感受不到呢？

胃癌患者的常用化学治疗药为奥沙利铂，具有一定的神经毒性。奥沙利铂的神经毒性包括急性神经毒性和慢性神经毒性。急性神经毒性多表现为双侧肢体疼痛或麻木，一般于给药后数小时内出现，持续时间较短，数日内消失；慢性神经毒性一般在多周期应用奥沙利铂化学治疗后逐渐出现并累积加重，主要表现为末梢神经的感觉异常，肢体疼痛，严重者可影响肢体功能。所以，这就解释了为什么有些患者只出现手脚麻木，而有些患者则严重到不能走路。

▎▶ 胃癌术后病理报告显示 HER2 强阳性，医生建议赫赛汀治疗，这是什么治疗？

赫赛汀（注射用曲妥珠单抗）是治疗晚期胃癌的一种靶向治疗药物，通常和化学治疗药一起使用，是一种人源化的单克隆抗体，与人类表皮生长因子受体 2（HER2）蛋白有高度的亲和力。对于转移性、局部晚期胃和食管胃结合部腺癌的患者,如果 HER2 过表达,可将赫赛汀联合化学治疗作为一线标准治疗方案。

▉▶ 胃癌术后如何进行饮食调护?

胃癌术后当日患者应严格禁食禁水,待肠道蠕动能力恢复,肛门排气,拔除胃管后,方可少量多次饮水,以免引起肠梗阻,加重患者病情;如次日患者症状良好, 未诉明显不适, 可适当给予清淡流质饮食,约60mL/次;第 3 日可给全量流质,少食多餐,应避免食用具有刺激性,容易胀气、过甜的食物,应以流质饮食为主,如鸡蛋汤、米汤、菜汤、藕粉等,餐后宜平卧 30 分钟左右;如若患者术后恢复较好,两周后可进食低脂半流质饮食,如稀饭、面条、馄饨等,且其蛋白质含量应满足正常需求,尽量少吃纤维含量高的食物,还要少量多餐,避免暴饮暴食。除此之外,还可补充辅助营养制剂,以促进伤口的愈合。

▉▶ 胆囊癌的危险因素有什么?

据《胆囊癌诊断和治疗指南(2021 版)》可知,胆囊癌的主要流行病学危险因素主要包括以下几类。

(1)胆囊结石:胆固醇和混合胆固醇类胆囊结石危险度更高。

(2)胆囊息肉:若胆囊息肉直径>10cm,或 <10cm 但合并胆结石、胆囊炎,或单发、无蒂息肉,且短期内迅速增大(生长速度>3mm/6 个月),腺瘤样息肉。

(3)胆囊慢性炎症:慢性胆囊炎症伴有黏膜腺体内的不均匀钙化、点状钙化或多个细小钙化常常被认为是癌前病变, 陶瓷样胆囊与胆囊癌高度相关。

(4)胰胆管汇合异常:如先天性畸形等。

(5)遗传因素:有胆囊癌家族史的患者,其发病概率较高。

（6）胆道系统感染：慢性细菌性胆管炎明显增加了胆管黏膜上皮组织恶性病变的风险。

（7）肥胖症与糖尿病。

（8）年龄和性别：胆囊癌的发病率随着年龄的增长而呈上升趋势，女性发病率较男性高 2~4 倍。

▎▶ 慢性胆囊炎病史 30 余年的患者，最近出现持续性上腹痛，会是胆囊癌吗？

胆囊慢性炎症伴有黏膜腺体内的不均匀钙化、点状钙化或多个细小钙化常常被认为是癌前病变。胆囊壁因钙化而形成质硬、易碎和呈淡蓝色的陶瓷样胆囊，约 25% 的陶瓷样胆囊与胆囊癌高度相关。由此可知，慢性胆囊炎是胆囊癌的危险因素之一，平时有慢性胆囊炎症病史的患者，应保持警惕，尽早完善相关的化验和检查，以进一步明确疾病的诊断，从而制订有效的治疗方案。当患者胆囊壁出现上述改变时，应考虑行胆囊切除术，以预防胆囊癌的发生。

▎▶ 胆囊结石会导致变成胆囊癌吗？

胆囊结石是由于胆汁淤积、胆固醇析出而形成的，当结石体积较小，位置较好，无胆道阻塞或无长期胆囊壁刺激时，通常不会导致胆囊癌，甚至部分患者可终身无症状。但若胆囊结石的体积较大、位置不佳时，可引起胆囊壁的长期慢性刺激，进而使患者出现中上腹或右上腹闷胀不适等症状，甚至还可出现胆绞痛或胆道阻塞、继发感染等急性症状。

目前，国内外学者一致认为胆囊结石的长期不良刺激是导致其变成胆囊癌的常见危险因素之一，因此，对于结石体积较大、位置欠佳或有临床症状的胆结石患者，建议尽早治疗。

■▶ 患有胆囊息肉,会发展成为胆囊癌吗? 需要手术吗?

有胆囊息肉不一定发展为胆囊癌。胆囊息肉是胆囊良性疾病,是指胆囊壁向腔内呈息肉样突起的一类病症的总称,属于胆囊癌的危险因素之一。对引起临床症状的非胆固醇性息肉和其他无症状的合并胆囊结石、或息肉最大直径超过 10mm、或息肉生长位置邻近胆囊管开口等存在阻塞隐患的息肉,可能会发展为胆囊癌,建议行胆囊切除手术;但对于无症状的胆囊息肉,若无上述特征,且患者年龄不超过 50 岁,息肉直径小于 8mm、短期息肉无明显增大的患者,可考虑暂时不做胆囊手术,但应定期随访、复查,必要时应切取病理以明确息肉的病理类型。

■▶ 什么情况下应积极行胆囊切除术?

为了预防胆囊癌的发生,出现胆囊癌的危险因素时应考虑行胆囊切除术,且胆囊标本应广泛取材,并进行病理学检查。

手术是目前治疗胆囊癌最为积极、有效的手段,可彻底清除癌组织,甚至可能为患者提供唯一治愈和长期生存的机会,因此,胆囊癌患者应在早期把握住时机,及早进行手术治疗。

■▶ 胆囊癌的早期临床表现有哪些?

胆囊癌早期临床表现多与消化不良、胆结石、病毒性肝炎等表现重合,故临床常易与其他消化道疾病相混淆,总体而言,胆囊癌的早期临床表现主要有以下 5 个方面。

(1)右季肋区疼痛:与结石性胆囊炎相似,开始表现为右上腹不适,继之出现持续性隐痛或钝痛,有时伴阵发性剧痛并向右肩放射。

(2)右上腹包块:肿瘤迅速增长阻塞胆管使胆囊肿大,则常引起右上腹包块。

（3）黄疸：肿瘤的生长阻塞了胆汁排泄通道，可能出现黄疸。

（4）消化不良：若肿瘤阻塞了胆汁排泄管道，使胆汁排出减少，可引起对脂质物质的消化不良症状，表现为嗳气、厌油腻等。

（5）发热：部分患者可能因胆囊炎继发胆道感染而引起发热症状。

如果以上症状出现不明显，还不能确认为胆囊癌，需要通过肿瘤标志物、上腹部彩超、上腹部增强 CT 等提高胆囊癌的诊断率。胆囊癌首选的治疗方法就是手术，但只对肿瘤早期的效果好，故早发现、早诊断、早治疗，是根治胆囊癌最主要的方法。

▶ 影像学检查在胆囊癌的诊断中具有哪些作用？

影像学检查是胆囊癌目前最有价值的临床诊断手段。

其中，超声作为体外筛查的手段，能够尽早发现胆囊壁增厚、胆囊腔内软组织占位病灶及结石等情况，合并胆管侵犯时，可显示胆道梗阻的程度，对明确肿瘤是否合并胆道结石、胆管囊状扩张等具有诊断价值。此外，还可发现肿瘤对周围组织的侵犯及转移情况。

CT 和 MRI 等检查可明确提供肿瘤的位置大小、范围，以及有无周围组织、淋巴结转移、侵袭等信息，对胆囊癌的明确诊断、分期和预后提供影像学依据，MRI 在诊断胆囊癌中与 CT 相当，但在评估肿瘤侵犯邻近器官及转移方面略优于 CT；有条件的情况下可行 PET-CT 全面了解身体其他部位有无转移。对于罹患胆囊癌的患者，影像学检查是胆囊癌疾病诊治中不可或缺的重要手段。

临床医生应结合患者的实际情况，合理采用或联合应用多种影像学检查方式，以尽可能提高胆囊癌的诊断率，及有效地评估胆囊癌的治疗效果和预后情况。

▟▶ 胆囊癌患者,黄疸很严重,医生说要做 PTCD 治疗,什么是 PTCD?

PTCD 指经皮肝穿刺胆道引流,是一项在 X 线或 B 超引导下,利用特制穿刺针经皮穿入肝内胆管,再将造影剂直接注入胆道而使肝内外胆管迅速显影,同时通过造影管行胆道引流的技术。通常适用于各种原因引起的胆道梗阻、狭窄,如胆囊癌、急性梗阻性化脓性胆管炎、良性胆道狭窄等。胆囊癌引起胆道梗阻后通常可出现阻塞性黄疸,若黄疸较重,提示胆道梗阻严重,可通过 PTCD 行长期姑息性胆道引流,可起到减压、退黄、改善全身症状的作用,对于年老体衰、身体条件较差的患者尤为适宜,此外,还可通过引流管注射药物或反复造影等,但若肿瘤较大,将肝内胆管分隔成多腔,不能完全引流整个胆道系统时,行 PTCD 的意义不大,此时,应结合具体病情选取其他有效的方案。

▟▶ 胆囊癌做了 PTCD 治疗后,有什么需要注意的吗?

对于做了 PTCD 治疗的患者,应注意以下 4 个方面。

(1)做好心理安抚:通常接受 PTCD 的胆囊癌患者胆管阻塞较为明显,且引流过程中常出现血性液体,因此,患者易产生恐惧、悲观、抑郁的心理状态,从而影响整体疗效,因此,应充分安抚患者的消极情绪,给予患者治疗的信心。

(2)引流管护理:引流管护理是做完 PTCD 后首先要重视的事,应时刻注意引流管的通畅程度,避免引流管滑脱,由于早期胆汁浓度较高,且存在出血、形成血块等情况,引流管极易发生阻塞,因此,应在置管早期用生理盐水反复多次冲洗,直至引流出的胆汁颜色较浅时,方可逐渐减少冲管次数。

（3）及时治疗并发症：PTCD常可引起穿刺道出血、术后感染、疼痛等术后并发症，因此应及时予以止血、抗感染、缓解疼痛等对症治疗。

（4）出院带管护理：如需要长期进行胆道引流，应在患者出院前教会患者引流的要领，做到定期冲洗、更换引流袋、复查，以防止引流管阻塞以及减少术后感染等并发症的发生。

▎▶ 大肠癌都包括哪些部位的肿瘤？

大肠癌是常见的恶性肿瘤，包括结肠癌和直肠癌。就人体组织结构而言，大肠上接小肠，下接肛门，包括盲肠、升结肠、横结肠、降结肠、乙状结肠、直肠，其长度为7~8米。大肠癌可发生于自盲肠至直肠的任何部位。其发病率从高到低依次为直肠、乙状结肠、盲肠、升结肠、降结肠及横结肠。

▎▶ 左半结肠癌和右半结肠癌，有什么区别吗？

解剖学上将结肠以脾曲为界分为左半结肠和右半结肠，左半结肠包括横结肠左半部、降结肠和乙状结肠；右半结肠包括盲肠、升结肠和横结肠的右半部。将原发于左、右半结肠的恶性肿瘤分别称之为左半结肠癌与右半结肠癌。

左、右半结肠癌在临床上是不同的，首先，左、右半结肠癌的易发人群不同，如男性、年轻者多发生左半结肠癌，女性、高龄者多发生右半结肠癌。其次，临床症状不同：左半结肠癌大多表现为便秘或腹泻、大便带血、不完全性肠梗阻；右半结肠癌临床多见腹部包块，因其发病隐匿，不易及时发现，易侵犯血管，导致贫血、出血、发热、乏力等。最后，预后不同，如左半结肠癌预后相对较好，分期较早；而右半结肠癌多见转移，病理类型较差，预后差。右半结肠癌相对于左半结肠癌来说，平均生存时间更短，5年的生存率更低。

▌▶ 有哪些肠道慢性疾病可能发展成大肠癌呢?

罹患过结肠多发性息肉病、溃疡性结肠炎、克罗恩病,特别是有过结直肠腺瘤病史者均为大肠癌的高危人群。所以如果有反复的慢性肠道疾病,长治不愈就需要提高一定的警惕,及时去医院就诊。若是进展期结直肠腺瘤(直径≥1cm,或伴绒毛状结构,或伴高级别瘤变),患者应在诊断后 1~3 年复查结肠镜,如未发现腺瘤复发,后续间隔可延长至 3~5 年;若是非进展期腺瘤患者应在诊断后 2~3 年复查结肠镜,如未发现腺瘤复发,后续间隔可延长至 4~5 年。炎性肠病患者应定期到专科医院就诊,根据病变范围、程度和年限与医生商定结肠镜检查的时间间隔。

▌▶ 大肠息肉都会发生癌变吗?

肠道息肉是指肠道黏膜表皮上的一种赘生物。肠道息肉分为非肿瘤性息肉和腺瘤性息肉(又叫新生物性息肉)。非肿瘤性的息肉一般不会发生癌变,主要包括:

(1)幼年性息肉,大多在 10 岁以下,常发生在直肠内,是一种错构瘤。

(2)炎性息肉,又称假性息肉。常见于慢性溃疡性结肠炎、阿米巴痢疾、血吸虫病、肠结核等肠道疾病。

腺瘤性息肉是公认的癌前病变。腺瘤性息肉可分为三种类型,即管状腺瘤、绒毛状腺瘤和管状绒毛状腺瘤,其中管状腺瘤最为多见,管状腺瘤的癌变率最低,而绒毛状腺瘤癌变率最高。

▌▶ 大肠息肉术后,该多久复查一次肠镜?

对于无症状的息肉切除术后的患者,根据其病情不同,复查方案有所区分。

(1)推荐对于 1~2 个小管状腺瘤(直径 <10mm)以及低级别异型增

生的患者,应在息肉切除术后 5~10 年进行复查,具体检查时间间隔视患者意愿、医生的选择情况而定。

（2）推荐对于 3~10 个腺瘤,并且任何一个腺瘤的直径≥10mm、有绒毛结构、高级别异型增生的患者,如果确定息肉是完全切除且整块切除的,应在息肉切除术后的第 3 年进行复查,如果肠镜结果如（1）则复查间隔时间可延长至 5 年。

（3）推荐在 1 次检查中发现 10 个以上的腺瘤的患者,在术后 3 年以内复查,并考虑是否存有潜在的家族息肉病的可能。

（4）推荐对于接受分块切除无蒂型息肉的患者,应该在术后的 2~6 个月内进行复查,从而验证息肉是否被完全切除。

（5）应密切关注疑有遗传性非息肉性结直肠癌的患者,视具体情况决定复查时间。

◢▶ 溃疡性结肠炎患者应该如何预防癌变？

溃疡性结肠炎的特征是起源于结肠的慢性炎症,并不同程度地累及近端结肠,而且长度不一。慢性溃疡性结肠炎被普遍认为与恶性肿瘤的风险增加相关。但并非所有的溃疡性结肠炎都会发生癌变。研究发现,结肠炎症的严重程度、全结肠炎（累及脾曲近端）和病程时间长（>8 年,全结肠炎）等均是高危因素。

结肠镜监测和化学预防是目前预防溃疡性结肠炎癌变的主要策略。

（1）结肠镜监测:溃疡性结肠炎患者应定期行结肠镜监测,并随机活检以排除不典型增生的出现。目前主张溃疡性结肠炎患者在起病约 8 年时,开始接受定期的结肠镜监测,以评定炎症的严重程度及确定有无癌变。

（2）化学预防:谨遵医嘱进行溃疡性结肠炎的药物治疗。

（3）日常调护:总的原则是高热能、高蛋白、高维生素、少油少渣。忌粗纤维、生冷、油腻、不易消化、海鲜类食物,不喝含酒精（乙醇）及二氧化碳的饮料;注意劳逸结合、冷暖适宜、适当锻炼、注意食品卫生,调理情志。

▐▶ 久坐的人会不会增加患肠癌的风险呢?

长期久坐的人患肠癌的风险确实高于勤于活动的人。研究发现,久坐办公的人患肠癌的风险会增加约44%,走路或骑车上下班,或在办公室进行适当运动可降低患肠癌的风险。一方面,肠道蠕动依赖于人体自身消化功能及活动,久坐的人活动量少,直接减弱了肠道蠕动功能,导致粪便在肠道堆积时间长,其中的有害物质刺激肠道黏膜易发生癌变;另一方面,久坐的人腹部、下肢血液循环不利,可导致大肠免疫功能降低,屏障保护作用下降,也增加了患肠癌的风险。故建议人们通过多运动来降低这一风险。

▐▶ 出现哪些症状应该警惕结肠癌的发生?

结肠癌早期常无明显症状,病情发展到一定程度才出现临床症状,常见症状包括以下5个方面。

(1)排便习惯与粪便性状改变:便血、便频、腹泻或便秘,有时便秘和腹泻交替、里急后重、肛门坠胀、并常有腹隐痛、大便变形、变细。

(2)腹痛是早期症状之一,常为定期不确切的持续性隐痛,或仅为腹部不适或腹胀感。

(3)肠梗阻,是部分结肠癌晚期的表现。

(4)腹部肿块,以右半结肠多见。

(5)贫血、消瘦、乏力等全身中毒症状,由于肿瘤生长消耗体内营养,长期慢性出血引起患者贫血;肿瘤继发感染,引起发热和中毒症状。以上症状,如果出现两条以上,且维持

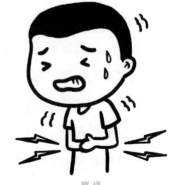

腹痛

时间较长,就应该警惕结肠癌的发生,及早就诊并接受积极治疗。另外,结肠癌的发病与饮食、排便不规律有关,所以最好在日常生活中多加注意和积极预防。

▶ 痔疮病史 20 多年的患者,最近乏力、消瘦,会不会是患有直肠癌?

痔疮是由于各种原因所导致直肠下段和肛管的静脉充血、血液淤积,压力增高或因静脉壁薄弱,从而造成静脉的扩大和曲张,形成了静脉结缔组织团,属于肛门区域良性肿瘤之一。而直肠癌是直肠内表面黏膜发生的一种恶性肿瘤。两者在临床上极易出现误诊,长期痔疮是直肠癌的诱发因素,目前临床上用于区别痔疮与直肠癌的最基本、最简单、最有效的检查方法就是直肠指检,其有效率高达 75% 以上。短期内出现不明原因的迅速消瘦,且伴有乏力、倦怠等症状,有可能是病理性消瘦,但是并不能确诊为直肠癌,应先到正规医院进一步完善血清标志物、影像学、内镜学、病理学的检查,以排除直肠癌的可能,避免延误治疗。

▶ 大便变细、变扁,体检又发现肿瘤标志物中癌胚抗原偏高,会不会患有肠癌呢?

首先,有多种原因可以导致大便变细、变扁,其中包括肛门异物、痔疮、肛乳头肥大、肛管直肠肿瘤、肠癌前期。出现这种情况,应该进一步检查以明确原因。

其次,癌胚抗原在胚胎性肿瘤组织、成人结肠、直肠、胃、肺、乳腺、卵巢等癌组织中均有表达,是一个广谱肿瘤标志物,特异性不强,不能用于确诊某种肿瘤的依据,临床上主要用于对肿瘤进展的监测、疗效的判断及预后的评估。在发现癌胚抗原增高的情况下,必须结合影像学及病理检查做出判断。不能仅凭癌胚抗原增高就诊断为癌症。

▓▶ **体检便常规显示隐血阳性,是否患了大肠癌?**

如果出现便常规隐血阳性提示可能有以下3种情况。

(1)肠癌早期,有20%的患者可出现隐血试验阳性,晚期患者的阳性率可达到90%以上,并且可呈持续性阳性,因此大便隐血是大肠癌的高危因素,便常规检查可作为肠癌筛选的首选指标。

(2)消化道溃疡患者粪便隐血试验多为阳性,或呈现间断性阳性。

(3)痢疾、直肠息肉、痔疮出血等可导致粪便中出现较多红细胞,也会导致隐血试验出现阳性反应。

因此,大便隐血阳性者应早日就诊,如果连续3次大便隐血试验都呈阳性,就一定要进一步做肠镜检查。而对于40岁以上的人群,建议定期做肠镜检查。

▓▶ **大肠癌早期筛查都需要做什么检查?**

一般人群结直肠癌筛查:年龄50~74岁至少每年进行一次大便隐血检测,阳性者行结肠镜检查。也可直接行结肠镜检查,结肠镜检查未发现肠道肿瘤者,每隔5~10年行结肠镜检查1次;发现肠道肿瘤者,根据肿瘤大小和病理类型在1~3年后行结肠镜复查;后续如未发现肿瘤复发,可延长间隔至3~5年。

高危人群结直肠癌筛查:有结直肠腺瘤病史、结直肠癌家族史和炎性肠病者为高危人群。应每年参加结直肠癌筛查,定期进行结肠镜检查,其间隔不应大于5年。

▓▶ **大肠癌患者术后反复出现腹胀、腹痛,中医有什么办法吗?**

大肠癌患者术后反复出现腹胀、腹痛,可能与以下因素有关。

(1)小粘连:肠癌手术多数为腹腔内手术,易形成一定数量的小粘连带,对肠道的蠕动能力造成一定的影响,从而引起腹胀。

（2）术后使用大量抗生素、化学治疗药等,可引起胃肠功能紊乱,包括肠蠕动能力减弱、肠道菌群失调等。

（3）胃肠消化能力下降,产气增多。

（4）术后出现不完全性肠梗阻。

对于此类问题,中医根据患者体质及病情的不同,个体化辨证,可采用益气扶正、行气通腑、温煦中焦、平衡阴阳等治疗方法。除口服中药外,穴位贴敷、艾灸、针刺、电针、穴位注射等外治法也具有非常好的效果,可选取足太阴脾经、足阳明胃经、手阳明大肠经等穴位,同时在胃脘部近处选穴,如中脘、上脘、下脘等穴位。

▐▶ 直肠癌患者术后肛门红肿,伴有严重的下坠感,可以用中药坐浴的方法吗?

直肠癌患者术后肛门红肿,伴有严重的下坠感,可以用中药坐浴。中药坐浴是中医外治法的一部分,所采用组方种类、治疗原则大体相同,只是给药途径不同。中药坐浴可通过局部作用达到治疗保健的目的。坐浴的中药成分通常具有疏通经络、活血化瘀、驱除外邪等功效,一般中药坐浴时间为 20 分钟左右,水温控制在 38~42℃,温热的药液更有利于中药成分的吸收渗透,直达创面,并提高药效。对于术后创面水肿者多以清热解毒、燥湿敛疮为主,多用黄檗、苦参、川楝子、蛇床子、地肤子、枯矾、地榆 芒硝、乳香、没药等;对于术后创面疼痛者多以活血通络、凉血解毒为主,多用芒硝、白芷、川乌、草乌、赤芍、秦艽、生地榆、防风、红花等。

▐▶ 直肠癌患者造瘘术后该如何护理?

直肠癌患者造瘘术后的护理应注意以下 4 个方面。

（1）清洁造瘘处皮肤：造瘘术后应开放瘘口 2~3 天，先用生理盐水擦洗干净，再涂抹氧化锌软膏，以防止发生皮炎。待大便规律后就可用清水清洗皮肤，同时每天 1 次手指扩肛。

（2）更换粪袋：换袋时应取坐位，袋内积粪要及时倾倒、清洗，避免感染。取肛袋时，应从上环轻轻地掀起，避免损伤皮肤。

（3）观察肠道恢复功能：术后家属要观察肠道功能的恢复，何时腹胀消失、造口引流出液体的性质等。尽量养成定时排便的习惯，饮食时间要相对固定，少吃容易引起腹泻的食物，排便后用棉垫覆盖瘘口处，并加压固定。

（4）生活方式：术后患者短期休息后可适当参加体育锻炼，卧床不起的患者要定时翻身；饮食方面可多吃富含膳食纤维的食物，例如韭菜、白菜、芹菜等绿色蔬菜；同时以容易消化的食物为主，如汤、粥、羹等。

▮▮▶ 大肠癌靶向治疗需要做基因检测吗？需要检测哪些基因？

靶向治疗是药物作用在大肠癌发生的特定靶点来阻止肿瘤生长，其治疗效果突出，但靶向药发挥作用的基础是存在基因突变。所以大肠癌在进行靶向治疗前，需要进行基因检测。

目前用于大肠癌的靶向治疗药主要有两大类。

（1）针对 EGFR 的单克隆抗体（西妥昔单抗、帕尼单抗），此类药物对于复发或转移性大肠癌的患者需检测 KRAS、NRAS、BRAF 基因。

（2）针对 VEGF/VEGFR 的单克隆抗体（贝伐珠单抗、雷莫芦单抗），这类药物可以阻断 VEGF-VEGFR（血管内皮生长因子）的信号通路，抑制血管生成。

大肠癌术后患者，使用伊立替康化学治疗后出现迟发性腹泻，有什么办法可以缓解吗？

迟发性腹泻是指在用药超过24小时后发生的腹泻，是伊立替康的剂量出现了限制性毒性反应，如不及时处理，会有非常严重甚至是威胁生命的后果。患者在专业医生的指导下给予洛哌丁胺治疗，首次口服4mg，之后每天小时口服2mg，一直到腹泻停止后的12小时停药。中途不得更改剂量，另外此剂量用药一方面不得少于12小时，但也不得连续使用超过48小时。同时应密切监护，如果出现脱水要补充水和电解质；如果出现肠梗阻、发热或严重的中性粒细胞减少，则需要给予抗生素治疗。若出现伴发热的腹泻、严重腹泻、伴有与迟发性腹泻相关的呕吐，以及在接受首剂高剂量洛哌丁胺治疗后持续腹泻时间超过48小时，需要立即住院治疗；同时，对于出现严重腹泻的患者，在下个治疗周期时需要进行调整伊立替康的剂量，若条件允许可进行UGT1A1基因型检测，并根据相应结果慎重选择给药剂量，从而在最大程度上减轻毒性的同时，使患者获得最佳的疗效。

大肠癌患者在饮食上应该注意些什么？

已有的研究表明，大肠癌属于“生活方式癌”，饮食因素是影响大肠癌发生、发展的重要因素，合理的饮食习惯有利于大肠癌的预防和控制。所以，大肠癌患者在饮食上应注意以下4个方面。

（1）食物多样化，保证饮食中的营养全面均衡，避免食物单一造成的营养失衡。

（2）控制脂肪摄入量，脂肪总量占总热能的30%以下，动、植物脂肪比例要适当，每日脂肪摄入最好不超过50克。

（3）适当增加膳食纤维，膳食纤维可促进肠道蠕动能力，刺激排便，带走致癌及有毒物质,减少有害物质和肠道的接触时间。富含膳食纤维的食物包括芹菜、韭菜、白菜、萝卜、红薯等,但要注意粗纤维对消化道有损伤作用,不宜摄入过多。

(4)增加锌、硒等矿物质和维生素 A、维生素 C、维生素 E 等摄入,可起到一定的抗肿瘤及增强身体免疫力的作用。

▉▶ 肝细胞癌与肝内胆管细胞癌,都是肝癌吗?

肝细胞癌与肝内胆管细胞癌都是原发性肝癌,但病理类型不同,它们在发病机制、生物学行为、组织学形态、临床表现、治疗方法以及预后等方面均有明显不同。肝细胞癌是肝癌中最常见的一种,占原发性肝癌的 90%以上,而肝内胆管细胞癌就比较少见,占原发性肝癌的 5%左右。如果在一个肝肿瘤结节内, 同时存在肝细胞癌和肝内胆管细胞癌就属于混合型肝癌。

▉▶ 为什么很多肝癌患者一查出来就是晚期呢?

肝癌位居国内肿瘤发病率第三位,恶性肿瘤死亡率第二位,不能早期发现是死亡率高的重要原因。因为肝癌起病隐匿,许多患者早期没有症状或者症状不明显,所以不容易发现。但是肝癌又进展迅速,导致大多数患者在确诊时已经属于局部晚期或发生远处转移, 这个时候缺乏有效治疗手段,预后也比较差。故肝癌的治愈率非常低,不过随着现代医学检查技术的提高,新的治疗方法和治疗药物的应用,肝癌的死亡率也在下降,但是还要提醒人们预防大于治疗,肝癌高发区的人群,特别是高危人群,如 30 岁以上有慢性肝炎、肝硬化等慢性肝病的患者,应定期体检。

▐▶ 哪些人属于肝癌的高危人群？

肝癌在我国的发病率高，并在地区分布、人群分布和在流行趋势上呈一定的规律性，绝大多数肝癌存在于一定的群体中，医学上将发生肝癌的可能性远远大于其他群体的这一部分人群称为肝癌的高危人群。肝癌高危人群包括具有乙型肝炎病毒（HBV）和（或）丙型肝炎病毒（HCV）感染、长期酗酒、非酒精脂肪性肝炎、食用被黄曲霉毒素污染过的食物、各种原因引起的肝硬化以及有肝癌家族史等，尤其是年龄在40岁以上的男性风险更大。关注肝癌高危人群，目的在于有效地预防和发现早期肝癌，是提高肝癌疗效的关键。

▐▶ 生活中哪些不良饮食习惯会引发肝癌？

肝癌以发病率高、隐蔽性强、死亡率高为特点，已严重威胁我国人民健康。造成肝癌的原因有很多，除了内在因素外，外在因素中的生活习惯就与肝癌的发生有很大关系。常见的不良饮食习惯如下：长期酗酒，容易导致酒精性肝硬化诱发肝癌；经常吃腌、熏、烤的食物，这些食物中的亚硝酸盐、多环芳烃化合物等致癌物或间接致癌物的含量极高，易导致肝癌；食用霉变食物，如霉变的花生、玉米、菜籽等，霉变食物在其真菌中会产生一种有毒代谢产物叫黄曲霉毒素，黄曲霉毒素是目前已知的最强致癌物之一，对人及动物的肝脏组织有破坏作用。综上所述，这些不良的生活方式应该尽早改善，且要注意定期进行癌症筛查，早发现、早诊断、早治疗。

▐▶ 肝硬化和肝癌有什么关系？

在我国很多肝癌患者既往有肝炎病史，继而存在肝硬化或在手术中发现肝硬化，最后发展为肝癌，但也有少数患者无明显肝病的背景。临床资料显示,任何原因的肝硬化均与肝癌密切相关。据统计,原发性肝癌合并肝硬化占 50%~90%,而有 10%~16% 的肝硬化可发生癌变。肝硬化患者患肝癌的机会要比无肝硬化患者高几倍甚至十几倍。肝硬化中以结节型为主,占 40%~60%,特别是大结节型肝硬化更具有发生肝癌的危险性。

‖▶ 肝癌会传染吗? 应该注意什么呢?

癌症不是传染病,所以肝癌不具有传染性。但是乙肝、丙肝是肝癌的高危因素,部分肝癌患者合并有乙肝、丙肝。而乙肝、丙肝是具有传染性的,所以对于合并有乙肝或丙肝的肝癌患者,家属应注意防护。家属可定期检查 HBV 和 (或)HCV 病毒定量检测, 并通过接种疫苗,分开使用餐具,不接触患者的唾液、血液分泌物,衣物、便器、水池应严格消毒,夫妻性生活可使用避孕套等切断传播途径的方式,来进行自我保护。

‖▶ 肝癌患者有家族聚集倾向吗? 肝癌遗传吗?

肝癌的发生确实有一定的家族聚集倾向,但并不一定会遗传。引起肝癌出现家族聚集现象主要有三大原因。

(1)乙型肝炎病毒和丙型肝炎病毒感染:肝癌不传播,但是乙型肝炎病毒和丙型肝炎病毒具有传染性, 乙肝病毒感染它们又会导致肝癌的发生。故如果家族中乙型病毒性肝炎和丙型病毒性肝炎的患者较多,则会更易导致肝癌的发生。

(2)遗传因素:肝癌的发生有一定的遗传倾向,但是有限,并非家族聚集的主要原因。

(3)生活习惯:生活在一个家庭中,饮食习惯、生活习惯等基本相同,可能都经常食用霉变的食物,也可能都喜欢饮酒,而这些都可能会导致肝癌聚集性出现。要想避免肝癌的家族聚集性,患者应及时从肝癌的病因进行治疗,如果是乙型病毒的肝炎表面抗原阳性的原因,则应积极地进行抗病毒治疗,并注意戒烟戒酒,不吃腌、熏、烤及霉变的食物,不饮用受污染的水等,以此来降低肝癌的发生风险。

▋▶ 肝癌患者,既往有肝硬化病史,最近肚子上出现了一些"青筋",这是怎么回事呢?

肝癌合并肝硬化患者由于门静脉回流受阻,不能顺利通过肝脏回流到门静脉,造成门静脉压力增高,使大量门静脉的血液在未进入肝脏的时候就提前进入侧支循环,从而出现了腹壁静脉扩张的情况,也就是发生在肚子上的"青筋"。

▋▶ 医生为什么总是关注肝癌患者的大便呢?

肝脏是人体重要的"解毒"器官,大便是毒素排出人体的主要途径。肝癌患者肝脏解毒能力较弱,如果大便不通畅,毒素蓄积,则容易发展成肝性脑病,造成患者行为失常、意识障碍、昏迷等。另外,肝癌患者容易合并消化道出血。当上消化道出血时,往往表现为黑便,若不及时干预可能会发展成消化道大出血,并危及患者生命。所以医生总是关注肝癌患者的大便情况,以在一定程度上预防肝性脑病的发生和及早发现消化道出血。

▋▶ 肝癌都有哪些常见的并发症?

肝癌的并发症可由肝癌本身或并存的肝硬化引起,常见于肝癌病程晚期的患者。随着肝癌的逐步发展,癌肿造成的身体伤害越来越大,常见的并发症大多为:肝脏破裂出血、肝性脑病、上消化道出血、腹腔积液、感染、癌性发热及肝肾综合征等。所以,减缓并发症的发生是肝癌患者应采取的必要治疗措施,这对于肝癌的康复治疗非常关键,当出现任何一种并发症时,都应积极对症治疗,以避免病情进一步恶化。

■▶ 肝癌患者为什么容易出现上消化道出血?

肝癌患者容易出现上消化道出血是因为肝脏的门静脉系统在受到肿瘤的侵犯或挤压时,血液无法从门静脉回流到心脏,在门静脉高压的情况下,血液只能从食管胃底静脉丛、脐周静脉网,以及直肠静脉丛回到心脏。所以这3个地方的静脉丛都表现为充盈甚至曲张,造成血管内压力极高,特别是在食管静脉丛这个地方,出现门静脉高压或者外力损伤时,均有可能导致食管静脉丛破裂出血,而肝脏又是合成凝血因子的场所,所以肝癌会极大地削弱肝脏合成凝血因子的功能,导致血液因缺乏凝血因子而出现自发性出血。所以当肝癌患者出现呕血或者黑便时,应高度警惕消化道出血的可能,同时在饮食方面,应注意不要吃较硬的食物,以防损伤静脉丛而导致出血。

■▶ 为什么肝癌患者容易出现腹腔积液?

首先,肝癌患者由于癌栓阻塞或是肿瘤压迫门静脉,导致循环障碍,静脉血管床充血,使静脉压增高,引起血管内外液体交换失衡,导致组织液回流受阻,进入腹腔内后形成腹腔积液;其次,由于疾病长期消耗,肝癌患者多伴有不同程度的营养不良,加之疾病本身造成的肝功能受损,当血浆蛋白降低到一定程度时,血浆渗透压降低,形成腹腔积液;除上述原因外,若是肿瘤侵犯腹膜或种植于腹腔内,损伤周围毛细血管,导致其通透性增加,使大量液体和蛋白渗入腹腔形成腹腔积液;若是肿瘤破裂出血,血液进入腹腔内也可以导致出现腹腔积液。肝癌腹腔积液是晚期肝癌最常见的并发症之一,属于恶性腹腔积液的一种。肝癌腹腔积液的出现,严重影响着肝癌患者的生活质量和生存期,同时也增加了中晚期肝癌治疗的难度,因此早期发现肝癌腹腔积液并及时治疗,是取得更好的治疗效果的前提。

▐▶ 肝癌高危人群,应该定期复查什么呢?

肝癌是我国常见的恶性肿瘤之一,其恶性度高、病情进展快、死亡率高,因此,出现症状后就诊,往往已经属于中晚期。故肝癌高危人群应该进行肝癌的早期筛查。血清甲胎蛋白(AFP)和肝脏超声检查是成本最低、最简便、最有效的早期筛查方法。高危人群应至少每隔 6 个月进行一次检查。有乙型病毒性肝炎或丙型病毒性肝炎,或者有任何原因引起肝硬化者,至少每隔 6 个月进行一次肝脏超声及 AFP 检查。这样的定期检查对肝癌的高危人群是非常重要的。

▐▶ 血清甲胎蛋白高于500µg/L,B超检查没有发现异常,有可能是肝癌吗?

肝癌的临床诊断标准是通过化验、影像、肝脏疾病的既往史来诊断的。血清甲胎蛋白是当前诊断肝癌常用而又重要的方法。对于血清甲胎蛋白≥500µg/L,而超声检查未发现肝脏占位的患者,除应注意排除慢性或活动性肝炎、肝硬化、睾丸肿瘤外,还应密切关注血清甲胎蛋白的变化,间隔 1~2 个月复查一次超声检查,必要时采用上腹部平扫、增强磁共振成像、数字减影血管造影(DSA)。

▐▶ 肝硬化患者,检查腹部 CT 考虑肝脏占位,直径>2cm,还有肝脏穿刺的必要吗?

任何原因引起肝硬化的患者,对于发现肝内直径>2 cm 的结节,且有一种影像学有典型的原发性肝癌血供表现,或者血清甲胎蛋白>200µg/L,不用做肝脏穿刺即可诊断。但如果影像学没有特征性血供的表现,或患者没有肝硬化既往史,则有必要穿刺进行活检以明确诊断。

▶ **体检诊断为肝癌,影像报告显示肿瘤大小约 5cm,还有手术的机会吗?**

对于直径≤5cm 的肝癌患者,应结合患者的一般状况、心功能、肝肾功能,肿瘤的大小、数目、位置,以及医生的技术和经验等综合考虑,并选择合适的初始诊疗方案。多项临床数据研究显示,对于直径≤5cm 的肝癌患者,若肿瘤位置表浅或者位于肝脏边缘,同时患者能够耐受手术切除,应首选手术切除;对于 2~3 个癌灶位于不同区域或者位居肝脏深部或中央型≤5cm 的肝癌,也可把局部消融作为除手术切除之外的另一种治疗选择,也同样可以达到与手术切除相同的疗效,从而使患者从中获益。

▶ **肝癌患者在什么情况下可以选择肝移植手术?**

肝移植是肝癌根治性治疗的主要手段之一,特别是对以前有过失代偿性肝硬化的患者尤为合适,但是不太适合手术切除的小肝癌患者。能不能进行肝移植手术是由肿瘤的大小和数目决定的。如果只有 1 个直径小于 6.5cm 的肿瘤,或者肝脏内不超过 3 个肿瘤,而且肿瘤最大直径≤4.5cm,且所有肿瘤的直径之和不超过 8cm,那就可以依据患者情况与治疗条件来选择合适的肝脏进行肝移植手术。

▶ **刚发现肝癌,医生说是早期,建议消融治疗,消融治疗是指什么?**

消融治疗是经影像学引导下通过物理或化学的方法杀死肿瘤组织的一种治疗方法。大体依据其原理可分为化学消融治疗和物理消融治疗。化学消融是指通过病灶内注入化学物质,使肿瘤细胞组织脱水、坏死、崩解,以达到灭活肿瘤病灶的目的。而物理消融则是通过加热或冷冻局部组织来灭活肿瘤病灶的治疗方法,主要有射频消融术、微波消融、冷冻治疗、聚焦超声消融、激光消融治疗等。尤其适宜肿瘤直径≤5cm的单发肿瘤或者最大直径为3cm的多发转移肿瘤(3个以内)的肝癌患者。其治疗方法安全性高、创伤小、操作简便、疗效确切,并可多次重复操作,而且操作技术成熟,对于患者的一般状况和肝脏的局部条件要求低,较外科手术切除更为广泛,同时能提高患者的生活质量。

▶ 消融治疗常见的不良反应有哪些?

肝癌治疗消融治疗的主要不良反应有消融后综合征(主要表现为发热、疼痛等,少见的有血尿、寒战等)、感染、消化道出血、腹腔内出血、肿瘤种植、肝衰竭、邻近脏器损伤等。掌握适应证及禁忌证、做好充分的术前准备、严格规范操作、准确定位和减少消融次数等是减少术后并发症的主要方法。同时还要加强术后监测、给予对症支持治疗和定期复查。

▶ 肝癌消融治疗后,需要多长时间复查一次?

肝癌消融治疗后要重视评估和随访,应在肝癌消融治疗后1个月左右复查肝脏增强CT或行MRI检查,或者是选择超声造影检查,以评价消融的效果并以此制订后续的治疗方案。肝癌的消融效果可以分为完全消融和不完全消融。完全消融一般提示肿瘤未见明显残留,应每隔2~3个月复查肿瘤标志物、彩超、MRI或CT。不完全消融是指经增强CT或MRI,或者超声造影检查随访,提示有肿瘤残留的情况。对于不完全消融的患者可以再次进行消融治疗,若两次消融后仍有肿瘤残留,则视为消融失败,应放弃消融治疗,改用其他治疗方法。

◼▶ 医生建议肝癌患者服用索拉菲尼，索拉菲尼是什么药呢？服用时需要注意什么？

索拉菲尼是首个获得批准治疗晚期肝癌且在国内上市的分子靶向药物,是肝细胞癌患者的临床一线标准用药。大型国际临床试验充分证明了索拉菲尼对于不同国家地区、不同肝病背景的晚期肝癌患者都能延长一定的生存时间。索拉菲尼的常规推荐剂量和用法为400mg,口服,每日两次。其最常见的副作用为腹泻、体重下降、手足综合征、皮疹、心肌缺血以及高血压等,一般发生在治疗开始后的2~6周。使用期间应注意检测肝功能和及时记录副作用,以选择合适的应对措施。

◼▶ 肝癌患者使用索拉菲尼半年后疾病进展，还有什么靶向药物可以选择吗？

部分患者经索拉菲尼治疗后还会发生疾病进展。直到瑞戈非尼问世,获批用于二线治疗索拉菲尼治疗失败的肝细胞癌,能够显著改善无法切除的肝癌患者总的生存期,同时降低患者的死亡风险,其疗效和安全性都得到了证实。如今,瑞戈非尼快速优先批准在我国上市,也将给国内的肝癌患者带来新的希望。

◼▶ 肝癌患者出现黄疸,中医有什么办法可以缓解吗？

肝癌患者出现黄疸时,表现为身黄、目黄、小便黄。中医认为大多黄疸与湿邪有关,黄疸又可以分为阳黄和阴黄。阳黄属实证、热证,黄色鲜明,如橘皮,大概分为热重于湿和湿重于热两种情况,又有在气和在血的区别,还有兼毒、兼瘀、兼水的差别,中医内服汤剂有茵陈蒿汤、茵陈五苓散、三仁汤等,另外一些中成药如苦参注射液、茵栀黄注射液等也可以用于改善黄疸;阴黄属虚证、寒证,黄色晦暗,如烟熏,主要与脾胃虚弱和寒湿阻遏有关,中药内服用黄芪建中汤、茵陈术附汤等加减治疗。

肝癌患者的舒缓疗法是什么?

舒缓疗法是由 WHO 提出的,通过缓和的支持疗法,积极解除症状与心理照顾,从而优化患者的死亡过程,既不同于安乐死,也不等同于消极等待死亡。在肝癌患者的舒缓治疗过程中,由医生、护士、护理员、心理医生、社会工作志愿者等组成的专业团队为患者提供身体上、心理上、社会上和精神上(即身、心、社、灵)的支持,且尊重其隐私权,选择权。舒缓医疗治疗目的是减轻疼痛和其他痛苦的症状,同时维持生命;并且在患者重病及去世期间为家属提供哀伤抚慰和其他帮助。而"舒缓医疗"的最终目的,是让临终者经历最善良和优化的死亡,让他们在生命的最后时光得以尽量舒适、有尊严、有准备、平静地离世。

肝癌患者的日常饮食需要注意什么?

肝癌患者应养成良好的饮食习惯,包括不暴饮暴食,不吃或少吃加有人工色素或人工调味品的食物,因为人工色素或人工调味品会通过肝脏代谢,增加肝脏的负担;不吃或少吃含有亚硝酸盐的腌制肉、酸泡菜和烟熏制品;多食用富含维生素的各种新鲜蔬菜、水果,以及高纤维食物;戒掉各种不良习惯,尤其是酗酒、吸烟;注意个人饮食卫生,多饮水;肝癌患者用药应在医生的指导下进行不要随便服用药物;避免食用硬的食物,防止刺破曲张的食管静脉,出现大出血的现象。

肝癌患者日常调护应注意什么?

肝癌患者的日常调护包括饮食、心理、家庭护理等方面。

(1)饮食要有足够的营养,以高蛋白、低脂肪为宜;吃容易消化的食物,少食多餐;多吃富含维生素 C 的蔬菜和水果,严禁烟酒及辛辣刺激性食物。

（2）有出血倾向时慎用温热性药物。

（3）给予患者精神安慰，缓解患者悲观、恐惧的情绪，使患者正确对待疾病，树立战胜病魔的信心，并保持身心愉悦，晚期肝癌患者应绝对卧床休息。

（4）家属应严密观察患者的体温、血压，随时注意呕吐物及粪便的颜色、性质和量，及有无出血情况。

▮▶ 为什么说胰腺癌是"癌中之王"？

胰腺癌起病隐匿，临床症状不典型，而且胰腺属于腹膜后位的器官，解剖位置较深，体检及常规超声检查不易发现胰腺病灶，因此胰腺癌的早期诊断率较低，发现时往往已步入中晚期。并且，胰腺癌治疗方法有限，极容易发生浸润、转移，往往到了中晚期已经失去了根治性手术的机会。首诊时，可切除的胰腺癌患者占 10%~20%，即使手术切除，5 年生存率仍不超过 15%，中位生存期仅为 12 个月左右。对于大多数确诊时已有局部浸润及远处转移的患者，预后很差。本病对放化疗并不敏感，因此常常没有很好的治疗方法，只能选择姑息治疗；除此之外，胰腺癌并发症较重，常常出现黄疸和剧烈难忍的疼痛，严重影响患者的生活质量。

▮▶ 哪些人是胰腺癌的高危人群？

近年来，胰腺癌在全世界范围内的发病率逐年上升，并且趋于年轻化。有数据显示，胰腺癌位居我国恶性肿瘤发病率的前 10 位，死亡率排名前 7 位，因其发病率与死亡率几乎相同，5 年生存率不足 5%，所以我们更需要提高警惕。尤其是以下高危人群。

（1）有胰腺癌家族史。

（2）突发糖尿病，特别是不典型糖尿病，年龄在 60 岁以上，缺乏家族史，无肥胖，并很快形成胰岛素抵抗。

（3）患有慢性遗传性胰腺炎或慢性钙化性胰腺炎。

（4）患有家族性腺瘤息肉病。

（5）患有良性病变行远端胃大部切除术，特别是术后 20 年以上。

（6）长期吸烟、过量饮酒、高脂饮食、体重指数超标。

故减少高危人群在危险因素中的暴露是预防胰腺癌发生的重要环节。培养健康的生活方式是降低胰腺癌发病率的有效措施。

▌▶ 胰腺癌高危人群该如何预防胰腺癌？

（1）戒烟戒酒：吸烟是胰腺癌的发病因素之一，胰腺癌的发病危险性与患者吸烟的年限和每日吸烟数量呈剂量 - 效应关系，如同时存在饮酒情况，则危险度更高，但随着戒烟年限的增加，其胰腺癌发病危险度逐渐降低。

（2）控制体重：肥胖是引发糖尿病的重要原因，糖尿病可能会引起胰腺癌的发病率上升；另外肥胖的人因胰岛素水平受到影响，患胰腺癌的概率也可能会增加。故应该坚持运动，运动有利于促进食物消化、吸收，提高机体代谢，避免超体重和肥胖。

（3）注意饮食：研究表明，含叶酸的食物有可能对预防胰腺癌有一定作用；水果对胰腺癌具有预防作用。红肉（畜肉，有些研究也包括加工肉类），尤其是高温烹调的红肉是胰腺癌发病的危险因素，而绿茶则能起到一定的保护作用。

（4）控制血糖：血糖变化与胰腺癌发病或进展有关。故糖尿病患者应定期检查以排除胰腺癌。

（5）警惕慢性胰腺炎：部分慢性胰腺炎是胰腺癌的高危人群，故反复发作的慢性胰腺炎必须提高警惕，及时去医院进行检查。

▓▶ 都说肥胖与胰腺癌的发病有关,真的这么可怕吗?

通过多项临床研究,有充分证据表明,肥胖是胰腺癌的病因之一,且二者存在剂量－反应关系,即体重指数(BMI)越大,胰腺癌发病危险性越高。进一步研究表明,腹部肥胖很可能是发生胰腺癌的原因之一。肥胖与胰腺癌发生的机制目前已基本明确,其可能与肥胖个体体内促癌细胞生长的胰岛素样生长因子(IGF-1)、胰岛素和瘦素水平的升高有关,肥胖者特别是腹部肥胖者,其高胰岛素血症会增加胰腺癌的发病危险。故适度运动的肥胖者比运动少的人发生胰腺癌的风险性显著降低。

▓▶ 胰腺癌的发病与糖尿病有关吗? 胰腺癌患者术后是不是更容易患有糖尿病?

血糖变化与胰腺癌发病或进展有关。

(1)老年、低体重指数、无糖尿病家族史的新发糖尿病者,应警惕胰腺癌的发生。

(2)既往长期罹患糖尿病,短期出现血糖波动且难以控制者,也应警惕胰腺癌的发生。

(3)前瞻性研究显示,空腹血糖每升高 0.56mmol/L,胰腺癌的发病风险增加 14%。故胰腺癌和糖尿病的关系非常密切,糖尿病作为一种危险因素有可能参与胰腺癌的发生过程。胰腺癌患者糖耐量异常的发病率高达 80%。胰腺癌患者合并糖尿病的占 30%~40%,反过来,患糖尿病超过 1 年的患者发生胰腺癌的危险性增加 2 倍。

手术切除病灶是胰腺癌最常见的治疗方法,但手术后血糖就难以控制。因为一方面,胰腺的重要功能就是具有内分泌功能,可分泌胰岛素、高血糖素等,用来参与调节机体糖的代谢,使人体从食物中摄取的糖,转变为机体能够利用的糖源,发挥其重要的生理功能,故广泛的胰腺切除,可使胰岛细胞的数量不足,引起胰岛素分泌不足和(或)胰岛素抵抗,从而导致血糖调控失常。另一方面,胰腺癌手术创伤大,手术时间长,对机体内环境的影响大,出现的应激反应可导致全身代谢和神经内分泌改变,造成糖耐量异常,出现应激性高血糖,故手术应激也可以诱发潜在的糖尿病。

▮▶ 慢性胰腺炎会变成胰腺癌吗?

慢性胰腺炎能否发展为胰腺癌,据目前研究数据显示,除了少数有遗传因素存在的家族性慢性胰腺炎外, 一般慢性胰腺炎本身并不会引起胰腺癌。但也有研究发现,在慢性胰腺炎患者中,尤其是慢性钙化性胰腺炎患者诱发胰腺癌的比例比一般人群高, 慢性胰腺炎中慢性家族性胰腺炎和慢性钙化性胰腺炎患者是胰腺癌的高发人群, 一定要加强监测。虽然慢性胰腺炎并不像慢性肝炎会转化成肝癌一样发展成为胰腺癌,但并不意味着可以放松警惕,在饮食上或者生活习惯上要少吃油腻、高脂肪的食物,多运动、少吸烟、不酗酒是保护胰腺的基本要求。

▮▶ 胰腺癌会遗传吗?

胰腺癌具有一定的遗传性,约 10% 的胰腺癌患者具有遗传背景。与胰腺癌发病危险增加相关的遗传综合征有:家族性非典型性多发痣、恶性黑色素瘤、乳腺癌、遗传性非息肉性结直肠癌、家族性胰腺炎、Peutz-Jeghers 综合征等。这些综合征的患者体内有与胰腺癌相同的突变基因。现代分子生物学技术对胰腺癌的遗传背景,及与其相关的环境行为因素起到举足轻重的作用。CDKN2A、BRCA1/2、PALB2 等基因突变被证实与家族性胰腺癌的发病密切相关。有研究表明,有胰腺癌家族史的人发病率较散发者高 3~13 倍。

▐▶ 胰腺癌起病隐匿,出现哪些症状时需要提高警惕?

胰腺癌早期症状多不典型,常易与其他消化道疾病相混淆,可表现为上腹部不适、疼痛、恶心、厌食、体重减轻、黄疸、脂肪泻等,但均无特异性。如果出现以下4种症状,就要提高警惕了,是胰腺癌早期身体发出的警告。

(1)上腹部和腰背部疼痛,有时以夜间较为明显,坐、立或身体前倾时疼痛可稍缓解,主要原因是胰腺肿瘤压迫到神经而引起。

(2)出现不明原因的梗阻性黄疸,呈进行性加重或伴有尿色如浓茶等,往往考虑胰头部肿瘤。

(3)不明原因的消瘦,且往往伴随短期内体重快速下降以及不能解释的厌食、消化不良和腹泻等症状。

(4)出现血糖异常。部分患者起病最初表现为糖尿病相关症状,若老年人新发糖尿病,或原有糖尿病近期无明显原因而加重,或糖尿病患者不明原因突然出现持续性腹痛等,均应警惕发生胰腺癌的可能。

▐▶ 为什么胰腺癌患者会出现剧烈疼痛?

在临床上胰腺癌患者容易出现剧烈疼痛,有40%~80%晚期的胰腺癌患者以腹痛为第一症状,典型腹痛为持续、进行性加剧的中上腹痛,或是持续腰背部疼痛,可有阵发性绞痛,餐后加剧,仰卧或脊柱伸展时加剧,俯卧、蹲位、弯腰坐位、蜷膝侧卧位腹痛会减轻。有10%左右的癌痛患者疼痛得不到满意的治疗,这种疼痛为顽固性癌痛,其主要机制是胰腺癌的侵袭、转移能力强,特别是神经浸润显著于其他肿瘤,目前研究多认为疼痛的发生主要与胰腺癌的嗜神经特性有关。疼痛程度较重、药物无法控制者,可采用腹腔神经丛阻滞的方法,以有效缓解疼痛。

▶ 晚期胰腺癌患者出现顽固性疼痛怎么办？

胰腺癌的疼痛来自对胰腺感觉神经纤维的刺激，主要由内脏交感神经传导。胰腺的内脏神经均经腹腔神经丛在腹腔神经节换元后，向脊髓的相应节段投射，并达到中枢产生疼痛。临床上对中晚期胰腺肿瘤所致的顽固性疼痛首先选择常规使用镇痛药，遵循 WHO 癌痛三阶梯治疗，按时、尽量无创、足量地给药。但随着病程的延续，镇痛效果却在下降，且长时间大剂量使用镇痛药容易出现很多副作用。此时，使用腹腔神经阻滞，可有效缓解中晚期顽固性上腹痛或牵涉性背痛。

▶ 胰腺癌出现黄疸是怎么回事？

黄疸是临床上常见的一种临床症状，常见于胰头癌、壶腹癌、胆总管癌、肝癌、急性胆管炎、胆道结石等。胰腺癌特别是胰头癌的重要临床表现就是黄疸，黄疸出现的早晚和癌瘤的位置关系密切，其发生机制属于梗阻性黄疸，由于胆总管末端被压迫或受侵犯而引起，多伴有小便深黄及陶土样大便；体尾部或远离胆胰管的肿瘤，由于淋巴结转移压迫肝外胆管或因胆管附近的粘连、屈曲等也可造成黄疸；还有一部分胰腺癌患者出现黄疸是由于晚期出现肝转移所致。研究发现，大约一半左右的患者出现黄疸症状时是有实行根治手术的机会。

▶ 怀疑患有胰腺癌，应该做哪些检查？

B 超和腹部 CT 是诊断胰腺癌最常用的影像学手段。怀疑患有胰腺癌时可首选腹部 CT，它可以显示肿瘤的具体位置、大小以及与周围血管的关系，并且能发现直径较小的肿瘤。而腹部增强 CT，可对病灶显示更加清晰；B 超也可以作为一种选择，但敏感性和特异性不高，且诊断价值有限。另外，彩超、磁共振成像、PET-CT、胰胆管成像、逆行胰胆管造影、腹腔镜等检查也有助于胰腺癌的诊断。但肿瘤定位穿刺活检切取病理,仍是最终确诊的金标准,准确的组织病理学诊断也是后续治疗方案制订的前提和基础。此外,还有肿瘤标志物如 CA199,对胰腺癌的诊断及预后也有一定的价值。需要注意的是,肿瘤标志物仅为相关抗原,很多感染或良性病变也会导致其数值升高,需要听从专业医生的建议,定期复查。

总之,如果怀疑自己患有胰腺癌,应在专科医生的指导下选择适合自己的化验和检查。

▮▶ 体检发现 CA199 升高,是患上胰腺癌了吗?

血清中 CA199 可异常表达于多种肝胆胰疾病及恶性肿瘤中,是非特异性肿瘤标志物,不能作为确诊胰腺癌的证据,需要结合腹部 CT、磁共振成像或 PET–CT 协助诊断,而最终的确诊,还是要依靠穿刺病理的结果。CA199 的价值主要在于对已经确诊的胰腺癌在疾病分期、疗效判断、病情监测等方面提供参考。所以,发现 CA199 轻微升高特别是在体检时发现,先不要过度紧张,积极寻求专科医生进行进一步检查,以排除胰腺癌。

▮▶ 患有胰腺癌该怎么办? 是手术还是放化疗?

胰腺癌基本治疗方法有手术、新辅助治疗、术后辅助治疗、联合放化疗、中药治疗等。

(1)手术治疗:对于可行切除术的胰腺癌患者,手术是唯一可提供治愈机会的治疗手段。

(2)新辅助治疗:对于局部进展期的胰腺癌患者均应考虑行新辅助治疗,以期获得根治性手术机会。目前常用的新辅助治疗手段包括化学治疗及联合放化疗。

（3）术后辅助治疗：对于胰腺癌根治术后患者，如一般状况允许，均推荐以吉西他滨、5-氟尿嘧啶或紫杉醇为主的辅助化学治疗。

（4）联合放化疗：适用于局部晚期的胰腺癌患者。

（5）中医药治疗可参与胰腺癌的全程治疗，尤其在晚期姑息治疗中，中医药是主要的治疗方法。

▎▶ 哪些胰腺癌患者可以考虑做介入治疗？

手术切除是作为早期胰腺癌的唯一治愈方法，但90%以上的患者在初诊时就处于中晚期而难以行手术根治，近年来，中晚期胰腺癌介入治疗的应用日趋广泛。适应证包括以下几种。

（1）手术切除有困难、不愿意或无法耐受手术的患者，或者术后复发的患者。

（2）胰腺癌相关并发症：如梗阻性黄疸、腰背部剧烈疼痛。均可采取化学治疗药经导管直接灌注化学治疗、放射性粒子植入、经皮肝穿刺胆道置管引流（PTCD）、植入胆管内支架等方法治疗病灶、解除黄疸、缓解疼痛等并发症。例如，合并梗阻性黄疸可以通过胆道穿刺引流、植入胆管内支架解除黄疸。疼痛程度较重、药物无法控制的患者可采用腹腔神经丛阻滞的方法，有效缓解疼痛。

▎▶ 针对胰腺癌的靶向药物有哪些？

随着对胰腺癌相关基因及信号通路的研究不断深入，靶向治疗已成为治疗胰腺癌的新方法。目前研究比较多的靶向药物有以下7种。

（1）人表皮生长因子受体-2抑制剂（Her-2抑制剂）：曲妥珠单抗-酪氨酸激酶受体抑制剂。

（2）表皮生长因子受体抑制剂（EGFR抑制剂）：西妥昔单抗、吉非替尼-酪氨酸激酶受体抑制剂。

（3）ras 肿瘤蛋白抑制剂：SCH-66336、R-115777、RMS-214662-法尼基转移酶抑制剂。

（4）mTOR 抑制剂：CCI-779-蛋白翻译抑制剂/细胞周期阻滞剂。

（5）基质金属蛋白酶抑制剂：马马司他-抑制细胞外基质、基底膜降解。

（6）血管内皮细胞生长因子抑制剂（VEGF 抑制剂）：SU5416,SU6668-VEGF 受体酪氨酸激酶抑制剂。

（7）血管发生抑制剂：Endostatin,Angostatin-抑制内皮增殖和迁移。但从目前研究来看,仍没有单一的靶向药物对胰腺癌具有显著的疗效。

▌▌▶ 胰腺癌恶性度高,进展快,应用中药治疗有意义吗？

中药治疗进展快的胰腺癌有意义。胰腺癌中医药治疗,是通过辨证论治实现的。首先从整体观念出发,将胰腺癌看成是全身性疾病在局部的表现,治疗时应考虑患者的整体情况与局部肿瘤的关系。在疾病早中期,机体表现为邪盛而正未衰,以攻为主,治疗以清热散结、活血化瘀、软坚止痛、解毒抗癌为主,进一步控制肿瘤的生长;在疾病中晚期时,肿瘤进一步消耗机体,正气已损而邪未衰,则以扶正培本为主,寓攻于补,通过"人-瘤共存"的治疗理念,运用中药改善患者的临床症状,并提高患者生活质量。

胰腺癌在中医属"脘痛""积聚""黄疸""伏梁"等的范畴。中医药中许多单味中药所含的成分及方药组成已被证实具有显著的抗癌作用,可有效治疗其疼痛、黄疸、食欲下降等症状。中医药作为一种辅助治疗方法,能增强化学治疗药的疗效,减少化学治疗的副作用,有效减轻患者的疼痛、预防并发症的发生,从而延长患者中位生存期,提高生活质量。目前,中西医结合的多学科综合治疗方法是胰腺癌治疗的最佳方案之一。

▌▶ 胰腺癌患者生存期一般有多长时间？

胰腺癌患者与其他肿瘤患者相比生存期较短。有研究显示,胰十二指肠切除术后,患者中位生存时间为 13.3 个月;未手术切除者,中位生存时间为 3.5 个月;存在远处转移或局部晚期,不能行根治性切除术的患者中位生存期仅为 6~9 个月；能够手术切除患者的中位生存期为 15 个月。但是这并不是定论,患者的具体生存期会因患者的具体病情、身体素质、治疗和护理情况、患者的心态等而有所不同。包括中医药在内的积极治疗对延长胰腺癌患者生存期也起到一定帮助作用。

▌▶ 同样是罹患胰腺癌,为什么乔布斯的生存期这么久？

乔布斯自 2003 年 10 月确诊胰腺癌到去世,与癌症抗争长达 8 年。许多人会问:同样是患胰腺癌,为什么乔布斯的生存期这么久？事实上乔布斯患的是较为罕见的胰腺内分泌恶性肿瘤。胰腺癌从组织学上分为胰腺内分泌恶性肿瘤和胰腺外分泌恶性肿瘤，源于外分泌腺的恶性肿瘤称为胰腺外分泌恶性肿瘤，源于内分泌腺的恶性肿瘤称为胰腺内分泌恶性肿瘤。其中外分泌肿瘤占 90% 以上,其恶性程度高,病情进展迅速,生存期较短。相比之下,胰腺内分泌恶性肿瘤就"善良"多了,疾病进展相对缓慢,生存期较长,治疗以手术为主,大部分预后较好。

▌▶ 胰腺癌患者饮食上应该注意哪些？

胰腺癌患者在饮食上应注意以下内容。

(1)选择有营养的食物并合理搭配:选择营养丰富,易消化,刺激性小的饮食,如奶类、鱼肉、肝、蛋清、精细面粉食品、藕粉、果汁、菜汤、粳米等;膳食搭配上要以碳水化合物为主,脂肪和蛋白质的量要适宜;另外,要采用合理的烹调方法,不要用油煎、炸、爆炒等方法,防止胰腺过度地分泌胰液。

（2）行胰腺癌手术治疗的患者主要以清淡易消化的食物为主。进食原则为"少食多餐"，避免暴饮暴食，否则会引起胰腺不停地分泌胰液，加重胰腺的负担。

（3）饮食禁忌：胰腺癌患者应避免进食霉变、油炸、烟熏、腌制的食物，另外坚硬、黏滞不易消化的食物也不宜吃。

▮▶ 乳腺癌都有哪些类型？

乳腺癌的类型可分为非浸润性癌、浸润癌、其他罕见病。

非浸润性癌又称原位癌，是指病变仅局限于原发部位，未发生转移，其可分为小叶原位癌、导管原位癌和乳头湿疹样乳腺癌，预后较好。

浸润癌是指癌细胞发生浸润，并广泛侵犯周围组织，容易发生癌灶转移，其又为浸润性非特殊癌、浸润性特殊癌，判断其预后需要结合其他因素。

其他罕见癌是除了上述常见的病理组织分型外，其他一些罕见的乳腺癌，病理组织分型多源于肿瘤的镜下特征而非其生物学行为，如梭形细胞癌、印戒细胞癌等。

▮▶ 什么样的人更容易患乳腺癌呢？

乳腺癌的发生是一个多因素共同作用的过程，近年来，国内外众多学者对乳腺癌的危险因素进行了研究，认为具有以下特征的人群更容易患乳腺癌：①乳腺癌、卵巢癌家族史；②月经初潮早、绝经晚；③未育或生育第一胎时年龄过大；④肥胖和长期高脂饮食等。

▮▶ 女性为了漂亮去隆胸，会因此而导致患有乳腺癌吗？

常用的隆胸方式有假体隆胸和自体脂肪隆胸。假体隆胸是通过向胸部内植入硅胶假体来达到使乳房增大的目的。医用级的有机硅作为假体用于隆胸术未明确表明可直接导致乳腺癌，但是可以导致延误乳腺癌的诊断。如果植入物破裂或渗漏都可使液态硅胶直接暴露于人体，甚至进入血液，很可能会导致发生癌症，所以，女性假体隆胸具有一定的危险性；自体脂肪隆胸是从身体腰、臀等脂肪较丰厚的部位提取脂肪并移植到胸部。目前没有研究证明自体脂肪隆胸和乳腺癌的发生有直接关联，不过术后可能会出现钙化或者有硬块，所以也可能会干扰到乳腺癌的早期诊断。如果爱美的女性一定要隆胸的话，那么就要到正规的医疗机构。除此以外，定期检查也重要。体检时增加乳房的 X 线检查，并且最好在检查前和临床医生、影像医生充分沟通说明曾经以何种方式隆胸。

▶ 长期服用避孕药，会增加患有乳腺癌的风险吗？

乳腺癌是最常见的女性恶性肿瘤，过量使用外源性雌激素是乳腺癌发生的高危因素之一。近年来的大量研究已证实，服用避孕药并不会增加乳腺癌的发生风险。此外，有乳腺癌家族史的女性服用避孕药后，其乳腺癌的发病率也未进一步增加。因此，避孕药不增加乳腺癌发生的风险，不仅针对一般育龄期女性，而且对于有乳腺癌家族史的女性，也是合适的避孕选择。需要注意的是，对于有乳腺癌家族史的女性，在使用过程中需要对乳腺进行定期检查。

▶ 乳房有肿块，伴随疼痛，医生说是乳腺囊肿，会发生癌变吗？

乳腺囊肿，即为乳腺囊性增生症。本病患者常以乳腺"肿块"就诊，可伴有或不伴有乳房疼痛，临床检查乳腺腺体呈弥漫性或不均质增厚,可触及明显的肿块或结节,影像学检查有囊肿和(或)实性结节。乳腺囊肿一般不会发生癌变,仅有某些特殊病变是癌变的高危因素,如病理报告显示上皮增生,尤其是非典型增生时,则务必引起重视。

▶ 乳腺增生会发展成乳腺癌吗?

乳腺增生是临床上最常见的良性乳腺疾病。临床上大多数的乳腺增生,并不会增加患乳腺癌的风险。根据乳腺增生发生恶性病变的风险大小,可将其分为非增生性病变、不伴有非典型性的增生性病变和非典型性增生病变,只有活检证实为非典型性增生时,发生乳腺癌的危险性才会明显增加,也可将其看作是乳腺癌的癌前病变。

▶ 男性可能患乳腺癌吗?

男性乳腺虽不如女性发达,但男性仍有患乳腺癌的风险。男性乳腺癌是一种罕见的疾病,但发病率和受关注度低,男性乳腺癌具有就诊时年龄较大、分期较晚、恶性程度高、预后较差及死亡率较高的特点。所以当男性出现乳房疾病时,也应引起注意。

▶ 姥姥、妈妈都是乳腺癌患者,我应从什么时候开始定期进行乳腺检查呢? 有必要切除乳腺吗?

乳腺癌危险因素包括乳腺癌家族史,多指一级亲属中有乳腺癌的患者;其他危险因素还有:①月经初潮 <12 岁、绝经 >55 岁;②未婚、未育、晚育、未哺乳;③乳腺良性疾病未及时诊治;④长期服用外源性雌激素;⑤胸部接受过高剂量放射线的照射;⑥绝经后肥胖;⑦长期过量饮酒;⑧携带与乳腺癌相关的突变基因等。普通人群一般建议 40 岁左右开始进行乳腺癌筛查,但对于一些有乳腺癌家族史的高危人群可将筛查起始年龄提前到 20 岁左右。

针对有乳腺癌家族史的高危人群,并存在 BRCA1/2 基因突变,其一生中患有乳腺癌的危险可高达 80%,可选择行预防性乳腺切除术。预防性乳房切除术主要针对乳腺癌的高危患者,可视具体情况切除一侧或双侧乳房。预防性乳房切除术可不必全切,可考虑保留其他组织,包括乳头与皮肤,同时进行乳房再造等。乳腺癌家族史的高危人群应该进一步进行基因检测,再考虑是否有必要行预防性乳腺切除术。

▣▶ 女性出现乳头溢液就是患有乳腺癌了吗?

乳头溢液主要是指女性在非哺乳期的乳头出现液体溢出的症状。乳头溢液并不是一种正常的生理现象。乳腺增生、乳房纤维囊肿、感染、导管扩张症、导管内乳头状瘤及乳头状瘤病均可导致异常的乳头溢液。乳头溢液一般分为血性溢液、淡黄色溢液、白色溢液、清水性溢液,其中血性溢液伴发恶性疾病的概率较高,若出现单侧单孔的血性溢液应进一步检查,如伴有乳腺肿块,则更提示患有乳腺癌的可能。故当发现乳头溢液时,应及时就医,以进行筛查排除乳腺癌。

▣▶ 洗澡时发现乳房右侧有一硬块,是乳腺癌吗?

乳腺增生、纤维腺瘤、导管内乳头状瘤、导管扩张症、浆细胞性乳腺炎、乳腺结核等其他乳腺病变也可出现乳房肿块,伴或不伴有压痛。所以,当摸到自己乳房有肿块的时候,不要盲目害怕、担忧,应去正规医院进行检查。

▣▶ 乳腺癌患者,突然发现腋窝处有硬块,有可能是转移吗?

乳腺癌患者发现腋窝处有硬块,有可能是乳腺癌的淋巴结转移,也有可能是淋巴结反应性增生。乳腺癌淋巴结转移,初期可出现同侧腋下淋巴结肿大,肿大的淋巴结质硬、散在、可推动,随着病情发展,淋巴结可逐渐融合,并与皮肤和周围组织粘连、固定;而淋巴结反应性增生,可在同侧腋下扪及肿大的淋巴结,质地中等,活动度好,表面较光滑,触诊时可有痛感,此类淋巴结不融合,均呈孤立性存在。故不要认为腋下一旦出现硬块就考虑为乳腺癌转移的淋巴结,这样会出现"草木皆兵"的恐惧,应该先完善检查,明确诊断后,制订对应的治疗方案。

▮▶ 中医如何认识乳腺癌患者常常出现胸胁胀满?

中医认为,乳腺癌多属虚实夹杂之证,病变与肝、脾、肾及冲任关系最为密切。正气不足,气血亏虚,正不胜邪,而邪气踞之是乳腺癌发病的原因。

乳房为阳明经所司,乳头为厥阴肝经所属,情志伤肝,肝郁而气滞,思虑伤脾,脾虚则痰凝,肝脾两伤,气滞痰凝,经络阻塞,痰瘀互结于乳而成核。

房劳过度,耗伤精气,损伤肝肾,气血亏虚,痰瘀凝滞,聚结成核。肝脾两伤,肝失疏泄,脾失健运,气机不畅,津液、血液输布失常,而凝聚成痰、成瘀,气滞痰湿血瘀交结,不通则痛,故而胸胁胀满甚至胸胁胀痛。

久病伤肾,肾为五脏六腑之本,肾气亏虚,肾之阴阳失于平衡,可导致其他脏腑功能失调。肝肾同源,肾阴不足,水不涵木,肝失所养,或肝肾阴虚,或肝失条达,或肾中命火不足,不能温煦脾阳,或水不暖土,运化失常,导致气血生化不足,机体失于濡养,出现胸胁胀满,甚至疼痛。

中医通过辨证论治,以疏肝健脾、滋养肝肾、益气养血,或理气活血、化痰除湿为主,如此肝络和,则病症消。

▮▶ 乳腺癌患者出现肋骨疼痛,是骨转移吗?

乳腺癌是女性常见的肿瘤,骨转移发病率高,对于骨转移早期的判断磁共振成像要比功能成像(ECT或PET)效果更好,此外还要结合血液学检查综合判断:肿瘤标志物是否增高、磁共振成像是否异常、碱性磷酸酶、钙磷变化等。此外,乳腺癌患者出现肋骨疼痛也不排除是长期口服来曲唑导致的骨钙磷代谢失调、更年期综合征等副作用,或药物导致的骨质疏松而发生病理性骨痛;另外乳腺癌患者本身就容易引起骨质疏松,包括化学治疗等药物都有可能引起骨质疏松;加之,更年期女性是乳腺癌的高发人群,这个群体由于激素分泌等原因,本身就容易发生骨质疏松。乳腺癌患者出现肋骨疼痛,不一定是骨转移引起的,还需要去医院进行进一步明确诊断。

▌▶ 乳腺癌的筛查方式有哪些?

乳腺癌筛查包括:乳腺触诊检查,乳腺彩超,乳腺 CT、MRI,乳腺钼靶,乳腺相关标志物检查等。一般根据患者的不同情况来选择不同的筛查方式。乳腺触诊可首先检查乳腺有无结节以及初步评估结节的良、恶性程度,然后再进一步选择如乳腺彩超、乳腺钼靶等检查方式,来了解乳腺的具体情况。一般来说,首先考虑乳腺彩超检查,因彩超操作简便、安全、无辐射、可重复性强且价格相对较低,并能较好地显示乳腺肿块的特征,并且可鉴别在 X 线片上看不到,但可触及的肿块,相对安全、方便,此外彩超也可用于年轻女性和孕妇等,并可多切面、动态观察及测量肿块血流等,有利于乳腺良、恶性病变的鉴别诊断。而其他检查则可根据情况来选择应用。

▌▶ 诊断乳腺癌时都需要做哪些检查?

当怀疑患有乳腺癌时,首先应进行体格检查,并需要详细进行乳腺触诊检查,以观察双侧乳腺有无结节。若有结节则应观察结节的软硬程度、与周围组织有无粘连、形态是圆形还是多边形、边界是否清晰、表面光滑与否、乳头有无溢液等情况,这些都有助于乳腺癌的诊断。当完成乳腺的触诊检查后,需要进行一些乳腺彩超、钼靶、CT、MRI 等检查,根据情况还需要从乳腺上取组织进行病理学检查,以明确乳腺癌诊断。当彩超等结果已高度考虑为乳腺癌,且身体其他部位出现不明原因的肿块时,可进行相应部位的检查,以明确是否有乳腺癌转移。另外,PET-CT 检查可无创伤地检测全身,明确有无肿瘤转移。这些检查都是根据不同情况来具体选择使用的。

▮▶ 化验 CA153 升高,是患上乳腺癌了吗?

CA153 是乳腺癌最重要的特异性标志物。30%~50%的乳腺癌患者的 CA153 都会升高,它是乳腺癌明确诊断、监测复发,以及评价疗效的良好参考指标。CA153 是通过分析人血清或血浆中的糖蛋白浓度来进行诊断的。乳腺癌是导致血清或血浆中糖蛋白 CA153 浓度增高较常见的因素,同时其升高也可见于肺癌、结肠癌、胰腺癌、卵巢癌、子宫颈癌、原发性肝癌等其他肿瘤患者,或者肝脏、胃肠道、肺、乳腺、卵巢等非恶性肿瘤性疾病的患者。所以导致 CA153 升高的原因很多,当见到 CA153 升高时,并不能说明患者一定是患有乳腺癌,仍需要进一步检查来明确诊断。

▮▶ 乳腺癌有必要做基因检测吗?

乳腺癌患者的治疗方式包括手术、化学治疗、放射治疗、内分泌治疗、靶向治疗等,其中靶向治疗需要检测相应的突变基因,以选择对应的靶向药物治疗。靶向药物会特异性地作用于基因突变位点,进而特异性的杀伤肿瘤细胞。基因检测技术是通过一定方法检测基因是否突变,一般可以选择肿瘤组织或者患者血液进行基因检测。这种作用类似于用一把钥匙对应一把锁,在治疗上更具有针对性。例如,术后的病理报告单上 HER2 阳性,就意味着可以使用赫塞汀(曲妥珠单抗)进行靶向治疗,目前病理科已将这项检测作为常规检查,这也成为 HER2 阳性乳腺癌患者提供靶向治疗的依据，也为 HER2 阴性的乳腺癌患者的预后判断提供帮助。所以对于需要行靶向治疗的乳腺癌患者,是有必要行基因检测的。

▮▶ 哪些乳腺癌患者能行保乳手术?

保乳手术一般需要符合以下情况:①肿瘤生物学行为低度恶性;②肿瘤最大直径≤3cm;③钼靶 X 线提示乳房无广泛沙粒样钙化;④单发肿瘤,无皮肤和胸壁受累征象;⑤肿瘤距乳晕≥2cm;⑥肿瘤与乳房比例适当,估计保留乳房术后能保持较好的外形;⑦局部晚期癌治疗后降至Ⅰ、Ⅱ期者;⑧患者有保乳要求。但是保乳手术前也要充分评估患者全身状态,不能为了美观放弃根治性手术的机会。

▮▶ 86 岁患者诊断出乳腺癌可以做粒子植入术吗?

粒子植入术是将微型放射源(粒子)植入肿瘤内或受肿瘤浸润的组织中,包括恶性肿瘤沿淋巴途径扩散的组织,通过放射性粒子源发出持续低能量的 γ 射线,可使肿瘤组织遭受最大限度地辐射损伤和破坏,同时使正常组织不受损伤或仅受轻微损伤,以达到治疗乳腺癌的目的。

适应证如下。

(1)未经治疗的原发肿瘤患者。

(2)需要保留的重要功能性组织或手术将累及重要脏器的肿瘤患者。

(3)拒绝进行根治性手术的肿瘤患者。

(4)预防肿瘤局部扩散或区域性扩散的患者。

(5)转移性肿瘤或术后孤立转移灶失去手术价值的患者。

禁忌证如下。

(1)肿瘤质脆,易致大出血的患者。

(2)肿瘤靠近大血管并有感染和溃疡的患者。

(3)凝血功能障碍的患者。

(4)脏器功能严重衰竭的患者。

(5)精神障碍的患者。

86岁刚诊断出乳腺癌患者能否使用粒子植入术，还要经过医生进行整体评估后决定。一般来说粒子植入术是一种对于老年乳腺癌患者效率高、副作用小的治疗方法。

▮▶ 乳腺癌患者乳腺切除后还会复发吗？

一方面肿瘤直径大小、肿瘤分期、原发灶 T 分期、是否有淋巴结转移及淋巴结转移的数目和人表皮生长因子阳性与否，均是中国女性乳腺癌患者术后复发的危险相关因素；而雌激素受体、孕激素受体阳性和术后放射治疗是防止中国女性乳腺癌患者术后复发的重要因素。

另一方面是根据乳腺肿瘤越大，越易浸润到周围淋巴管和皮肤，术中越易造成肿瘤细胞扩散，导致肿瘤组织残留或切口种植等。淋巴结转移状态和数目对乳腺癌患者术后复发均有影响，淋巴结转移数目越多、肿瘤扩散范围越广，肿瘤越不易被清除，复发风险也就越高。

▮▶ 乳腺癌手术后还有必要做化学治疗吗？

乳腺癌术后辅助化学治疗的目的是消灭手术后残留或隐匿的微小病灶、杀灭因手术造成进入血液循环中的游离癌细胞，控制乳腺癌的复发，从而达到延长生存期，降低死亡率及提高生活质量的目的。选择化学治疗方案时需要根据患者病理分期、分型、有无远处转移，以及肿瘤的大小，及患者身体素质、有无严重基础疾病等情况来判断。一般化学治疗分为单药化学治疗和联合化学治疗，单药化学治疗的平均有效率为20%~40%。单一化学治疗药中最有效的是多柔比星和紫杉醇，其单药化学治疗毒性相对较轻；联合化学治疗可以进一步提高疗效，如紫杉醇联合多柔比星的方案对晚期乳腺癌的有效率可达60%以上。为了提高化学治疗的有效率,在身体条件允许的情况下,术后辅助化学治疗方案大多选择多药联合方案。

▐▶ 乳腺癌化学治疗后,出现心慌憋气、心肌酶增高,该怎么办?

化学治疗后出现心慌憋气、心肌酶增高,考虑为化学治疗药的不良反应对心脏产生一定的损害,解决方法分为预防和减少心脏毒性,一般化学治疗药物导致的心脏损伤多见于蒽环类药。减少蒽环类药物的心脏毒性方法如下。

（1）限制蒽环类药的累积剂量。

（2）改变给药方法。

（3）改变蒽环类药剂型（THP、脂质体）。

（4）预防蒽环类药的心脏毒性。

目前,主要是在首次使用蒽环类药物前,应用心脏毒性保护剂,如右雷佐生（右丙亚胺）。中医认为心脏毒性主要归属于"心悸""胸痹"的范畴,辨证多为气阴两虚证、正虚血瘀证,可以选用参麦注射剂、大株红景天注射液等药物治疗。

▐▶ 乳腺癌手术后,医生说不需要内分泌治疗,什么是内分泌治疗?

乳腺癌是一种与多种激素相关的肿瘤,其中雌激素、孕激素与乳腺癌发生、发展关系密切。内分泌治疗是一种通过抑制体内雌激素、孕激素的水平来达到抑制肿瘤细胞生长的治疗方法。乳腺癌雌激素、孕激素受体分别为ER、PR,其中任何一项为阳性,则需要接受内分泌治疗,如两者皆为阴性,则术后应以化学治疗为主,不推荐辅助内分泌治疗。

乳腺癌常用的内分泌治疗药物包括:他莫昔芬、阿那曲唑、来曲唑、依西美坦、氟维司群等。内分泌治疗作为一种乳腺癌的辅助疗法,可延长 20%~30%患者的无病生存期,提高痊愈率,并可降低对侧乳房的患癌风险。

故激素受体 ER 和（或)PR 阳性的患者对内分泌治疗比较敏感,若阴性采用内分泌治疗无效或效果较差。因此,在内分泌治疗前,可通过基因检测来判断是否可以使用内分泌治疗。

▪▶ 乳腺癌的内分泌治疗有什么副作用?

乳腺癌内分泌治疗药物分为雌激素拮抗剂和芳香化酶抑制剂。雌激素拮抗剂代表药是三苯氧胺(他莫昔芬),一般推荐使用 5 年,其主要的副作用有潮红、肌肉关节酸痛、乏力等。此外,三苯氧胺还可能增加血栓性疾病、子宫内膜癌和脑血管疾病的危险;另外一种芳香化酶抑制剂来曲唑的主要副作用为潮红、恶心和脱发,其发病率均低于三苯氧胺。此外这些抗内分泌药物的副作用多表现为一些类似更年期的症状,如烘热汗出、烦躁易怒、骨质疏松等情况,或者食欲缺乏、恶心、头痛、眩晕、抑郁、面部潮红、皮疹等,但一般不严重,绝大多数患者均可耐受。

▪▶ 绝经前乳腺癌患者接受内分泌治疗后好几个月没来月经,这样正常吗?

绝经前女性下丘脑分泌促性腺激素释放激素(GnRH),与垂体细胞膜上相应受体结合,使垂体释放黄体生成素和尿促卵泡素作用于卵巢并释放雌激素,而雌激素能促进乳腺肿瘤的生长。

卵巢功能抑制（OFS)是指通过手术或药物抑制卵巢产生雌激素。OFS 方式主要包括双侧卵巢手术去势、卵巢放射治疗去势和药物去势。手术去势包括传统手术切除术和腹腔镜手术切除术,有创并且不可逆。

卵巢切除术虽然可使血清 E2 浓度迅速降低,但患者也将永久性失去卵巢。卵巢放射治疗相关研究显示,约 30% 的患者经卵巢放射治疗后不能成功达到去势水平,且整体诱导雌激素下降的水平显著弱于卵巢切除术,因而临床使用受到了限制。

另外,根据对受体作用的方式,常用药物包括促性腺激素释放激素类似物(GnRHa)和促性腺激素释放激素拮抗剂(GnRH-A)。GnRH 激动剂常见有戈舍瑞林、曲普瑞林和亮丙瑞林;GnRHa 通过对垂体持续刺激,抑制垂体分泌促黄体生成素(LH)和尿促卵泡素(FSH),雌激素的分泌量随之下调,从而达到下调雌激素水平的目的。拮抗剂主要通过与内源性 GnRH 竞争性结合 GnRH 受体,阻断二聚体复合物的形成,进而控制促性腺激素分泌 LH 和 FSH。常见药物是加尼瑞克和西曲瑞克。GnRHa 能够抑制血清中雌激素水平,其抑制程度与手术去势相似,可出现绝经后的状态,且停药后这一作用可逆。

所以说绝经前乳腺癌患者接受内分泌治疗后出现几个月不来月经的情况是正常的。

▌▶ 乳腺癌患者因为使用内分泌治疗药物经常出现骨质疏松,这样在平常生活中应该注意哪些?

乳腺癌患者出现骨质疏松除了要定期进行骨密度检查以明确病因、排除发生骨转移以外,还应该从以下 5 个方面加强注意。

(1)日常生活中要防摔防碰,避免剧烈运动及重体力活动,以防止发生骨折。

(2)注意营养摄入:补充充足的钙质、蛋白质,如牛奶、鸡蛋、瘦肉、豆类及豆制品;补充维生素 D 及维生素 C;另外,多晒太阳有利于钙质吸收。

（3）戒烟、戒酒，以及浓茶。

（4）遵医嘱服用药物。选用合适的抗骨质疏松治疗；如果是骨转移导致的，要予以双磷酸盐来阻止骨量流失。

（5）中医药保驾护航。脾为后天之本，肾为先天之本。肾，藏精主骨生髓，乳腺癌患者本身正气亏虚，气血虚弱，无以荣养经脉，肾中精气不足，骨髓生化无源，以至骨髓空虚，骨失髓之滋养，不荣则痛。故通常以脾肾同治为治疗方法，并根据患者情况不同，或温肾健脾、或补肾生髓，随症加减，以缓解患者疼痛，提高患者生活质量。

▦▶ 乳腺癌患者合并心脏疾病可以考虑使用赫赛汀治疗吗？

赫赛汀即注射用曲妥珠单抗，是一种重组 DNA 衍生的人源化单克隆抗体，属于靶向治疗药物，适用于 HER2 过度表达的转移性乳腺癌。作为单一药物治疗适用于已接受过 1 个或多个化学治疗方案的转移性乳腺癌，与紫杉醇或者多西紫杉醇联合，用于未接受化学治疗的转移性乳腺癌患者，也可用于接受手术、含蒽环类抗生素辅助化学治疗和放射治疗后的 HER2 过度表达乳腺癌的辅助治疗。一般应用前需要先检测 HER2 基因表达情况。临床中发现曲妥珠单抗有心脏毒性，可引起左心室功能不全、心律失常、高血压、症状性心力衰竭、心肌病、心源性猝死或者引起有症状的左心室射血分数（LVEF）降低等副作用。所以对于有心脏疾病的患者应用前需要仔细评估患者的各项指标，谨慎使用。

▦▶ 乳腺癌患者可以哺乳和备孕吗？

肿瘤为消耗性疾病，本身会消耗人体大量的营养物质；同时肿瘤的某些治疗措施会使体质在治疗期间有所降低，此时喂奶，会增加患者的消耗，使患者的体质更加虚弱。哺乳会促进垂体分泌催乳素，催乳素是一种能够促使癌细胞生长的激素，因此，哺乳会促进肿瘤的生长和扩散;此外怀孕和哺乳时体内的激素水平是比较高的,由此可能会促进乳腺癌细胞的生长。因此不建议哺乳、备孕。

▋▋▶ 乳腺癌患者平时护理及饮食需要注意什么?

乳腺癌患者生活要有规律,食宿有序。不要过度疲劳,保证充足睡眠,有利于患者精力的恢复,提高免疫功能,促进机体康复。此外,还需要保持良好、乐观的心态,避免不良情绪,排除不良的刺激与干扰,正确面对疾病的变化。在保持情绪稳定方面,外界不要给患者施加压力,家属亲友的言行、举止都会直接影响患者的情绪。家属细致的关怀与照顾能为患者提供良好的精神支柱,使其振奋精神。乳腺癌患者可适当参加体育活动,尤其乳腺癌术后患者应尽早进行康复训练。

在饮食方面,切忌暴饮暴食。应多吃清淡、高纤维素食物,合理进补可提高免疫力的食物。应少吃高脂肪的食物,适量进食乳酸菌类食物。注意维生素的摄入,同时重视补充富含维生素 D 的食物,如牛奶和鱼,它们对乳腺癌有一定的防治作用。多食用菜花、卷心菜、大白菜、苹果、香蕉等蔬菜、水果。经常食用海藻类食物,这类食物有清热解毒、软坚散结的作用。可吃些含有硒、锌的食物。

▋▋▶ 常见的妇科恶性肿瘤都包括哪些?

妇科恶性肿瘤包括宫颈癌、子宫内膜癌、卵巢癌、外阴癌等。这些妇科恶性肿瘤的发病也有一定的特点。

(1)宫颈癌:多见于 35~55 岁,患有子宫颈慢性病变者如重度宫颈糜烂等发病居多。另外,性生活过早、早育、多育,以及性生活不卫生等习惯不良者也是高发人群。

(2)子宫内膜癌:发生于子宫内膜的一组上皮性恶性肿瘤,好发于围绝经期和绝经后的女性。其患病的年纪一般都在 60 岁左右,而且多见于老年人,此类病是为激素依赖型的恶性肿瘤。

(3)卵巢癌:卵巢癌病因较为复杂,是生物-心理-环境-社会等共同因素作用产生的结果。其发病率随着年龄增长而增加,60~70年龄段发病率最高,中位诊断年龄为63岁,70%诊断时为进展期疾病。

(4)外阴癌:外阴鳞状细胞癌约占外阴癌的90%。外阴鳞状细胞癌的发生有两种病因起源,一种类型多见50岁以上老年女性,与外阴的非瘤性上皮病变,如慢性炎症、外阴硬化性苔藓并存;另一种类型多见于50岁以下女性,与人乳头状瘤病毒感染有关。

▐▶ 同时患有子宫肌瘤、卵巢囊肿,它们属于恶性肿瘤吗?

子宫肌瘤又称子宫平滑肌瘤,是女性生殖器最常见的一种良性肿瘤,多无症状,少数表现为阴道出血,腹部触及肿物以及有压迫症状等,是常见的妇科良性肿瘤。而卵巢囊肿是由于卵巢出现炎症感染或者其他原因导致的卵巢出现囊性病变,可表现为各种性质和形态,有一侧性或双侧性、良性或恶性、囊性或实性。囊性卵巢肿瘤比较多见,而且恶性比例比较高。如果发现卵巢囊肿,应进一步检查,以明确是功能性的囊肿,还是肿瘤性的囊肿,故必要时应手术探查确定其良、恶性,再考虑是否行手术切除。

▐▶ 子宫肌瘤有什么症状?

子宫肌瘤有无症状,以及症状的轻重与子宫肌瘤生长部位和大小有关,尤其是生长部位。位于子宫外表面的浆膜下子宫肌瘤,大多没有症状;而位于子宫内表面的黏膜下生长的子宫肌瘤,则能影响子宫内膜的功能,出现不规则的阴道出血。

子宫肌瘤常见的症状有以下5个方面。

(1)经量增多及经期延长:也会因出血增多而继发贫血,出现乏力、心悸等症状。

（2）下腹部包块：有时会出现外阴肿物脱出。

（3）白带增多：一旦发生感染，就可出现大量的脓样白带。如果有溃烂、坏死、出血等，则可有血性或脓性、或伴有恶臭的阴道溢液。

（4）压迫症状：可出现尿频、尿急、排尿困难、尿潴留、下腹坠胀不适、便秘等症状。

（5）其他症状：包括下腹坠胀、腰酸背痛等。

▮▶ 哪些妇科恶性肿瘤与性生活关系密切？如何做好预防？

多种妇科恶性肿瘤与性生活关系密切，包括宫颈癌、子宫内膜癌、外阴癌、卵巢癌等。例如，宫颈癌与性生活的关系最为密切，性生活过早、性伴侣不固定、性生活过度频繁、不注意性生活卫生，以及男性包皮过长均是女性罹患宫颈癌的重要相关因素。此外，有研究结果显示，在排除性滥交、初次性交年龄等因素影响外，割了包皮的男性 HPV 感染率较低，进行包皮环切术也可以预防性伴侣患宫颈癌。

▮▶ 如何从性生活方面进行妇科恶性肿瘤的预防呢？

性生活预防妇科恶性肿瘤包括以下 6 个方面。

（1）注意性卫生，减少并杜绝多个性伴侣，性交时注意双方生殖器官的清洁卫生，最好戴避孕套以防止性疾病的传播。

（2）注意经期卫生，月经期和产褥期不宜行性生活。

（3）推迟性生活的开始年龄，不宜过早进行性生活。

（4）分娩时尽量避免对子宫颈的损伤，如有宫颈裂伤应及时修补治疗。

（5）积极预防并治疗慢性炎症如宫颈糜烂、慢性宫颈炎等炎性病变。

（6）男方有包茎或包皮过长者，可行环切术或应注意性交前的局部清洗。

▶▶ **什么是葡萄胎？它是良性病变还是恶性病变呢？**

葡萄胎是指妊娠后胎盘绒毛滋养细胞增生，间质高度水肿，形成大小不同的囊泡，呈串状连接，形如葡萄。葡萄胎在妊娠滋养细胞疾病中的发病率最高，是一种良性病变，却具有生长活跃和潜在恶性病变的特点。葡萄胎可以分为两类：①完全型葡萄胎，胎盘绒毛全部增生，滋养细胞增生，无胎儿和胚胎组织；②部分型葡萄胎，部分胎盘绒毛肿胀变性，可见胚胎和胎儿组织。有时可见小于胎龄的活胎或畸胎瘤。

葡萄胎有良性也有恶性。良性葡萄胎堵塞在扩张的子宫腔中，妊娠早期会出现阴道出血及恶心、呕吐等胃肠道症状，有时也会出现水肿、蛋白尿等。恶性葡萄胎可出现闭经、子宫增大、腹痛、胎儿缺失、卵巢黄体化囊肿等妇科症状。葡萄胎可选择的化验和检查有 HCG、B 超、磁共振成像、CT 检查等。良性葡萄胎一般不发生转移，而恶性葡萄胎容易发生转移，这是鉴别良、恶性葡萄胎最简单的方法。

▶▶ **非经期出血与月经如何区分？在什么情况下的异常阴道流血需要警惕恶性肿瘤呢？**

非经期出血即功能失调性子宫出血，是由于生殖内分泌轴功能紊乱造成的异常子宫出血，而月经是指伴随卵巢周期的子宫内膜剥脱出血。如果出现异常阴道流血常需要考虑妇科恶性肿瘤，如宫颈癌、子宫内膜癌等。

临床上对有以下情况的异常阴道流血女性要警惕宫颈癌的可能。

（1）阴道流血：常表现为接触性出血，也可表现为不规则阴道流血，或经期延长、经量增多。老年患者常为绝经后出现不规则的阴道流血。出血量可根据病灶大小、侵及间质内血管的情况而不同，若侵及大血管则可引起大出血。

（2）阴道排液：多数宫颈癌患者有白色或血性、稀薄如水样或米泔状、并伴有腥臭味的阴道排液。晚期患者可因癌组织坏死伴感染，出现大量米泔样或恶臭脓性白带。

（3）晚期症状：根据癌灶累及范围出现不同的继发性症状，如尿频、尿急、便秘、下肢肿痛等；肿瘤可压迫或累及输尿管造成梗阻、肾盂积水及尿毒症；晚期可有贫血、恶病质等全身衰竭的症状。

临床上对有以下情况的异常阴道流血女性要警惕子宫内膜癌的可能。

（1）有子宫内膜癌发病高危因素者如肥胖、高血压、糖尿病、不孕及绝经延迟者。

（2）有长期应用雌激素、他莫昔芬或雌激素增高疾病史者。

（3）有乳腺癌、子宫内膜癌家族史者。

▶ 妇科常见的肿瘤标志物有哪些？

妇科常见的肿瘤标志物包括：癌胚抗原（CEA）、糖类抗原125（CA125）、NB/70K、糖类抗原199（CA199）、甲胎蛋白（AFP）、癌胚抗原（CEA）、鳞状上皮细胞癌抗原（SCC）、人睾丸分泌蛋白4（HE4）等。

（1）糖类抗原125（CA125）：是目前世界上应用最广泛的卵巢上皮性肿瘤标志物，还可以用于评估病情进展情况及判断预后，特别在卵巢肿瘤监测方面相当敏感。

（2）NB/70K：对卵巢上皮性肿瘤敏感性达70%，在临床应用中可与CA125互补检测，以提高肿瘤检出率。

（3）CA199：对卵巢上皮性肿瘤也有约50%的阳性表达，卵巢黏液性腺癌阳性表达率可达76%，而浆液性肿瘤则为27%。另外子宫内膜癌及子宫颈腺癌也可呈阳性表达。

（4）甲胎蛋白（AFP）：在卵巢生殖细胞肿瘤中，相当一部分类型肿瘤的 AFP 水平明显增高，对卵巢恶性生殖细胞肿瘤，尤其是内胚窦瘤的诊断及监测有较高的价值。

（5）癌胚抗原（CEA）：多种妇科恶性肿瘤，如子宫颈癌、子宫内膜癌、卵巢上皮性癌、阴道癌及外阴癌等均可呈阳性表达。

（6）鳞状上皮细胞癌抗原（SCC）：鳞状上皮细胞癌抗原的血浆水平与子宫颈鳞状细胞癌患者的病情进展及临床分期有关，可作为评定子宫颈癌患者疗效的指标之一。

（7）人睾丸分泌蛋白 4（HE4）：在浆液性卵巢癌及子宫内膜样卵巢癌中明显高表达。可联合 CA125 用于上皮性卵巢癌的早期诊断、病情监测、术后复发检测等。还与子宫内膜癌的分期、分化程度等密切相关。

▶▶▶ 生育、母乳喂养、口服避孕药与卵巢癌的发病有什么样的关系吗？

生育次数、母乳喂养以及口服避孕药等均与妇科恶性肿瘤的发生、发展有一定的相关性，但是与不同的恶性肿瘤的正相关与负相关不同，需要客观的分析和评价。

如在卵巢癌的发病因素中，生育因素是卵巢癌发病的重要因素。哺乳、多孕、多产均为卵巢癌发病的保护因素。妊娠次数越多，发生卵巢癌的风险越小。而母乳喂养可降低母亲罹患卵巢癌的风险，如果哺乳超过6个月，母亲患卵巢癌的风险会再次降低。提示，口服避孕药可降低总体妇科癌症的风险，尤其是卵巢癌、子宫内膜癌风险。

▶▶▶ 卵巢癌会遗传吗？应该如何筛查及预防呢？

有报道显示，少数病例可呈家族聚集性。但遗传因素也是卵巢癌发病极其重要的因素，部分家族性卵巢癌患者被发现与遗传基因的突变有关,约 10%的卵巢癌患者被认为是遗传易感人群,其女性亲属患卵巢癌的风险高于正常人,可能与基因突变有关。

卵巢癌要注重早期发现和治疗。

(1)如果是癌前病变,我们可以做定期随访,要求每 3 个月做 1 次影像学的复查,如有家族史,需要严密监测,并复查肿瘤标志物,如有癌变倾向,可根据情况进行手术切除。

(2)掌握激素替代疗法的使用,绝经期前后应避免使用。

(3)加强锻炼,注意清淡饮食。

▶▶ 最近一直小腹部胀痛,担心自己患有卵巢癌? 应该如何筛查呢?

卵巢癌早期可无症状,晚期症状可见腹胀、腹痛。原因是肿瘤向周围组织浸润或压迫引起。研究表明,对于年龄在 45 岁以上的女性来说,如果经常感到腹痛、腹胀,而且经过治疗没有改善的话,就应该引起警惕了,这或许是卵巢癌的早期信号。

卵巢癌的确诊除了症状体征,最主要的还是依靠影像、化验和病理结果。目前针对卵巢恶性肿瘤的筛查较为理想的是 B 超检查和血液学指标测定。

(1)血液学指标:目前最常用的是 CA125 和 HE4,推荐两者联合应用来判断肿块的良、恶性以及监测病情、评估疗效。

(2)经 B 超初步检查:可了解肿块的部位、大小、形态、囊性或实性。如经以上两项检查发现异常,则可进一步进行 MRI、CT、PET-CT 等检查。病理学检查是确诊卵巢癌的金标准,通过腹腔镜检查和镜下活检来最终明确。如果是高危人群,不妨半年进行一次常规体检,以便及早发现卵巢的病变,争取早期治疗,并改善预后。根据患者的情况,可以建议她去专科医院并在医生的指导下,选择合适的化验和检查方法来明确诊断。

▨▶ 卵巢癌切除术后,病理报告中写着浆液性癌,这是指什么?

浆液性癌是卵巢癌中最常见的一种病理类型。卵巢上皮性肿瘤的组织学类型包括浆液性肿瘤、黏液性肿瘤、卵巢子宫内膜样肿瘤,其中浆液性肿瘤包括浆液性囊腺瘤、交界性浆液性囊腺瘤及浆液性囊腺癌。其中浆液性癌占卵巢上皮性癌的75%,并可分为低级别与高级别浆液性癌。

传统治疗中,对待病变局限的低级别浆液性癌,可单纯行附件切除术;如果肿瘤已扩散到卵巢外,则可用手术切除并辅以化学治疗药物,但化学治疗作用具有一定的局限性。

▨▶ 卵巢癌单侧切除术后,还能怀孕吗?保留生育功能的条件是什么?

年轻患者行上皮性卵巢癌双侧卵巢切除术后,不仅使患者失去生育功能,还会导致丧失内分泌功能,引起后遗症。但现代肿瘤治疗的新观念改变了对肿瘤根治手术的传统态度,对于肿瘤的治疗不单是要达到控制疾病的目的,还要注重提高患者治疗后的生活质量。所以对于年轻、渴望保留生育功能的早期或者低风险卵巢癌患者,可采用保留生育功能手术,即行单侧附件切除术,保留子宫和对侧卵巢,但需要全面的手术分期,以排除出现更晚期的疾病。

保留生育功能手术被推荐用于具有以下适应证的年轻单侧卵巢肿瘤患者:ⅠA期、包裹性肿瘤、无粘连、肿瘤未浸润到包膜外淋巴结和卵巢系膜、腹水细胞学阴性、且随访条件良好的患者。

▨▶ 早期卵巢癌患者,医生建议进行腹腔镜手术?是否可以?

对早期卵巢癌进行有效彻底的治疗可以显著延长生存期,具有较好的预后。腹腔镜手术具有手术切口小、恢复快、术中损伤小、出血少和住院时间短，同时还保留生育功能等优势。但目前卵巢癌腹腔镜手术最大的争议之一是术中肿瘤破裂，可能会造成盆腹腔内扩散、术后穿刺口转移等；另外手术过程中特殊的 CO_2 气腹环境也可能影响预后，不排除提高复发和转移的风险。因此，患者及家属需要全面考虑，如果需要行腹腔镜手术，请务必到有条件的专科医院就诊。

▶ 卵巢癌术后再次复发，还能做手术吗？

经过系统规范的手术联合化学治疗后，仍有 20%~25% 的早期卵巢癌患者会出现术后复发，70% 的晚期卵巢癌患者会出现术后复发。

复发性卵巢癌应采取综合治疗的手段，化学治疗仍是首选治疗方式。其目的在于控制肿瘤的进展，以保证患者生活质量、延长生存期，但对于铂类敏感型复发、仍有手术机会的复发性卵巢癌患者，应尽量行手术治疗。目前对于晚期卵巢癌盆腔有大而不规则的肿块或者盆腔、腹膜有广泛种植转移的情况，可行肿瘤细胞减灭术。肿瘤细胞减灭术是指最大限度地切除肿瘤，使肿瘤负荷降至最小，这样既可以增加对放射治疗和化学治疗的敏感性，又可以改善免疫应答机制及减轻症状等。

▶ 卵巢癌术后为什么还要进行放射治疗呢？

卵巢癌属于对放射治疗中度敏感的肿瘤，且放射治疗在卵巢癌术后辅助治疗，以及晚期姑息治疗中也显示出了一定效果。

由于经腹膜播散是卵巢癌最常见的扩散途径，且卵巢癌首次复发时近 85% 的复发肿瘤位于腹腔内。因此，对有腹腔内存在残余肿瘤的患者进行全盆腹放射治疗较单纯盆腔或下腹部放射治疗更为合理。全盆腹放射治疗多用于早期患者的术后辅助治疗或有小的残存肿瘤中晚期患者的术后治疗，尤其对于术后有镜下肿瘤残留的患者，有更好的上腹部肿瘤局部控制率。且研究显示,接受全盆腹放射治疗取得生存获益的患者腹部肿瘤复发率可降低 25% 左右,提示全盆腹放射治疗对比单纯盆腔放射治疗能为患者带来更多的生存获益。

■▶ 卵巢癌腹腔化学治疗后,疗效会比静脉化学治疗好吗?

卵巢癌治疗中的腹腔化学治疗较传统外周静脉化学治疗有明显浓度和药物代谢优势。腹腔化学治疗可使药物与肿瘤直接接触,通过直接渗透和体循环扩散作用加大对肿瘤的杀伤作用。腹腔化学治疗还可以使化学治疗药物在腹腔内保持高浓度,比静脉途径的浓度高出 10~1000 倍,同时全身药物浓度吸收较少。另外,腹腔化学治疗药物可通过毛细血管和淋巴管直接作用于癌灶,并且持续作用时间长。因此,可以认为腹腔化学治疗是一种合理而可行的治疗方式,在卵巢癌的综合诊治中具有重要价值。但当前也存在一些局限性,如缺乏标准诊疗方案及临床应用流程规范。此外,多次腹腔化学治疗容易导致腹腔器官组织间发生粘连,易引起腹腔感染、出血甚至肠穿孔。

■▶ 卵巢癌有没有可以选择的靶向治疗药物?

卵巢癌作为一个对化学治疗相对敏感的肿瘤,靶向治疗在卵巢癌中的地位比较低。目前卵巢癌靶向治疗的靶点主要三个:BRCA1/2、P53 和 V 靶点。已经有部分卵巢癌治疗的靶向药物进入临床试验阶段。如抗血管生成药物贝伐珠单抗联合化学治疗应用于铂类耐药的复发性卵巢癌患者。逆转 BRCA1/2 基因突变药物奥拉帕尼用于治疗 BRCA 基因突变的晚期卵巢癌患者。此外可能对卵巢癌有效的靶向药还有尼拉帕尼、雷卡帕尼、AZD1775、西地尼布、帕唑帕尼、阿帕替尼等。

▶▶ 哪些因素容易引起宫颈癌？有什么好的预防措施呢？

宫颈癌是女性好发的恶性肿瘤,其发病与以下因素有关。

(1)病毒感染:宫颈癌是唯一明确病因的癌症,普遍认为宫颈癌发生与 HPV 感染有关。

(2)性行为和分娩次数:如果性生活过早,初次性生活小于 16 岁、没有固定的伴侣、多次生育等都被认为是宫颈癌的相关因素。

(3)其他:沙眼衣原体、疱疹病毒等病原体感染以及吸烟都是宫颈癌的危险因素。此外,不注意性生活卫生也会导致宫颈癌的发生。

宫颈癌的预防,首先应提倡适龄婚育,接受健康性教育。其次重视前面所提到的高危因素,如果出现异常情况需要及时诊疗。另外宫颈上皮内瘤病变者应注重监测。有家族史者注意宫颈癌的筛查，做到早发现、早诊断、早治疗,目前建议高危人群接种宫颈癌疫苗。

▶▶ HPV 和癌症是什么关系？是不是感染上就会得宫颈癌？

近年来,有大量的媒体对人乳头瘤病毒(HPV)进行了预防宣传,因为 HPV 感染与宫颈癌的发生有关。如若 HPV 持续感染,则会有少数人发生癌前病变，有性生活的女性在其一生中感染 HPV 的风险最高达80%,也就是说,大部分女性都会感染 HPV,但由于我们身体的自我防护能力,多数 HPV 会自我清除,只有少数人会发展成癌症。因此,我们需要做好预防感染 HPV 病毒的工作。

HPV 病毒感染发生癌变的风险,也与吸烟、接触化学物质、长期病毒感染以及环境因素有关。日常应注意以下两种情况。

(1)坚持锻炼,提高免疫功能。

(2)发现尖锐湿疣尽早治疗,以减少癌变的可能性。

▦▶ 宫颈癌疫苗火热"开打",适用哪些女性群体呢?

宫颈癌疫苗一般指人乳头瘤病毒疫苗（HPV 疫苗),HPV 疫苗有多种类型,目前上市的有 2 价、4 价和 9 价,其差别在于所针对的 HPV 亚型不同。

（1)HPV 2 价疫苗：是最早的宫颈癌疫苗,适用于年龄为 9~25 岁的女性,在初次接种后的第 1、6 个月再接种第 2、3 针。2 价疫苗对于 HPV16、HPV18 有针对性, 在所有引发宫颈癌的 HPV 亚型中, 这两种占了多半,因此,预防它们是必要的。

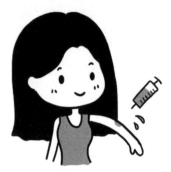

疫苗接种

（2)HPV 4 价疫苗:适用于年龄为 20~45 岁的女性群体,初次接种后第 2、6 个月再接种第 2、3 针。对于 HPV16、18、6 及 11 这 4 种亚型具有保护作用,可更好地降低湿疣类病变和低度宫颈上皮内瘤样病变的风险,预防作用更加广泛。

（3)HPV 9 价疫苗:可以有效预防 HPV6、11、16、18、31、33、45、52 和 58 亚型引起的感染, 这 9 种类型引起的感染约占到所有 HPV 感染的 90%以上。目前国内批准的接种年龄为 16~26 岁女性。

HPV 疫苗是一种新型疫苗,很多人在选择的时候会有顾虑,但也有一定的禁忌证,如孕期不建议打 HPV 疫苗。除此之外,与一般疫苗的禁忌证并无明显区别。但即使打过 HPV 疫苗,也不代表可以终身免疫,还是应正常定期筛查,以防止发生宫颈癌。

▦▶ 什么是重度宫颈上皮内瘤样病变,会发展为宫颈癌吗? 需要治疗吗?

重度宫颈上皮内瘤样病变包括宫颈非典型增生和宫颈原位癌,是宫颈浸润癌的癌前病变。宫颈非典型增生是指宫颈上皮的一部分或大部分异常增生。宫颈非典型增生一般发生于宫颈过渡区和宫颈表面;宫颈原位癌是指宫颈的非典型增生累及整个鳞状上皮细胞而不侵犯间质,即不穿过基底膜,仅局限于鳞状上皮细胞。

重度宫颈上皮内瘤样病变的治疗包括4个方面。

(1)密切观察:宫颈刮片需要间隔3~6个月进行复查。

(2)局部药物治疗:三氯乙酸、硝酸银等治疗可以对病变局部有抑制作用。

(3)理疗:常见的有冷冻、电微波、激光、射频消融等,具有经济实惠、方便的特点。

(4)外科治疗:如果复查后病情不稳定,可以采用子宫切除术、宫颈锥形切除术等,如果患者无生育要求,可直接进行子宫切除术治疗。

因此,一旦发现患有重度宫颈上皮内瘤样病变,需要重视并积极治疗,防止癌变。

▶ 什么是接触性出血? 出现接触性出血应该怎么办呢?

接触性出血即性交后或阴道检查后立即有鲜血出现。出现接触性出血时,应考虑子宫颈癌或子宫黏膜下肌瘤的可能。

(1)子宫颈癌:常表现为接触性出血,也可表现为不规则阴道流血,或经期延长、经量增多等。老年患者常为绝经后不规则阴道出血,出血量可根据病灶大小、侵及间质内血管情况而不同,若侵及大血管则可引起大出血。

(2)子宫黏膜下肌瘤:经量增多及经期延长,是子宫肌瘤最常见的症状。多见于大的肌壁间肌瘤及黏膜下肌瘤。子宫肌瘤使宫腔增大,子宫内膜面积增加并影响子宫收缩。此外,肌瘤可能使肿瘤附近的静脉受挤压,导致子宫内膜静脉丛充血与扩张,从而引起经量增多、经期延长。

当黏膜下肌瘤伴有坏死感染时,可有不规则阴道流血或血样脓性排液,长期经量增多可继发贫血,出现乏力、心悸等症状。

因此,如果考虑为早期宫颈癌,可行宫颈细胞学检查和(或)高危型HPV DNA 检测、阴道镜检查、子宫颈活组织检查的"三阶梯"程序,如果为子宫黏膜下肌瘤最常用的检查方法则为 B 超。

▮▶ 什么检查可以帮助女性患者有效地预防和早期发现宫颈癌呢?

宫颈癌常用的预防性、诊断性检查方法有子宫颈细胞学检查、高危型 HPV DNA 检测、阴道镜检查等。这 3 种以上检查可以有助于早期诊断宫颈癌,进而起到早诊断、早治疗的作用。

(1)子宫颈细胞学检查:它是子宫颈上皮内瘤病变及早期子宫颈癌筛查的基本方法,也是诊断的必需步骤,和高危 HPV 检测相比,其细胞学检查特异性高,但敏感性较低。应在开始有性生活的 3 年后开始或 21 岁以后就开始筛查,并定期复查。

(2)高危型 HPV DNA 检测:相对于子宫颈细胞学检查其敏感性较高,但特异性较低。可与子宫颈细胞学检查联合应用于子宫颈癌的筛查。

(3)阴道镜检查:如果子宫颈细胞学检查为无明确诊断意义的鳞状上皮细胞病变,并且高危 HPV DNA 检测阳性,或低度鳞状上皮内瘤样病变者,则应做阴道镜检查。也就是说阴道镜检查适用于前两项检查出现阳性,但是无法确诊为宫颈癌的患者。

▮▶ 宫颈刮片应该多久做一次?什么样的人群应该将宫颈刮片作为常规体检项目?

宫颈刮片是对女性生殖道疾病进行细胞学检查的常用方法,属于一种简便、经济实用的辅助诊断方法。但是这种方法只能对恶性细胞进行初筛,需要进一步行病理组织学检查方能确诊。但它是早期发现各类妇科疾病,如良性病变(妇科炎症、非典型增生等)、恶性病变的重要方法,有性生活的女性最好每年做一次宫颈刮片。90%~95%的早期宫颈癌可通过涂片检查发现。

适合宫颈刮片的人群。

(1)经常阴道出血或排液者、临床检查发现子宫颈异常的女性。

(2)妇科患者腹部手术前的准备。

(3)高危人群的复查:曾有过细胞学异常、宫颈病变或宫颈癌治疗后的复查。

▶ TCT 是什么?在宫颈癌的诊疗中起到什么作用?适用于哪些人?

TCT,也叫液基薄层细胞检测,这项检查是目前国际上最先进的一种宫颈癌细胞学检查技术,与传统的宫颈刮片 – 巴氏涂片检查相比,明显提高了标本的满意度及宫颈异常细胞检出率。宫颈癌患者 TCT 的检出率为 100%,同时还能发现部分宫颈的癌前病变,以及微生物感染等。通过 TCT 检查,可以明确宫颈癌鳞状细胞的分化程度,甚至可获得一个精准的病理诊断,对女性宫颈癌的排筛和确诊具有重要意义。

TCT 检查适用于以下情况。

(1)任何有 3 年以上性行为或 21 岁前有性行为的女性。

(2)早婚早育、有流产史、性病史、拥有多名性伴侣的女性。

(3)宫颈糜烂的女性。

筛查频率为。

(1)常规为每年 1 次。

(2)30 岁以后,连续 3 次正常者,每 2~3 年 1 次。

▐▶ 中药清热解毒法在干预宫颈 HPV 感染方面的疗效如何？

中医学并无直接相对应 HPV 感染的病名，根据其临床症状应属"带下病"的范畴，病机主要是任脉失固、带脉失约。中医认为本病主要是由房事不洁，感染湿热毒邪，郁结胞宫子门而成。其常见致病原因是湿热毒邪侵袭，中医证型以湿热型最多见。故清热除湿解毒是治疗本病的重要手段。

目前也有研究显示，运用清热解毒制剂在宫颈局部的应用，可以加快 HPV 病毒的清除，缩短 HPV 感染的持续时间。也有报道认为中医药干预能促进宫颈病变消退，加快术后残留病毒的清除及消退病变。

▐▶ 宫颈癌锥切术后多久要进行复查？复查哪些项目呢？

宫颈锥切术诊断某些宫颈病变的准确性及治愈宫颈病变的有效性方面已受到广泛认可，如宫颈高度鳞状上皮内瘤样病变和部分年轻且有生育要求的宫颈鳞癌 ⅠA 期患者都可以考虑锥切术。一般来讲，宫颈癌行宫颈锥切术治疗后 1 年内复发率在 50%，2 年内复发率在 75%~80%。所以在治疗后 2 年内应每 3~4 个月复查一次，3~5 年内应每 6 个月复查一次。复查内容包括盆腹腔检查、阴道脱落细胞学检查、胸部 X 线、血常规及宫颈鳞状细胞癌抗原等。

▐▶ 宫颈癌放射治疗后，还可以进行性生活吗？

随着宫颈癌治疗效果的提高，患者生存期得到明显延长，死亡率也在不断降低。因此，宫颈癌患者的生活质量引起了人们的关注。

尤其随着社会进步、观念改变，许多宫颈癌患者对治疗后性生活的要求也在日益提高。对于宫颈癌患者，普遍担心子宫及宫颈切除后无法进行性生活或影响性生活的质量，从而造成夫妻间性生活不和谐。实际上,放射治疗后,也确实普遍存在着性生活质量下降的问题。除了存在恐惧癌症复发、转移以及各种并发症的心理外,还有一些治疗因素也会给宫颈癌患者带来生理变化。如盆腔放射治疗后可引起阴道弹性减低、狭窄,阴道黏膜变薄以及腺体分泌不足;卵巢功能受损会影响雌激素的分泌,致使阴道萎缩,黏液分泌减少,从而引起阴道干涩、性交困难、性交痛或性交出血等,也极大地阻碍了性生活的正常进行。因此,宫颈癌患者能否进行性生活,还需要咨询主治医生。

▶ 宫颈癌患者做了子宫全切术, 她术后还需要做化学治疗吗?

宫颈癌术后复发的高危因素有以下几种。

(1)宫颈深肌层浸润。

(2)淋巴结阳性。

(3)宫旁浸润。

(4)切缘阳性。

存在上述情况的宫颈癌患者其复发和转移的风险明显高于无高危因素者;存在高危因素的患者术后行辅助化学治疗可有效降低局部复发率,提高总体疗效,改善预后。

故早期宫颈癌术后,如具有以下危险因素者需要进行术后辅助治疗。

(1)局部肿瘤体积大(直径>4cm)。

(2)宫颈深肌层浸润。

(3)盆腔或腹主动脉旁淋巴结转移。

(4)手术切缘呈阳性。

(5)宫旁浸润。

(6)病理分级为Ⅲ级。

(7)淋巴血管间隙受侵。

(8)特殊病理类型(腺癌、透明细胞癌、小细胞癌等)。

早期宫颈癌患者术后存在至少一个主要高危因素或两个中危因素时需要行术后辅助放化疗。

▐▶ 子宫内膜癌的早期筛查有哪些推荐方法?

目前,诊断性刮宫和宫腔镜检查是首先推荐诊断子宫内膜癌的方式,同时阴道超声具有方便可行、准确无误的特点,对子宫内膜癌也有早期诊断价值。另外一次性器械进行内膜活检因对于绝大部分子宫内膜癌患者来说是可靠准确的,其已经成为组织学评估子宫内膜癌的首选方法。磁共振成像为子宫内膜癌的术前评估、成像和报告提供了方法,其能够优化子宫内膜癌的分期,改善肿瘤局部扩散以及提高评估情况的准确率。

虽然目前没有确切的可用于子宫内膜癌的筛查及早期诊断方法,但是对于年龄在 50 岁以上、肥胖、有糖尿病史、恶性肿瘤家族史、绝经后阴道流血、有子宫积液、子宫内膜厚度超过 4 mm 的女性,需要通过经阴道超声检查、子宫内膜活检等进行子宫内膜癌的常规筛查,以早期发现子宫内膜癌及癌前病变。

▐▶ 子宫内膜癌与子宫内膜异位症有关系吗?

子宫内膜癌是发生于子宫内膜的上皮性恶性肿瘤,多见于绝经前后女性。子宫内膜异位症是指有活性的内膜细胞种植在子宫内膜以外的位置而形成的一种常见妇科疾病,属于良性病变。子宫内膜细胞本应生长在子宫腔内,宫腔通过输卵管与盆腔相连,如果内膜细胞通过输卵管达到盆腔,就会发生内膜植入,形成子宫内膜异位症,多见于育龄女性。

绝经后的女性子宫内膜异位症可逐渐萎缩或是发生恶性病变,概率仅为1%,且发病率呈逐年上升趋势,具体病理改变与癌症相似。个别研究指出,子宫内膜异位症可能是子宫内膜癌或卵巢癌的危险因素。

▶▶ 输卵管恶性肿瘤有哪些高危因素,如何预防?

输卵管恶性肿瘤多见于老年人,这可能与多孕、多产相关。女性生殖器感染会导致阴道炎和宫颈糜烂,这都可能会诱发恶性病变;还有吸烟也是输卵管恶性肿瘤的高危因素;此外从内分泌机制上来看女性激素的异常也与肿瘤相关。

预防上应注意:

(1)妇科治疗期间应注意避免性交,以防再次加重病情,如条件允许,配偶也应检查。

(2)注意性交清洁,若出现疼痛,需要引起重视。

(3)应注意生殖器内干燥,以防止感染加重。

▶▶ 中药可以治未病,在妇科恶性肿瘤中怎么运用?

中医将治未病的原则概括为未病养生,防病于先;欲病救萌,防微杜渐;已病早治,防其传变;瘥后调摄,防其复发。

WHO 已经将恶性肿瘤归为慢性疾病类,也正是如此为中医药提供了充分的预防与治疗空间。因此,在妇科恶性肿瘤高危人群的预防中,中药的治疗作用体现在:

(1)在癌前病变期治"有形"之瘤,固非中医之所长,但可预防尚未"成形"之瘤的发生,如对子宫内膜不典型增生及宫颈鳞状上皮内瘤变等明确癌前病样病变的患者,除了手术及西药干预,还可通过中药辨证论治,提高机体免疫力,预防肿瘤的发生。此时的患者治疗以祛邪为主,同时配合调摄气血、脾胃,并密切监测各项实验室指标,以防恶性病变。

(2)对于根治性手术或者放射治疗、化学治疗后的患者,发挥中医药既病防变的治疗原则,积极进行中药干预,防止其复发和转移。

（3）在已复发或转移的中晚期肿瘤治疗中，从天然药物中寻找抗癌的有效成分，诱导癌细胞分化或凋亡。

▍▶ 在妇科肿瘤中如何应用桂枝茯苓丸？

桂枝茯苓丸出自东汉医学家张仲景的《金匮要略·妇人妊娠病篇》，是妇科常用方剂，原文记载："妇人宿有癥病，经断未及三月……为癥痼害。妊娠六月……，当下其癥，桂枝茯苓丸主之"。桂枝茯苓丸由桂枝、茯苓、丹皮、桃仁、赤芍药组成，有活血散瘀、消腐止血的作用，临床上常用于治疗子宫肌瘤、宫颈癌、卵巢癌、乳腺癌及其术后的康复治疗。

临床也有文献报道桂枝茯苓胶囊联合米非司酮治疗子宫肌瘤可使肌瘤体积缩小，并可降低血清中黄体酮、雌二醇及黄体生成素的水平。但桂枝茯苓丸仍属药用范畴，临床服用应当在专业医生指导下进行。

▍▶ 肾癌的发病与哪些因素相关？

肾癌的确切病因目前尚不十分明确，根据流行病学调查结果显示，肾癌的发生主要与吸烟、肥胖、职业、高血压、输血史、糖尿病、放射线、药物、饮酒、食物、家族史等有关。

有研究证实，肾癌与吸烟具有相关性，吸烟是中等度危险因素；此外，随着体重的增加，发生肾癌的危险也会相应地上升，肥胖也是肾癌的危险因素之一，但是，肥胖对于肾癌的危险仍存在争议，因为有报道显示，肥胖患者患肾癌的预后较好；另外，有报告显示维生素 A 摄入不足可能增加患肾癌的危险性；高血压也是肾癌的危险因素，可能的机制是高血压导致相关肾损伤，肾小管的炎症、代谢和功能改变，这些都可能增加对致癌物的易感性，致使高血压患者更容易引发肾癌。

▌▶ 肾癌的临床表现有哪些？如何做到早期发现呢？

肾癌典型的临床症状为肾癌三联征，即"血尿、腰痛、腹部肿块"，但出现三联征时，一般已是肾癌晚期。血尿是比较常见的症状，肾癌引起的血尿常为间歇性、全程、无痛肉眼血尿，40%~60%的患者会出现不同程度的血尿，血尿间歇时间会随着病程延长而缩短，也就是说病程越长，血尿间隔时间越短，甚至出现持续血尿。腰痛的发病率约为20%，肾癌出现的腰痛常常较重且持久，有时因肿瘤内部出血或尿液中血块通过输尿管，可引起剧烈的腰痛或腹痛。

肾癌的临床特点，一般不易发现。常规体检对于早期发现肾癌具有非常重要的意义，最直接、无创的检查是B超，也是最容易发现病灶的检查方法。B超分辨率较高，能发现0.5cm的病灶，因此对于40岁以上人群，每年必须进行一次双肾B超。B超发现肾脏肿块后必须行CT或MRI检查以明确诊断。

▌▶ 体检时，彩超检查结果考虑肾癌，还需要进行哪些检查？

彩超检查结果考虑肾癌后，通常情况下应该进行腹部以及盆腔增强CT、MRI、介入肾血管造影等以进一步明确诊断。另外，如果为了进一步排除是否有其他部位的转移，还建议查胸部CT、颅脑MRI、全身骨扫描、PET-CT等。但肾癌最终确诊是要依靠病理诊断。如果患者可以进行手术切除，术后的病理检查也最终确诊。若是患者身体状态不支持手术，也可考虑通过肾穿刺活检以明确病理类型。

▌▶ 体检时彩超报告上写着肾脏"肿物"或"占位"，一定是肾癌吗？

很多人看到体检彩超报告上写着肾脏"肿物"或"占位"，就会怀疑是不是肾癌。肾脏肿物或占位不一定是肾癌,也有可能是良性病变。

肾脏肿物有良性和恶性之分,良性的肾脏肿物有:肾腺瘤、肾囊肿、肾血管瘤、肾错构瘤、肾脂肪瘤等。一般来说,肾脏良性肿瘤发展比较缓慢,不会在短时间内明显增大,而恶性肿瘤可以在短时间内迅速增大,还可出现血尿、腰痛、腹部肿块等症状或体征。当彩超报告结果显示肾脏肿物或占位时,还是需要引起重视,做进一步检查来判断肿物的性质。

■▶ 患有肾癌一定要切除整个肾脏吗?

外科手术确实是唯一一种有可能治愈局限性肾癌的治疗方法,手术的目的也是在适当的范围内切除所有肿瘤组织。因此,并不是肾癌就一定要切除整个肾脏。

对于局限性肾癌和局部进展性肾癌,外科手术是首选治疗方法,主要包括根治性肾切除术和保留肾单位手术。根治性肾切除术需要切除患肾、肾周筋膜和脂肪、同侧肾上腺、肾门淋巴结,以及髂血管分叉以上的输尿管,这是目前唯一可能治愈肾癌的方法。但对于一些只有一个肾脏,或对侧肾脏功能不全,或双侧肾脏癌变,以及遗传性肾癌的患者,则需要在完整切除肿瘤的前提下,尽可能地保留肾单位,以免出现术后肾功能不全或尿毒症。

随着影像学技术的进步和健康条件的普及,偶发肾肿瘤临床检出率逐渐升高,而这些肿瘤往往体积较小,部分为早期肾癌,此时可行保留肾单位手术,既能保证治疗效果,又能保护肾功能。

■▶ 局限性肾癌选择手术治疗时,是选择开放性手术还是腹腔镜?

一旦确诊肾癌需要手术治疗时,很多患者会面临开放性手术和腹腔镜手术的两难选择。开放性手术是经典的手术方式,临床上开展比较早,技术成熟,但手术切口大、恢复慢,加之暴露的组织较多,会增加周围组织感染与损伤的风险,但对于一些肿瘤体积较大、癌栓位置较高且难度较大的手术来说,开放性手术还是具有不可替代的地位的。

腹腔镜手术与开放性手术相比,不仅创伤小、出血少、恢复快,而且还减少了镇痛药的使用、使手术视野也更加清晰,缩短了住院时间。手术方式也包括腹腔镜根治性肾切除术和腹腔镜肾部分切除术,其切除范围及标准同开放性手术,适用于局限性肾癌的患者,疗效与开放性手术基本相当。但医生选择何种治疗方法,还是需要根据患者肿瘤的大小、位置,以及身体情况进行综合评定。

▮▶ 肾癌患者切掉一个肾后,对身体有什么影响?

人体两个肾脏有 170 万 ~240 万个肾单位,一般来说只有其中 1/3 处在工作状态,维持人体正常生理功能,而剩余的 2/3 则"轮流休息",在工作量较大也就是肾脏负担过重的时候才会"加班"。

因此,对于肾癌患者来说,只要另一侧肾脏功能完好,那么切除单侧肾后,不会对身体造成太大的影响。只是在以后的生活中要保护好肾脏,不要让它超负荷工作。注意避免使用肾毒性大的药物,并且保证定期复查尿常规、肾功能和泌尿彩超。

▮▶ 肾癌切除肾脏后,还需要进行其他治疗吗?

目前没有证据证实局限性或局部进展性肾癌在行根治性手术切除术后,进行其他辅助治疗可以使患者明显受益,也就是说如果没有病情变化,进行其他治疗的意义不大。

但是,如果是转移性肾癌,则应该采用以内科为主的综合治疗。转移性肾癌对放化疗不敏感,免疫治疗的效果也比较局限,并且疗效的持续时间很短。目前,靶向治疗是转移性肾癌治疗史上的一个里程碑,实现了良好的肿瘤控制和客观反映。因此,如果是肾癌手术后出现复发或者转移,可以考虑进行靶向治疗;此外,如果患者经济条件允许也可考虑易普利姆玛联合纳武单抗的免疫治疗。对于部分转移灶也可以进行局部的放射治疗。具体情况应结合患者的临床分期和病理进行多学科综合治疗。

▐▶ 肾癌会转移吗？如果转移后进行放化疗有意义吗？

肾癌会发生转移。根据转移方式的不同会转移到不同的部位。可以直接浸润邻近组织器官,如左肾常常侵犯脾、胰腺、小肠和腹主动脉,右肾常侵犯肝脏、十二指肠、下腔静脉等;也可通过淋巴管转移到肾门、腹膜后淋巴结,甚至纵隔、盆腔及锁骨上淋巴结;癌细胞进入血管,可向远端转移到肺、骨、肝、脑等器官。

肾癌对放化疗不敏感,一般不做推荐。当患者出现局部复发、淋巴结转移或骨转移时,可以考虑应用姑息性放射治疗来缓解疼痛、改善生活质量。而化学治疗主要用于转移性肾癌,常用的化学治疗方案包括吉西他滨 + 氟尿嘧啶和卡培他滨 + 顺铂,但有效率通常不足 10%。

▐▶ 晚期肾癌靶向药物应如何选择？

靶向治疗是目前治疗晚期肾癌比较有效的方法。治疗晚期肾癌的靶向药物有多种,目前尚无适用于靶向治疗的预测指标,主要根据病理类型(透明细胞、非透明细胞)、MSKCC 评分(中低危、高危)、药物特殊副作用(骨髓抑制、高血压、间质性肺炎),以及患者意愿(副作用、经济负担)这四方面进行药物选择。

晚期肾癌的靶向药物包括舒尼替尼、培唑帕尼、索拉菲尼、阿昔替尼、贝伐珠单抗、卡博替尼、替西罗莫司、依维莫司、仑伐替尼等。医生选择哪种靶向药物,还应根据患者的实际病情来决定。

▶ 肾癌术后不同病期的患者分别应该如何复查呢？

肾癌术后患者根据其疾病分期不同和术式不同，有着不同的复查要求。

（1）早期肾癌患者：部分肾切除后或根治性肾切除术后应每6个月复查1次体格检查和全面生化检查，持续2年后每年复查1次，持续3年；每年复查1次胸部CT或X线，持续3年。对于部分肾切除后的患者，应在术后3~12个月内复查腹部CT或MRI或超声，若首次检查结果未见明显异常，则之后可以每年复查1次，持续3年。当出现临床提示时，根据患者的情况，进行盆腔CT或MRI、头颅CT或MRI、脊髓MRI以及骨扫描检查。

（2）局部进展肾癌患者：根治性肾切除后随访应每6个月复查1次体格检查和全面生化检查，持续2年后每年复查1次，持续3年，之后临床症状的进行复查。在术后3~6个月内复查腹部CT或MRI，之后每3~6个月复查1次腹部CT或MRI或超声，持续3年，后每年复查1次，直至5年；之后出现临床症状时，进行影像学检查，也可进行特定部位影像学检查。在术后3~6个月复查胸部CT，后每3~6个月复查1次胸部CT或X线，至少3年，后每年1次，直至5年；后出现相关临床症状时，复查影像学检查，并根据实际情况，复查盆腔CT或MRI、头颅CT或MRI、脊髓MRI，以及骨扫描。

（3）晚期或复发，以及手术不可切除的患者：若接受过全身治疗，则应每6~16周复查1次体格检查，或根据临床化验可进行调整；治疗前查胸部、腹部、盆腔CT或MRI，后每6~16周进行后续复查，或根据体检和疾病分期进行调整。当出现临床症状时，进行头颅CT或MRI、脊髓MRI，以及骨扫描检查。

▌▌▶ 前列腺都有哪些功能？哪些人更容易患前列腺癌？

前列腺是男性特有的性腺器官，也是男性最大的附属性腺，位于膀胱底部，形如一枚倒置的栗子，上顶膀胱，下抵泌尿生殖隔，前贴耻骨联合，后依直肠。前列腺具有内、外双重分泌功能。外分泌腺，可分泌前列腺液，而前列腺液是精液的主要成分，负责维护精子正常功能。内分泌腺可分泌前列腺素，可以增强精子活力。此外，前列腺对于排尿和射精也能够起到一定的辅助作用。

研究表明，前列腺癌的发病主要与年龄、遗传、种族及雄激素水平相关。因此，一般认为前列腺癌好发于老年人，尤以 65~75 岁多见，其中有家族史的男性患病风险更高且发病年龄更早，在相同饮食和环境条件下，亚裔人群发病率较低。除此之外，性生活过早、性行为频繁及性伴侣过多的男性，更容易患有前列腺癌。

▌▌▶ 前列腺增生会不会发展为前列腺癌？

前列腺增生是中老年人的常见疾病，也是人体衰老的表现之一。随着年龄的增长，大多数男性都可以出现不同程度的前列腺增生。由于前列腺癌早期与前列腺增生表现极为相似，易于混淆，因此许多患者会有疑问：前列腺增生会不会发展为前列腺癌？对于这一点不必过于担心，前列腺增生与前列腺癌在解剖学与细胞学上存在显著差异，前列腺增生也并不会在短时间内迅速增大或恶化。目前也没有证据显示两者之间存在着明显的因果关系。

▌▌▶ 很少有人提到前列腺癌的病理分型，前列腺癌的病理都是一样的吗？

首先要明确的一点是，前列腺癌和其他多数恶性肿瘤一样，也存在不同的病理分型。但其中绝大多数为腺癌,包括腺泡腺癌、导管腺癌和混合型腺癌,可以占到全部的95%以上,只有极少数的前列腺癌为移行细胞癌或鳞状细胞癌。因此,我们通常所说的前列腺癌,就是指前列腺腺癌。

▶ 前列腺癌容易转移到哪些部位?

前列腺癌的转移途径决定了转移部位,其常见的转移途径包括直接浸润、淋巴转移、血行转移。当癌细胞突破前列腺包膜后,可浸润邻近器官,如尿道、精囊腺、膀胱等;当前列腺癌出现血行转移,最易侵犯骨骼,如骨盆、腰椎、股骨等,也可转移到肝、肺等器官;而淋巴结转移最常累及盆腔淋巴结,也可见于纵隔淋巴结,甚至锁骨上淋巴结。

▶ 出现哪些症状要警惕前列腺癌的发生?

前列腺癌早期常常没有明显临床表现,然而随着疾病的进展,症状才会逐渐出现。

一方面表现为增大的肿瘤压迫邻近组织器官而出现的一系列的临床症状,如压迫尿道或直肠表现为排尿困难、不尽感,尿流缓慢、尿流中断、尿后滴沥,排便困难;压迫输精管引起射精缺乏;压迫周围的神经出现会阴部疼痛等。

另一方面,由于肿瘤向其他器官侵袭和转移,出现相应部位的表现,如侵袭膀胱、精囊、血管神经束,可出现血尿、血精、阳痿等,如侵袭盆腔淋巴结则可表现为双下肢水肿,如发生骨转移则可出现相应部位的疼痛,甚至病理性骨折、截瘫,如侵及骨髓则表现为贫血等。

总而言之,当前列腺癌高危人群出现前面提到的这些症状时,都应该引起重视,及时到正规医院就诊。

▐▶ 哪些人群需要进行前列腺癌筛查,应如何筛查?

全国癌症数据显示,我国前列腺癌的发病率呈逐年上升趋势。对高危人群进行筛查、早期诊断和治疗是提高我国前列腺癌患者总体生存率的重要方法。前列腺癌高危人群如下。

(1)50岁以上的男性,其发病率呈指数增长。

(2)有家族史者。如果1位一级亲属(父亲或亲兄弟)患有前列腺癌,其本人患前列腺癌的危险性会增加1倍以上。2位或2位以上一级亲属患有前列腺癌,相对危险性会增至5~11倍。

(3)种族差异。黑人、白人发病率明显高于黄种人。

前列腺癌筛查内容如下。

(1)对身体状况良好,且预期寿命10年以上的男性开展基于前列腺特异抗原(PSA)检测的前列腺癌筛查。

(2)每2年进行1次血清PSA检测,并根据患者的年龄和身体情况决定PSA检测的终止时间。

(3)对前列腺癌的高危人群要尽早开展血清PSA检测。

▐▶ 如果怀疑是前列腺癌,应该做哪些检查?

目前,前列腺癌的诊断主要依靠直肠指诊、血清PSA、经直肠前列腺超声、盆腔MRI和穿刺活检等方式;另外由于前列腺癌容易发生骨转移,一般还会要求患者进行核素骨扫描检查。

(1)直肠指检对于前列腺癌来说具有重要的诊断价值,大多数前列腺癌都可以通过直肠指检触及一个或多个高低不平的硬结。直肠指检是比较经济、安全的检测手段,但其对于早期前列腺癌的诊断价值较低,尤其是作为筛查试验时的敏感性很不理想。

(2)血清PSA是前列腺癌的标志物,有助于前列腺癌的早期诊断。

（3）经直肠前列腺超声,在超声下前列腺癌外周带可以看到低回声结节,但它的特异性不高,容易与前列腺炎、前列腺结节性增生、前列腺上皮内瘤变等多种疾病混淆。

（4）MRI 具有较高的特异性和敏感性,也是诊断前列腺癌的重要辅助检查之一,可以明确肿瘤的原发部位及是否出现浸润、转移等情况；穿刺活检是诊断前列腺癌的金标准。

以上这些检查都可以用来帮助诊断前列腺癌,具体选择哪一种或者哪几种检查方式,还是应该咨询专科医生。

▍▶ 经常小便不畅、淋漓不尽,自认为是前列腺炎,口服消炎药也未缓解, 到医院就诊后医生开了 PSA 的化验检查,有必要做吗？

正常人血清中 PSA 含量极微,而在前列腺癌患者中的含量升高。因此,PSA 在临床上广泛应用于前列腺癌的筛查和监测。

正常男性的 PSA 值在 4ng/mL 以下, 患前列腺癌后会使指标升高,其数值的变化对于前列腺癌的诊断、临床分期、疗效观察、预后判断及监测复发有重要意义。因此,对于前列腺癌患者,不论处于哪一治疗阶段,医生往往都会建议定期复查 PSA。但是,PSA 是组织特异性抗原而非肿瘤特异性的抗原,因而其对前列腺癌诊断的特异性较差,并且虽然 4ng/mL 一直作为最被广泛接受的 PSA 异常阈值,但其对前列腺癌的诊断仍具有较大的异议,易出现假阳性和假阴性。因此,临床诊断前列腺癌还是需要做病理检查。

▍▶ 前列腺癌患者,医生建议定期监测睾酮水平,睾酮是什么？它与前列腺癌有什么关系？

睾酮是一种类固醇激素,由睾丸间质细胞以胆固醇为原料合成,在肌肉的发育和性欲的维持中起着重要作用。睾酮是男性最主要的雄激素之一，虽然其与前列腺癌发生、发展之间的关系尚未完全阐明，但早在 1941 年 Huggins 和 Hodges 报道前列腺癌是具有雄激素依赖性的，因此，降低雄激素水平可抑制前列腺癌的生长。现在临床上前列腺癌常选取的雄激素剥夺治疗也是基于这种理论诞生的。

睾酮在血浆中以结合和游离两种形式存在。血清睾酮水平与年龄有着密切的关系，随着年龄的增长，血清游离睾酮水平逐渐下降。监测血清游离睾酮可客观、动态地反映睾酮水平的变化情况，对雄激素剥夺治疗具有重要的指导价值。

▎▶ 前列腺穿刺活检呈阴性，是不是一定能够排除前列腺癌？

前列腺穿刺活检是诊断前列腺癌的重要方法，其阳性结果更是确诊前列腺癌的"金标准"。但要注意的是前列腺癌穿刺活检呈阴性，并不能百分之百排除患有前列腺癌的可能性。这是因为前列腺穿刺活检存在着一定的漏检率，这与穿刺过程中受到的各种影响因素有关，如病灶微小，影像学无法定位；位置特殊，穿刺针不能到达；病理标本不足，难以明确诊断；患者不能配合，穿刺过程不顺利等。因此，对于一些临床症状及化验检查结果高度怀疑前列腺癌的患者，如果出现穿刺活检呈阴性，应该密切随访，必要时进行二次穿刺。

▎▶ 前列腺癌的西医治疗方法有哪些呢？

前列腺癌有的 6 种诊疗方案。

（1）前列腺癌的手术治疗包括双侧睾丸切除术、根治性前列腺切除术以及盆腔淋巴结清扫术。

（2）放射治疗包括体外放射和体内放射（粒子植入），可用于早期前列腺癌根治性放射治疗、局部晚期联合内分泌治疗、术后辅助治疗，或作为姑息治疗方法以改善局部症状。

（3）内分泌治疗是前列腺癌的重要治疗方法，也是晚期前列腺癌的一线治疗方法。包括去势治疗、抗雄激素类药物和肾上腺酶合成抑制剂，以及联合雄激素阻断。

（4）对于不能耐受放射治疗或放射治疗失败的患者，可以将冷冻手术或冷冻消融术作为备选治疗方案，通过冷冻前列腺组织来杀灭癌细胞。

（5）化学治疗。对于晚期或复发、转移的前列腺癌具有较好的治疗效果，同时也是去势难治性前列腺癌的主要治疗方法。

（6）免疫治疗。前列腺癌疫苗 Sipuleucel-T 是新型的自体细胞免疫疗法，同时也是首个被 FDA 批准的治疗性癌症疫苗；PD-L1 也可以激活患者免疫系统来清除癌细胞。

▐▌▶ 经手术切除前列腺后，是不是就说明前列腺癌被治愈了？

前列腺癌患者经手术切除前列腺后，不能说明前列腺癌被治愈了。首先，手术只能切除肉眼可见的肿块，而对一些微小的病灶或转移到淋巴、血液中的癌细胞并不能完全清除；其次，通过手术切除肿块，也不能从根本上改变患者细胞的分化调节机制。也就是说，患者依旧属于适合癌细胞生长的"癌性体质"，随时可能有新的癌细胞出现，存在复发和转移的风险。所以，前列腺癌患者在手术后，需要听从医生的指导意见，是否需要进行后续治疗，如内分泌治疗、化学治疗等，来进一步杀灭体内残存的癌细胞，并调整机体内环境。

▐▌▶ 前列腺癌患者应该什么时候开始化学治疗？

前列腺癌的治疗方案通常需要综合考虑患者的年龄、体质、临床分期、预期生存期等因素制订。大多数前列腺癌患者能在手术和内分泌治疗的配合下明显获益,加之近年来适形放射治疗技术的开展,使得放射治疗在前列腺癌治疗中的地位愈发显著。

化学治疗在早期和局限性晚期前列腺癌患者的治疗中,并不具有治疗优势。既往仅在转移性前列腺癌内分泌治疗无效或失败时,考虑应用化学治疗,目前越来越多的研究认为应该在内分泌治疗开始的同时联合化学治疗。在去势抵抗性前列腺癌(也叫激素非依赖性前列腺癌)的治疗中,化学治疗的治疗地位已经得到证实。

▶ 什么是前列腺癌的一线内分泌治疗？什么是二线内分泌治疗？

内分泌治疗作为前列腺癌的重要治疗方法之一,能有效提高患者生活质量,延长生存期。内分泌治疗分为一线内分泌治疗和二线内分泌治疗。

一线内分泌治疗主要包括:去势治疗、抗雄激素类药物和肾上腺酶合成抑制剂,以及联合雄激素阻断。

(1)去势治疗是指通过手术或药物抑制雄激素的生成,从而抑制前列腺癌细胞的生长。常见的药物包括雌激素和促性腺释放激素类似物,后者常见的有醋酸亮丙瑞林、醋酸戈舍瑞林和醋酸曲普瑞林。

(2)抗雄激素类药物可与双氢睾酮竞争受体,从而抑制双氢睾酮进入细胞核,阻断雄激素对前列腺癌细胞的作用。包括类固醇和非类固醇两类,前者主要有甲地孕酮和甲羟孕酮,后者包括氟硝基丁酰胺、比卡鲁胺等。

(3)肾上腺酶合成抑制剂,如氨鲁米特等,可以抑制肾上腺来源的雄激素、糖皮质激素和醛固酮,类似于切除肾上腺的效果。

(4)联合雄激素阻断即是去势治疗和抗雄激素药物的联合应用。

二线内分泌治疗:前列腺癌转化为非依赖性激素的早期,部分患者可以通过二线内分泌治疗,使 PSA 明显降低。二线内分泌治疗主要包括以下几种方式。

(1)前期未使用抗雄激素药物的患者,加用抗雄激素药物。

(2)前期联合雄激素阻断治疗的患者,停用抗雄激素药物。

(3)更换抗雄激素药物:氟他胺与比卡鲁胺相互替换。

(4)肾上腺雄激素抑制剂:如酮康唑、氨基苯乙哌啶酮、皮质激素。

(5)低剂量的雌二醇、甲地孕酮等。

▮▶ 患者在间歇内分泌治疗期间 PSA 轻度升高,应该再次加用内分泌治疗药物吗?可以喝中药改善这种情况吗?

大量临床资料显示,中药在降低 PSA 水平异常、控制前列腺癌发生、发展中具有独特的优势。在间歇治疗期间,如果患者出现 PSA 轻度升高或波动,中医药可以抑制肿瘤细胞增殖、诱导肿瘤细胞凋亡,在一定程度上可以有效降低患者体内的雄激素水平,使 PSA 等肿瘤标志物恢复正常并维持在恒定水平。另外,在内分泌治疗间期配合中药还可以改善患者的临床症状和提高免疫功能,从而提高疗效。

因此,在间歇内分泌治疗期间出现了 PSA 升高,更应该继续监测 PSA 的水平,同时复查血清游离睾酮的水平,以决定下一步治疗方案是继续口服内分泌治疗药还是继续观察。在间歇内分泌治疗期间,可以同时口服中药,但要经过辨证论治。

▮▶ 1 年前做过前列腺癌根治术,这次复查医生说他生化复发,生化复发是什么意思?

前列腺癌生化复发是指在前列腺根治术或根治性放射治疗达到了根治效果后,血清 PSA 又出现了升高,但在影像学上尚未发现复发和转移的病灶。

大多数经过前列腺癌根治术治疗的患者，血清PSA会在2~4周下降至0值并稳定维持在这一水平。但在临床上一些可能出现复发或转移的患者，他们的血清PSA水平可先于临床症状及影像学表现出现变化。目前对于PSA变化范围的界定尚存在一定争议，但多数学者认为根治术后血清PSA水平连续两次≥0.2ng/mL，即可判定为生化复发。

▮▶ 前列腺癌患者在日常生活中有哪些注意事项？

前列腺癌患者在日常生活中应注意：

（1）调整生活饮食习惯。减少摄入高脂肪食物，避免摄入辛辣刺激的食物，戒烟戒酒。

（2）注意清洗生殖器官，避免感染，改善血液循环。

（3）进行适度体育锻炼，以促进血液循环及前列腺液的分泌，增强体质，提高免疫力。

▮▶ 中医是如何认识膀胱癌的？

我国传统医学并无"膀胱癌"这一病名，通常认为其归属于中医"血淋""溺血""癃闭"的范畴。《金匮要略》记载："淋之为病，溺下红赤也。"《素问·气厥论》记载："胞移热于膀胱，则癃溺血"。《素问·宣明五气》记载："膀胱不利为癃……"。其发病机制主要是由于肾气不足、水湿不化，或脾肾两伤、运化失职，或毒热内生，经久不愈，郁结膀胱而成。

中医药注重辨证论治，根据其辨证不同，治疗上也有所区别。如湿热下注者，治疗上应以清热利湿、凉血解毒为主；瘀毒蕴结者，治疗上应以解毒祛瘀、清热通淋为主；肾气亏虚者，治疗上应以益气补肾、收敛摄血为主；阴虚火旺者，治疗上应以滋阴降火为主。

▐▶ **膀胱癌最易发生在哪个部位？**

正常成人的膀胱容量为350~500mL，根据其解剖结构可将膀胱内壁分为三角区、三角后区、颈部、两侧壁及前壁，其中，输尿管与尿道内口所围成的膀胱三角区最易发生癌变。

▐▶ **膀胱癌早期都常会出现哪些症状？**

膀胱癌患者早期出现的症状包括：

（1）血尿。膀胱癌早期常常以血尿为首见症状，其特点是间断性无痛性血尿，其中包括肉眼血尿，或者是显微镜下尿液中含有红细胞。有的患者偶尔出现过一次血尿，没太在意，几个月之后再出血尿的时候，就发现患有膀胱癌。因此，当发现无痛血尿就应该高度警惕，特别是年龄较大的人，出现无痛性肉眼血尿一定要及时做检查。

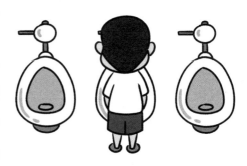

（2）膀胱刺激症状。有小部分膀胱癌以尿频、尿急、尿痛和排尿困难的膀胱刺激症状为主，这种更常见于相对比较晚期的，已经侵犯到膀胱肌肉层的一类肿瘤，或者原位癌，虽然相对比较表浅，但是是恶性程度比较高的肿瘤。

▐▶ **尿液化验可以用来筛查膀胱癌吗？**

膀胱癌细胞容易脱落，因此可以通过尿细胞学检查在尿液中寻找癌细胞，从而实现膀胱癌的筛查。

尿细胞学分为5级：Ⅰ、Ⅱ级为正常，Ⅲ级为可疑，Ⅳ、Ⅴ级为肿瘤细胞。尿细胞学阳性通常意味着存在泌尿系统有癌变的可能，但不能明确具体的位置,包括肾盏、肾盂、输尿管、膀胱和尿道均存在尿路上皮癌的可能。另外,如果癌细胞分化较好或是黏结紧密,那么就不容易在尿液中找到癌细胞,所以即便检查结果是阴性,也不能完全排除膀胱癌的可能。因此,常常需要尿细胞学检查结合其他检查方法,才能排除膀胱癌。

▌▶ 为什么膀胱肿瘤的患者都会建议查膀胱镜呢?

膀胱镜是属于内镜的一种,在膀胱疾病的诊断中具有重要意义。尤其是那些疑似膀胱肿瘤的患者,一般都需要做膀胱镜检查。所谓"眼见为实",将膀胱镜探入膀胱,可以让医生更直接地看到膀胱内部的情况,观察有无肿瘤或肿瘤的大小、形状。同时,也可以在膀胱镜下将肿瘤或病变组织取出,通过病理检测,以确定病变性质。膀胱镜检查可以帮助实现膀胱癌的早发现、早诊断、早治疗,从而提高患者生活质量,延长生存期。

▌▶ 膀胱癌的常见治疗方法有哪些?

当患者确诊为膀胱癌后,需要进行积极的治疗。目前常用的治疗手段有以下几种情况。

(1)外科手术治疗。对于膀胱癌患者来说,只要符合手术指征,都应首选手术治疗。但需要根据肿瘤的病理类型、恶性程度、分期、部位、大小,以及有无侵犯周围组织器官等情况决定术式和手术范围。

(2)放射治疗。基层浸润性膀胱癌患者如果不能耐受或不愿接受根治性手术,可以选择放射治疗或者化学治疗联合放射治疗,能够在一定程度上延长患者生存期。

(3)化学治疗。可选用全身化学治疗、膀胱内灌注化学治疗、动脉导管化学治疗等方式来杀灭癌细胞。

(4)其他治疗。包括靶向治疗、免疫治疗、中药治疗等。膀胱癌患者可在专业医生的指导下选择一种或者几种方式联合进行治疗。

▮▶ 膀胱癌都有哪些手术方法?

目前,膀胱癌手术治疗主要有以下几种手术方式。

(1)经尿道膀胱肿瘤切除术适用于非肌层浸润性膀胱癌,可以保留患者膀胱,并且手术创伤小、并发症少,也不会造成腹壁种植转移。

(2)根治性膀胱全切术适用于肌层浸润性膀胱癌,需要切除膀胱和周围脂肪组织以及部分输尿管, 同时男性患者还需要切除前列腺和精囊,女性患者则需要切除子宫和附件。具体包括开放性手术、盆腔镜手术、机器人辅助腹腔镜手术。

(3)膀胱部分切除术适用于不能耐受或不愿接受根治性手术的浸润性膀胱癌患者,一般需要与放化疗联用,作为保留膀胱的综合治疗。对于治疗方法的选择, 首先要判断它是哪一类肿瘤再来决定采用哪一种方法。通过 CT 检查发现肿瘤侵犯比较深的,可以选择膀胱全切。如果介于黏膜或者黏膜下之间的,有的可以依赖于通过电切取病理,来证实有没有受到侵犯,然后再选择手术方法。

▮▶ 膀胱癌患者需要摘除膀胱吗?

根据目前膀胱癌的类型可将膀胱癌主要分为两类。一类是非浸润性的表浅性膀胱癌,占膀胱癌的 70%~75%。这种类型一般不侵犯膀胱肌层,只向膀胱腔内生长,相对恶性程度较低,分期较早,一般不需要做膀胱切除,可以通过经尿道手术进行切除,通过尿道放进一个类似于膀胱镜的电切镜,可以把膀胱肿瘤从腔内切除并取出来,不需要开刀。另一类是浸润性膀胱癌,占膀胱癌的 20%~25%,这种类型的膀胱癌像树一样,侵犯位置较深,常可侵犯肌层甚至膀胱壁全层,如果浸润比较明显,应该考虑做膀胱全切,或者叫作膀胱根治性切除,就是把整个膀胱切除掉,同时还要把可能有转移的盆腔淋巴结一起清除,以达到防止复发和转移,延长生存期的目的。

▐▶ 膀胱癌电切术安全吗?

膀胱癌电切术是通过尿道放进一个类似于膀胱镜的电切镜,把膀胱肿瘤从腔内切除并取出来的一种手术方式。其安全性很高,身体也没有切口。当然,它也会有一些并发症,如术后出血、膀胱壁穿孔等,但发生的概率很低,且经过积极的处理一般可以恢复。

▐▶ 膀胱癌电切术和激光术哪个更好?

电切术和激光术各有利弊,经尿道的激光切除膀胱肿瘤最近被越来越多地医生采用,它可以整块切除膀胱肿瘤,或者说直接把膀胱肿瘤烧掉。比如电切术的视野更好,出血更少;但是对病理诊断不如电切术。所以对一般膀胱癌患者的治疗,二者各有利弊。

▐▶ 膀胱癌全切术后怎样排尿?

膀胱全切术后解决患者排尿问题关乎患者的生活质量,目前膀胱癌患者术后的尿流改道有以下两大类:不可控尿流改道和可控性尿流改道。

(1)不可控尿流改道是将输尿管末端直接在腹壁造口,或者用一段肠管,将输尿管与腹壁造口相连,造口处佩戴尿袋。这种手术简便、安全、并发症少,但患者术后往往需要终身佩戴尿袋,严重影响生活质量。最常用的是回肠膀胱术,除此之外,还有输尿管皮肤造瘘术、乙状结肠膀胱术等。

(2)可控尿流改道包括可控贮尿囊和原位新膀胱术。可控贮尿囊就是选取一段回肠或结肠,将肠道系膜缘切开并折叠成球形,制成一个贮尿囊,将输出道与贮尿囊之间连接起来,由患者自行导尿。而原位新膀胱术与可控贮尿囊相似，只是新建的膀胱生理特性接近正常，一般来说，根治性膀胱切除术后的患者，首先考虑采用原位新膀胱术。因原位新膀胱术与不可控性尿流改道相比，患者不需要佩带尿袋，生活质量得到了保证。

▶ 什么是膀胱癌灌注化学治疗？

膀胱癌灌注化学治疗是用化学治疗药直接通过尿管灌入膀胱，以杀灭未切除的微型病灶，属于腔内化学治疗的一种，这种方式能使药物迅速在膀胱上皮内达到有效药物的浓度，并且全身吸收量少，副作用小。医生操作时利用导尿管将化学治疗药注入膀胱内，保留一定时间后，患者自然排尽尿液即完成治疗。不同药物保留时间有所不同，从而达到药物的最佳灌注疗效。目前临床上膀胱癌灌注常用的化学治疗药有两种，一种比较常用的蒽环类药物，如表柔比星、吡柔比星，还有一种是丝裂霉素 C，这些都是经过国内外很长时间的应用，有效性也已经被证实。

▶ 膀胱癌灌注化学治疗有什么不良反应？

膀胱癌灌注化学治疗的不良反应因人而异。由于化学治疗药只是灌注在膀胱里，不直接进入血管，一般不会出现严重的全身不良反应，大多表现为泌尿系统的症状，并且停药之后会逐渐好转。常见不良反应主要包括以下两种情况。

（1）膀胱炎。一般灌注化学治疗后 1~2 天，会出现明显的尿频、尿急、尿痛等症状，通过膀胱镜检查可以看到患者的膀胱黏膜有广泛的水肿。

（2）血尿。化学治疗药刺激膀胱黏膜可能会出现血尿，此时要停止治疗，并大量喝水，待血尿消失 1 周左右和膀胱黏膜修复后，可以继续行膀胱灌注化学治疗。

▮▶ 膀胱癌患者使用尿袋有哪些注意事项？

膀胱癌患者术后常常需要终身使用尿袋，一定要调整好心态，尝试着接受并适应这个事实。在使用尿袋时应该注意以下几点。

（1）尽量选择柔软、宽松的衣物，不要穿紧身衣裤。

（2）避免剧烈活动，如患者平时活动量比较大，要使用加固底盘，避免脱出。

（3）当尿袋内尿液超过 1/3 时需要及时倾倒，避免滋生细菌而造成感染。

（4）洗澡时可将防水胶布盖住尿袋底盘四周，造口周围禁用强碱性肥皂清洗或消毒剂。

（5）定期清洗和更换尿袋，每天将尿袋煮沸消毒，或者使用一次性尿袋每日更换。更换时尿袋应取坐位，以防止尿液倒流而致逆行感染。

▮▶ 膀胱癌患者日常护理应注意哪些？

膀胱癌患者日常护理需要注意以下 4 个方面。

（1）日常饮食要清淡、易消化，多摄入一些富含维生素的食物，少吃腌制食品，注意多喝水，禁止吸烟、饮酒。

（2）起居方面要注意休息，避免过度劳累，不宜进行过重的体力劳动。

（3）每天用清水清洗，保持造口周围皮肤清洁、干燥。

（4）在医生指导下按时清洗和更换造口袋。

▮▶ 骨头会长肿瘤吗？骨肿瘤都是恶性的吗？骨肉瘤是恶性的吗？

肿瘤是指机体在各种致瘤因素的作用下，因细胞异常增殖而形成的局部肿块，所以理论上来说只要有细胞增殖的组织都可能会长肿瘤，那么骨骼或其附属组织也不例外，发生于其骨骼或其附属组织的肿瘤我们统称为骨肿瘤。

骨肿瘤不全是恶性的，它也有良、恶性之分。良性骨肿瘤症状轻、疾病进展缓慢；而恶性骨肿瘤症状较重，疾病进展迅速。

骨肉瘤是儿童及青年人最常见的原发恶性肿瘤，中位发病年龄为20岁，最常见的病变部位为生长活跃的股骨远端、胫骨近端的干骺端。疼痛和肿胀是骨肉瘤早期最常见的症状，这种疼痛最初往往是间断性，故在青少年时常常与生长痛混淆，而导致确诊较晚，耽误了治疗。

▶ 中医是如何认识骨肿瘤的？

中医称骨肿瘤为"骨疽""石痈""石疽""骨瘤"等，早在2000多年前的《内经》中，就有对其的记载。《灵枢·刺节真邪》云："虚邪之入于身也深，寒与热相搏，久留而内着，寒胜其热，则骨疼肉枯……以手按之坚，有所结，深中骨，气因于骨，骨与气并，日以益大，则为骨疽"。

中医将骨肿瘤的发病原因归纳为内因和外因两大类。其中，内因包括体质情况、精神状态、遗传和年龄等，而外因是指环境因素，包括风、寒、暑、湿、燥、火，也就是中医所说的"六淫"，结合我们现在的生活环境，也包括常说的物理射线、化学物质的刺激等。所以，中医学认为，人体受到外因的刺激，再加上内因的作用，使气、血、痰、湿郁结于体内，发为积聚，在骨则发为骨瘤。

▶ 骨肿瘤会转移吗？

原发性骨肿瘤是否发生转移取决于它的性质，一般来说，良性肿瘤不会转移，而恶性肿瘤晚期会发生转移。但是当良性肿瘤发生恶性病变时，就要将它当作恶性肿瘤来对待。

骨肿瘤的转移可见区域淋巴结转移和远处血运转移，其中尤以肺转移最为多见。一般通过 X 线检查发现肺转移瘤时，转移瘤已达一定体积，而 CT 可发现早期、微小的转移灶。所以骨肿瘤的患者应定期复查胸部 CT，以及早察觉病情变化，及时进行下一步治疗。由于骨肿瘤患者大多发生肺转移，有些专家建议在治疗骨肿瘤的同时，对全肺野进行预防性放射治疗，以降低转移率。

▖▶ 没有运动，也没有受伤，却总是间断出现小腿疼痛，还能摸到肿块，是不是患有骨肿瘤？

小腿疼痛的原因有很多种，如局部肌肉韧带损伤、滑膜炎、骨膜炎、风湿、类风湿等。所以当小腿出现疼痛时，不一定是患有骨肿瘤。

其中，骨肿瘤引发的疼痛多为局限性，其中良性骨肿瘤一般表现为长期轻微酸痛，如果发生恶性病变，则可出现剧烈疼痛。浅表部位的骨肿瘤早期可出现肿胀，用手可以触及骨膨胀变形，如肿瘤穿破到骨外，则可摸到固定不移的软组织肿块，表面光滑或凹凸不平；骨肿瘤若位于关节附近，则会影响局部关节的活动功能，甚至导致畸形；骨肿瘤若位于脊柱附近，则可能导致脊柱的侧弯畸形等。骨肿瘤还会破坏正常骨质的坚固性，导致病理性骨折。

另外，骨肿瘤好发于青年人，5~25 岁的青年人若出现骨痛，应当引起足够的重视，立即就医进行详细检查，以明确病因，排除骨肿瘤的可能。

▖▶ 出现哪些症状要警惕骨肿瘤的发生？怀疑骨肿瘤应该做哪些检查？

骨肿瘤虽然常伴有局部疼痛、肿胀、畸形等症状，但许多患者早期并没有典型的临床表现，这给诊断带来了一定的困难。有的患者只是在损伤后或者发生病理性骨折后，进行 X 线检查时才发现骨肿瘤。需要引起重视的情况有以下几种。

（1）青少年突然出现不明原因的膝关节疼痛伴有进行性加重。

（2）青少年发热、四肢疼痛肿胀、白细胞增多。

（3）既往曾诊断为多发性内生软骨瘤、多发性骨软骨瘤、长管状的单发性骨软骨瘤。

（4）老年人无明显诱因出现腰背痛、四肢骨痛，长时间不缓解且有加重倾向。

（5）四肢软组织出现肿胀、疼痛，局部肿块，并在关节周围有压痛。

如果出现了以上症状，特别是年龄在 15~24 岁的男性、5~14 岁的女性以及老年人，怀疑患骨肿瘤时，需要及时前往医院进行系统诊治，以免延误病情。就诊时可先需要做 X 线检查；另外，乳酸脱氢酶（LDH）和碱性磷酸酶（ALP）水平也是常规检查，其对骨肿瘤的诊断有着重要意义，但对于骨肿瘤良、恶性的鉴别存在困难，这时可借助 CT、ECT、MRI 等其他检查。但最终还是需要靠病理诊断来帮助我们明确肿瘤的性质，以指导下一步治疗方向。

▮▶ 早期恶性骨肿瘤可以手术治疗，手术是指截肢吗？

这里所说的手术不一定是指截肢，早期恶性骨肿瘤一般不会直接考虑截肢，现在最常用的是保肢治疗。手术治疗是恶性骨肿瘤最常使用的治疗方法，它包括刮除术、切除术、截除术、截肢术、保肢手术等。很多人误以为腿骨上长肿瘤了就要截肢，其实并不是这样的。

肢体的恶性骨肿瘤在 30 年前基本以截肢治疗为主，但随着医学的进步和患者的需求，便出现了保肢手术。当然，进行保肢治疗也必须具备相应的条件：如肿瘤未侵及重要的血管和神经，手术可以将肿瘤完整切除，预计保留下的肢体可存在比假肢更好的功能，保肢不会显著增加复发和转移的可能等。所以，在进行手术前需要医生对其病情进行全面评估，来判断需要进行保肢手术还是截肢术，或者只是一个简单的刮除术。

▮▶ **患有恶性骨肿瘤患者必须要手术吗？应该怎么治疗呢？**

治疗恶性骨肿瘤，其治疗方法包括手术、化学治疗和放射治疗。比如骨肉瘤可根据患者的病情和分期、分级进行制订具体方案。对于低级别骨肉瘤，可直接广泛切除；对于骨膜骨肉瘤，可先考虑化学治疗，再行广泛切除；对于高级别骨肉瘤，均建议先行术前化学治疗，化学治疗后进行疗效评价，重新评估、分期，再制订诊疗计划。当恶性肿瘤无法切除，则仅考虑放化学治疗。治疗后应对患者持续监测。

总之，患有恶性骨肿瘤，还是需要到正规医院，由专业医生提供治疗方案，共同选择最适宜的治疗方式。

▮▶ **骨肿瘤术后还需要做放化疗吗？**

良性骨肿瘤术后如果清除彻底，一般预后良好不会复发，术后不用化学治疗。而恶性骨肿瘤以前是以手术为主，但是单纯手术疗效并不明显。现在治疗恶性骨肿瘤，更多都是保肢手术结合新辅助化学治疗。骨肿瘤的保肢手术虽然在遵循骨肿瘤手术边界原则的情况下，对肉眼可见的肿瘤进行了广泛切除，但仍可能有少部分肿瘤细胞未被完全清除，而且恶性肿瘤细胞在控制不当时，容易迅速发展扩散，从而存在着一定的术后局部复发的可能。既往研究表明，化学治疗对恶性骨肿瘤术后患者的复发有积极的抑制作用，可降低复发率，所以术后必须有很好的化学治疗支持才能达到满意的治疗效果。术后辅助化学治疗在控制疾病的同时，又尽可能地给患者保留了肢体功能，使患者的生存率和生活质量大大提高。所以说，恶性骨肿瘤患者术后建议巩固化学治疗。

再来说说放射治疗，对于一些良性瘤样病变，放射治疗可作为术后的辅助治疗，如骨血管瘤、巨细胞瘤、动脉瘤性骨囊肿等。而恶性骨肿瘤术后是否行放射治疗，需要考虑其肿瘤的病理性质是否对放射线敏感，敏感者建议行放射治疗以巩固治疗效果,降低复发和转移风险,如骨尤文肉瘤、骨原发性恶性淋巴瘤等。一些对于放射治疗不敏感的骨肿瘤,如骨肉瘤、脊索瘤等,可行姑息治疗。

总之,对于良性骨肿瘤,术后可视情况决定是否行放化疗;而对于恶性骨肿瘤,术后建议行放化疗以降低肿瘤复发和转移,提高患者的生存率。

▶ 骨肿瘤会很痛吗?双磷酸盐类药物对骨肿瘤有什么作用?

疼痛是骨肿瘤的重要症状之一。良性骨肿瘤起病缓慢,疼痛不重或者没有疼痛,即便出现明显疼痛,也可以通过阿司匹林等解热镇痛药缓解。而恶性骨肿瘤的疼痛开始时是间断发作的,之后很快发展为持续性疼痛,尤以夜间疼痛明显。病变发展至晚期时疼痛加剧,严重影响患者的工作、休息和睡眠,这时只能服用强镇痛剂来缓解疼痛。

双磷酸盐是用于治疗骨骼疾病及钙代谢性疾病的一类药物,其可以与骨结合后被破骨细胞吸收,从而抑制破骨细胞介导的重吸收作用。很多临床研究显示,双磷酸盐在血液系统恶性肿瘤、实体瘤等疾病的治疗中,可减少患者骨骼相关疾病的发病率和复发率,抑制肿瘤患者术后的骨转移和内脏转移,延长患者的生存期。目前临床上常用的双磷酸盐类药物有唑来磷酸、帕米磷酸二钠等。

▶ 患有骨肿瘤可以配合使用中药治疗吗?

恶性骨肿瘤的首选治疗还是手术,并视情况配合放化疗,不建议单纯选择中药治疗。但是,在手术和放化疗的过程中,中药作为一种辅助治疗方法,具有独特的优势。中医讲求辨证施治,即根据患者内在正气强弱及外在病邪轻重,判别攻补力度,以延缓肿瘤生长,提高患者生活质量。中医将放化疗称为"火毒""药毒",以毒攻毒的同时,毒性分解产物也在体内堆积。此时,配合中药治疗可达到增效减毒的目的,且放化疗产生的一些副作用,如恶心、呕吐、食欲缺乏等,也可以通过服用中药调理,以缓解症状。对于不能手术的患者,中药也可作为一种很好的姑息治疗方法。

▏▶ 左上臂内侧发现皮下长了一个"肉块",是脂肪瘤还是软组织肉瘤?

皮下的这种"肉块"有脂肪瘤的可能,但也不能排除软组织肉瘤的可能。脂肪瘤一般大小不一,多数呈扁圆形或分叶,分界清楚。软组织肉瘤是一组源于纤维、脂肪、平滑肌、滑膜、横纹肌等结缔组织的恶性肿瘤。其可发生于任何年龄人群,男性略多于女性,几乎可发生于身体任何部位,50%~60%发生于肢体,其中有15%~20%位于上肢,35%~40%位于下肢,20%~25%位于腹膜后或腹腔,15%~20%位于躯干的胸腹壁或背部,5%位于头颈部。

当发现皮下长了一个"肉块"这种情况时,应引起重视,尽快前往医院进行进一步诊断,常用的诊断方法有B超、CT等影像学检查,但最重要的检查方法是穿刺活检以确定病理类型,以便更有针对性地选择治疗方法。

▏▶ 软组织肿瘤都是恶性的吗?

软组织肿瘤和其他大部分肿瘤一样也有良、恶性之分。软组织肿瘤是指原发于间叶组织,如纤维组织、横纹肌、脂肪、滑膜、间皮、血管等肿瘤,可分为良性、恶性及二者之间的中间型。其中恶性者称为肉瘤,常见几种发病率较高的软组织恶性肿瘤,如纤维肉瘤、滑膜肉瘤、横纹肌肉瘤、脂肪肉瘤、平滑肌肉瘤和间皮瘤。软组织肿瘤除肉瘤外,还包括一系列良性病变、原发及转移瘤、黑色素瘤及淋巴瘤,可通过获取肿瘤组织切片进行病理活检来明确诊断。

▶ 中医如何看待软组织肿瘤？

中医认为本病属于"肉瘤""筋瘤""石疽""血瘤""气瘤""脂瘤""癥瘕"等的范畴。现代医家认为其病因多责之痰凝、瘀血、热毒。《灵枢·刺节真邪》曰："筋屈不得伸，邪气居其间而不反，发于筋瘤"。《证治准绳》云："六瘤者，随气凝结皮肤之中，忽然肿起，状如梅李，皮软光，渐如杯卵"。

中医认为本病与先天素质虚弱、外感六淫、内伤七情、气滞血瘀、痰凝湿聚、热毒蕴结等因素有关，特别是痰凝阻滞经络、壅塞不通、日久成块，是发生本病的主要原因，痰是其中最主要的发病因素。本病的发病与脾、肾、肝、心、肺相关，尤其与脾、肾关系最为密切。阳化气，阴成形，在治疗上应以温阳健脾、软坚散结为主。

▶ 听说肥胖的人更容易患有软组织肿瘤，是真的吗？

目前并没有证据显示肥胖与软组织肿瘤之间存在明确的关系。根据目前对软组织肿瘤的认识，其致病因素不是单一的，主要包括先天性畸形、家族性遗传、异物刺激、化学物质刺激、创伤学说、内分泌因素及病毒、慢性水肿性炎症及放射线等。一些流行病学调查显示，肥胖与软组织肿瘤之间呈现一定相关性，但其中机制仍不明确。

▶ 软组织肿瘤与生活习惯有关吗？

软组织肿瘤的发生不是由单一因素导致的。电离辐射是肉瘤的常见诱因之一，如乳腺癌患者术后经放射治疗可能诱发胸腔纤维肉瘤，因此在生活中因工作或其他原因经常接触电离辐射的人群患软组织肿瘤的风险相对更高。

此外，生活中过量饮酒，摄入过多的动物脂肪，或工作压力太大，心情烦闷,或时常熬夜、焦虑等,会激活致癌因子,导致细胞异常增生,从而形成软组织肿瘤。

▐▶ 软组织肉瘤会转移吗?

软组织肉瘤属于恶性肿瘤,存在转移风险。在较常见的几种软组织肿瘤中,大多数纤维肉瘤属低度恶性。分化良好者很少发生血行转移,但分化差、恶性度高的软组织肉瘤生长迅速,转移风险高,预后差。远处转移是软组织肉瘤的一大特点,以血行转移为主,转移部位常见肺、骨、脑和肝脏等,也可通过淋巴系统转移到相应位置。

▐▶ 软组织肉瘤一般会有哪些症状?怎样才能及时发现?

软组织肉瘤的发病部位,包括肢体以未分化多形性肉瘤、脂肪肉瘤和滑膜肉瘤最多见,其中脂肪肉瘤好发于臀部、大腿和腹膜后,滑膜肉瘤最常见于中青年的关节附近,腺泡状软组织肉瘤多发生于下肢。

软组织肿瘤大多起病隐匿,早期没有明显症状。很多软组织肉瘤的患者,以腰痛为首发症状前来就诊,甚至有些患者首诊时肿瘤就已经非常大了。

平时除了要密切注意自身不适症状外,定期的体检也不可忽视。在日常生活中能做的首先就是自查,如果发现肿块,一定要引起重视,并要注意肿块近期有无变化,如有没有继续长大、软硬度有没有变化、能不能活动、表面温度有没有增高、有没有疼痛、表面有没有颜色变化或破溃等,如果出现这些情况,必须及时前往医院进行诊断及治疗;其次是影像学检查,如 X 线片、超声、CT、磁共振成像、核医学检查、PET-CT 等;最后,当影像学考虑软组织肉瘤可能性比较大时,应进行活检以明确病理类型、病理分级、分期,指导诊断及进行下一步治疗。

▓▷ 软组织肿瘤该怎么治疗？

目前软组织肉瘤的诊治，仍强调遵循多学科综合诊治原则。

首先应明确病理类型。良性软组织肿瘤预后较好，恶性软组织肉瘤预后不佳。软组织肿瘤总的治疗原则为良性者手术切除，恶性者在外科手术治疗（外科手术是治疗软组织肉瘤最有效的方法，也是绝大多数软组织肉瘤唯一的治愈措施）的基础上，辅以化学治疗。其中手术治疗包括根治性手术、减积手术及截肢术，化学治疗分为术前化学治疗和术后化学治疗。此外，软组织肉瘤也可应用放射治疗和中药治疗，能起到不错的辅助治疗效果。

在行四肢软组织肉瘤术前，应尽可能地明确病理诊断，并且通过影像学检查以了解软组织肉瘤与周边组织的关系，再进一步制订相应的手术治疗方案。另外，对于已经获得 R0 切除、病理级别较低的 Ⅰ 级或部分 Ⅱ 级软组织肉瘤，术后建议定期随访或局部辅助放射治疗。另外，对于晚期软组织肉瘤，目前也有很多靶向药物可供选择。

▓▷ 听说软组织肉瘤目前靶向治疗效果好，都有哪些药物呢？

近年来，靶向药物在晚期软组织肉瘤的领域中发展迅速，在个体化治疗和提高患者生活质量等方面的优势明显，为无法手术和不能接受常规化学治疗的患者提供了新的治疗手段。目前最常用的血管靶向药有贝伐单抗、帕唑帕尼、舒尼替尼、索拉菲尼、安罗替尼。其他类型的靶向药物还有伊马替尼、依维莫司等，具体使用方法请在专科医生的建议下合理选择。

▓▷ 软组织肿瘤手术后，会复发吗？ 一般多久复查一次？

软组织手术后是否会复发要看手术的病理结果是良性还是恶性

的。良性软组织肿瘤很常见,复发风险较低;恶性的软组织肉瘤发病率虽然低,但其复发的风险比较高,故术后的复查是很有必要的。我们建议一般应在每 3~4 个月进行一次随访复查,持续 2 年;2 年以后每 6 个月进行一次随访复查;5 年后每年进行一次随访复查。常用的复查项目有彩超、CT、MRI,根据病情变化必要时可以行全身骨扫描 ECT、PET-CT,甚至是穿刺活检以明确病情。

▎▶ 左下肢平滑肌肉瘤患者,行手术切除后又复发了,还能做手术吗?

左下肢平滑肌肉瘤患者发生复发必须要全面评估全身情况,明确复发和转移灶的部位、大小、数量,以及与邻近重要组织器官的关系,明确治疗目的后,再制订个体化的治疗方案。如果一般身体情况不错,并且复发和转移的部位能够进行第二次完全缓解的手术切除,那么建议在进行系统化学治疗等全身治疗基础上,再积极采取手术等局部治疗;如果同时伴随其他脏器的转移,并出现了多发性转移,已经无法治愈,那么不建议手术,建议化学治疗或靶向治疗,以延长患者生存期、提高生活质量。

▎▶ 什么是白血病? 白血病患者的血真的是白色的吗?

白血病俗称"血癌",是一类造血干细胞恶性克隆、无限增殖的疾病。临床上将白血病分为淋巴细胞白血病、髓细胞白血病、混合细胞白血病等。正常人血液在抗凝条件下静置后,细胞成分会逐渐沉淀,底层是红细胞,顶层是无成分的血浆,中间薄薄的一层是白细胞和血小板,而白血病患者血液经静置后可看到明显增厚的白细胞层,在血液检查时,尤其是高倍镜镜检时可看到满视野的白细胞,白细胞过多地出现在外周血液里导致的疾病就叫"白血病",和血液颜色无关。

什么是中枢系统白血病？出现中枢系统白血病怎么办？

中枢系统白血病(简称"脑白")，是由于白血病细胞浸润至颅脑(脑膜或脑实质)而出现相应体征及神经系统，常见的症状有头痛、恶心、呕吐、视力障碍、抽搐、昏迷、偏瘫等。

针对这样的情况，在对症治疗后缓解症状的同时，积极治疗中枢神经系统白血病才是重点。目前，治疗中枢神经系统白血病的方法有鞘内注射化学治疗药、全身化学治疗和颅脑放射治疗，由于人体存在血脑屏障，可以阻断药物进入中枢神经系统，以上治疗不能高效通过血脑屏障到达颅脑杀死白血病细胞，且副作用大，最终使患者获益不大。

近年来，不少医学家致力于利用聚焦超声联合微泡颅内靶向治疗中枢神经系统白血病的研究，一旦成功，将可以在无创或微创条件下实现"精准靶向"，在最大化杀死或抑制颅内白细胞的同时，从而使周围正常组织损伤最小化，从而使更多中枢神经系统白血病的患者获益。

哪些原因会导致白血病？

白血病的发病原因至今未明确，目前较为确定的发病因素有以下几种因素。

(1)物理因素。X 射线、γ 射线等电离辐射。

(2)化学因素。职业性接触苯以及含有苯的有机溶剂(如化工厂人员)，伪劣家装造成装修污染，接受烷化剂治疗如美法仑和亚硝基脲等。此外，口服氯霉素、氨基比林、磺胺药等也可能增加患白血病的风险。

(3)生物因素。感染 HTLV-1 病毒、

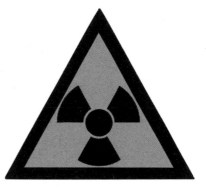

当心电离辐射

351

C 型 RNA 肿瘤病毒。

(4)遗传因素。同卵双胞胎中,如果一人发生白血病,另一人的发病率约 1/5,比双卵双胞胎高 12 倍,具有遗传倾向综合征的患者其白血病的发病率也会增高。

▶ 经常无诱因的出现鼻出血、牙龈出血、月经过多,是患上白血病了吗?

白血病是一类起病隐匿的疾病,早期不易发觉,随着病情发展,患者往往会伴随一系列临床症状和体征。大致可分为以下几种情况。

(1)发热。发热是白血病最常见的症状之一,表现为不同程度的发热和热型。

(2)感染。病原体以细菌多见,疾病后期,由于长期粒细胞低于正常和使用广谱抗生素,感染真菌的可能性逐渐增加。

(3)出血。出血部位可遍及全身,以皮肤、牙龈、鼻腔出血最常见,也可有视网膜、耳内出血和颅内、消化道、呼吸道等内脏大出血。女性月经过多可以是首发症状。

(4)贫血。可见乏力、面色苍白、心悸、气短、下肢水肿等症状。贫血可见于各种类型的白血病。

(5)骨和关节疼痛。无明显原因的胸骨、下肢骨及四肢关节疼痛,有 1/3 患者有胸骨压痛。此特征有助于本病的诊断。

(6)肝(脾)和淋巴结肿大。以轻、中度肝(脾)大为多见。脾大在慢性白血病比急性白血病中更为常见,程度也更明显。

(7)其他组织和器官浸润。白血病浸润还可累及肺、胸膜、肾、消化道、心、脑、子宫、卵巢、乳房、腮腺和眼部等各种组织和器官,并表现相应脏器的功能障碍。

为什么白血病患者要进行细胞遗传学检查？

细胞遗传学检查的目的是从细胞学角度，特别是从染色体的结构和功能，以及染色体和其他细胞器关系的角度来研究遗传现象，阐明遗传和变异的机制。在恶性血液系统疾病的诊治中发挥着重要作用，特别是一些骨髓形态检查不典型的血液病，可通过检测特征性的染色体改变来明确诊断。此外，细胞遗传学检查还有助于血液病的鉴别诊断和分型。值得注意的是，染色体检查应结合临床表现进行分析才能做出正确诊断。

综上，白血病患者进行细胞遗传学检查可辅助明确诊断，以指导医生针对性地进行治疗。

怎样才能确诊白血病？

白血病确诊前常常会出现一系列症状，如出现贫血、出血、感染以及一些浸润的表现，具体表现为头晕、骨痛、皮下瘀血、牙龈出血、女性月经量多等。此时需要到医院进行常规检查，其中最基本的检查就是血常规，可以看出三系细胞的异常，即红细胞、血小板、白细胞计数的异常。若出现三系异常，此时则需要进行骨髓穿刺活检以确诊；当骨髓形态检查不典型时，可以通过流式细胞仪来测定细胞免疫分型，以诊断骨髓穿刺和细胞遗传性方法无法鉴定的 T、B 系或髓系白血病，并确定患者属于哪一种亚型。在此基础上，基因学检查和染色体的检查可以进行危险分层，以明确患者属于低危、中危还是高危。

综上，结合患者的症状、体征、血常规及骨髓穿刺检查即可诊断常见白血病，进一步检查细胞免疫分型，能较准确地了解白血病分型，以制订更好的诊疗方案。

▮▶ 骨髓穿刺是什么？白血病患者必须做骨髓穿刺吗？

骨髓穿刺是用穿刺针刺入骨质抽出骨髓进行检测，以观察骨髓造血干细胞、白细胞、血小板功能是否正常的诊断性操作。目前主要用于各种血液病的诊断、鉴别诊断及治疗随访；不明原因的红细胞、白细胞、血小板数量增多或减少及形态学异常；不明原因发热的诊断与鉴别诊断等。

在临床上通常需要根据临床表现、血象和骨髓象特点进行诊断。其中骨髓象是区别各亚型白血病的主要依据。明确具体亚型的白血病，对于选择疾病的化学治疗方案、预后评估有重要指导意义。此外，骨髓移植也是治疗白血病的主要方法之一，骨髓配对以及骨髓移植后的疗效评估，均需要依靠骨髓穿刺进行评估，所以白血病患者是必须做骨髓穿刺的。

▮▶ 听说砒霜可以治疗白血病，这是真的吗？

传统毒性中药砒霜在中医中用于治疗疾病的案例屡见不鲜。现代医学发现，人体内会有一种能让细胞自杀的机制，叫作细胞程序性凋亡。当细胞被病毒感染后，基因就会让那些被感染的细胞主动自杀，从而把外来的病毒清除掉，而一旦细胞凋亡机制出现了问题，就会给机体带来麻烦。白血病患者就是细胞凋亡机制出现了问题，该死的"无效"白血病细胞没死，反而无限增殖，浸润机体骨髓、脾脏甚至颅脑。经现代药理研究表明，砒霜的主要化学成分是三氧化二砷，具有原浆毒作用，可以诱导白血病细胞凋亡。所以砒霜是可以用来治疗白血病的，但砒霜对不同亚型的白血病疗效不一，需要区别对待。另外，治疗白血病的药物一定要在专科医生的指导下应用，患者或家属不能擅自使用砒霜。

▓▶ 所有白血病患者都可以吃伊马替尼吗？

伊马替尼对慢性髓细胞白血病具有革命性的治疗效果，能使慢性髓细胞白血病患者的 10 年生存率达 85%～90%，而在使用伊马替尼之前，患者的平均存活期只有 3~6 年，大大延长了患者的生存期。在安全性方面，伊马替尼相对于干扰素疗法的副作用大幅降低。因此，伊马替尼很快成为治疗慢性髓细胞白血病的一线药物，但并不是所有的白血病患者均需要服用，具体使用方法应经过基因检测后，在专科医生的指导下服用。

▓▶ 白血病患者化学治疗后需要注意什么？

白血病患者本身代谢率高，加之化学治疗期间患者常有食欲缺乏、腹胀、腹泻、恶心、呕吐、胃肠不适等副作用，因此，在化学治疗期间宜卧床休息，少食多餐，注意补充富含纤维素的食物，注意选用清淡、少油、容易消化吸收的流质食物，还可以做一些营养炖汤；尽可能保持每天排便通畅，以防因便秘导致痔疮加重或诱发肛裂，增加局部感染的机会，同时可佐以酸奶、山楂、萝卜等食物。每天早餐喝一定量的牛奶，也对中和胃酸，对保护胃黏膜、防止消化性溃疡有一定的好处；注意避免吃辛辣油炸和带骨刺的食物，并尽量多喝水，以促进代谢废物的排出；化学治疗期间患者抵抗力低下，因此需要高度注意个人卫生以预防感染，如加强衣物的换洗、消毒，保持皮肤清洁干燥，每天在医生指导下用各种漱口液漱口，如呋喃西林、制霉菌素漱口液等，必要时可加用亚叶酸钙、甲硝唑、庆大霉素等以预防会阴感染；每天定时开窗通风，用紫外线消毒室内空气，如有真菌感染，可加用制霉菌素；戴好口罩，减少探视，避免发生交叉感染。

▮▶ 化学治疗后血小板低的患者在日常生活中要注意哪些？

很多患者接受化学治疗后出现血小板减少，严重者可有生命危险。轻度的血小板减少一般没有症状，而比较严重的患者会出现皮肤及黏膜出血。即体表可见出血点，或皮下成片出血而成紫斑，刷牙时牙龈、口腔出血，或者是便血、尿血等。出血反复发生，可引起贫血。

故发现自己身上有皮下出血点或黏膜出血，应及时去医院检查血常规，以判断是否需要输注升血小板的药物或输注血小板。日常活动时，动作尽量轻柔，如刷牙等不可太过用力；也要避免剧烈运动，避免肢体与硬物碰撞，预防跌倒；尽量避免增加腹部压力的活动，如手拎重物、咳嗽、喷嚏、下蹲、弯腰搬重物、用力排便等，以防出血。

▮▶ 什么是多发性骨髓瘤？

多发性骨髓瘤是由于浆细胞不正常增生，侵犯骨髓的一种恶性肿瘤，是发生于 B 淋巴细胞的恶性浆细胞病，故又称浆细胞骨髓瘤。随着它的恶性增殖及病情进展，会引起骨痛、骨骼破坏、病理性骨折、贫血、高钙血症、高黏血症、肾功能损害等病理改变，部分患者会因出现腰痛、尿改变、发热等症状而被误诊为呼吸系统感染、慢性肾炎等其他系统疾病。

▮▶ 什么是髓外骨髓瘤？

髓外骨髓瘤也称为髓外浆细胞瘤，是指原发于骨髓和骨骼之外其他部位的浆细胞瘤，其病因未明。因该病好发于上呼吸道的黏膜，故认为与慢性吸入性刺激和病毒感染有关。也有报道显示，器官移植后患者会发生髓外骨髓瘤，是与器官移植后免疫抑制剂治疗有关。髓外骨髓瘤在临床上常表现为鼻塞、鼻出血、声音嘶哑、咯血、流泪、面部肿胀、嗅觉下降、呼吸困难等，尤以鼻塞、鼻出血最为多见。治疗上应以放射治疗为首选,早期病变经放射治疗和(或)手术切除是可能根治的。

多发性骨髓瘤常见的表现有哪些?

多发性骨髓瘤起病缓慢,早期无明显症状,容易被误诊。其临床表现多样,主要有骨痛、贫血、出血、高钙血症、感染、肾功能不全、神经症状等。具体表现为以下几种情况。

(1)骨痛、骨骼变形和病理性骨折:骨髓瘤细胞分泌破骨细胞活性因子而激活破骨细胞,使骨质溶解、破坏,常表现为腰骶、胸骨、肋骨疼痛,随病情进展,破坏骨质严重,引起病理性骨折,甚至同时存在多处骨折。

(2)贫血和出血:贫血较常见,常为首发症状,贫血程度可随病情进展而加重。晚期可出现血小板减少,引起出血症状,以皮肤黏膜出血为主,严重者可见内脏及颅内出血。

(3)肝、脾、淋巴结和肾脏病变:可见肝(脾)大,颈部淋巴结肿大,骨髓瘤肾病。器官肿大或者肿物异常需要考虑髓外浆细胞瘤或者淀粉样变。

(4)神经系统症状:神经系统髓外浆细胞瘤可出现肢体瘫痪、嗜睡、昏迷、复视、失明、视力减退等。

(5)多发性骨髓瘤多见细菌感染,亦可见真菌、病毒感染。最常见为细菌性肺炎、泌尿系感染、败血症,病毒性带状疱疹也容易发生,尤其是治疗后免疫低下的患者。另外 50%~70% 的患者尿液检查有蛋白、红细胞、白细胞、管型,出现慢性肾衰竭、高磷酸血症、高钙血症、高尿酸血症,还可形成尿酸结石。

多发性骨髓瘤出现髓外浸润有哪些表现?

髓外浸润是指骨髓瘤细胞向髓外组织器官播散,可累及与骨相毗邻的组织器官,也可累及肝、脾等与骨无明显解剖学关系的组织器官,常见的好发部位有软组织、皮肤、肝脏、淋巴结、脾脏等。髓外浸润可发生在多发性骨髓瘤的各个阶段，也有部分患者以髓外浸润为主要症状而无明显骨损害。有文献报道，在诊断多发性骨髓瘤时，髓外浸润的发病率为7%~18%，而在多发性骨髓瘤治疗中或复发时的发病率可达20%，并且多发性骨髓瘤合并髓外浸润，一般提示疾病恶性程度高、进展速度快、预后差。

▌▶ 如何诊断多发性骨髓瘤？

多发性骨髓瘤的诊断需要借助一系列化验检查。

（1）全血细胞计数（血常规检查）。

（2）生化全项：肝功能、肾功能及血糖等。

（3）M-蛋白鉴定：包括血清免疫球蛋白定量、血清蛋白电泳、血清免疫球蛋白轻链定量、免疫固定电泳和24小时尿免疫球蛋白轻链定量等。

（4）血清 β_2-微球蛋白。

（5）骨髓系列检查：骨髓形态学、骨髓病理活检、骨髓细胞免疫分型检查、骨髓基因、染色体检查。

（6）影像学检查：骨骼X线、CT检查，疑有髓外浸润或脊髓压迫时可行磁共振成像检查，有条件者可行PET-CT检查。

（7）血游离轻链检查：敏感是多发性骨髓瘤的疗效指标。可早期预测病情复发；与肾损伤程度高度相关；可作为微小残留病检查的指标。

通过上述全面检查能提供足够的客观证据，使临床医生确诊或排除多发性骨髓瘤的诊断。如果根据客观条件不能完成上述所有检查，那么其中的血象、骨髓象、血清蛋白电泳、血清免疫电泳、骨骼X线检查则是必查项目。上述各项检查结果不仅为临床诊断提供依据，而且也为骨髓瘤的分型、临床分期、治疗和预后判断提供依据。

▐▶ 血清免疫蛋白电泳是什么检查？为什么多发性骨髓瘤患者需要做呢？

多发性骨髓瘤的特征性表现是产生单一的单克隆蛋白（简称 M- 蛋白）而血清免疫蛋白电泳是用于测定血液或尿液中 M- 蛋白量的检测方法。M- 蛋白与人体内存在的骨髓瘤数量有关，释放到血清或尿液中的该蛋白被称为血清或尿液肿瘤标志物。只有极少数癌症有这种类型的标志物。通过血清免疫蛋白电泳，可在初步诊断时即可评估骨髓瘤的负担，以及在整个评估疾病过程中跟踪骨髓瘤的数量。人们可以通过测定 M- 蛋白的数量来观察对治疗的反应和缓解程度，如果有必要，还可以用确切的数字衡量患者的复发率，这是免疫蛋白电泳独特的优势。

▐▶ 多发性骨髓瘤的常用治疗方法有哪些？

多发性骨髓瘤初发患者多采用化学治疗可取得良好的疗效，常用的方案有：美法仑 + 泼尼松，美法仑 + 地塞米松，长春新碱 + 多柔比星 + 地塞米松，美法仑 + 泼尼松 + 沙利度胺，沙利度胺 + 地塞米松等化学治疗方案。除化学治疗外，还可以考虑造血干细胞移植及联合免疫治疗、放射治疗等。但要注意，如考虑做自体造血干细胞移植，则应避免使用烷化剂，防止干细胞损伤，一般常用干扰素、类固醇激素、沙利度胺等来维持治疗。

▐▶ 自身免疫性疾病患者，会比正常人更容易患淋巴瘤吗？

淋巴瘤是一类以正常的淋巴组织或淋巴细胞异常增生导致的恶性肿瘤。目前淋巴瘤的发病原因尚未明确，但较为公认的病因包括感染、免疫功能异常、物理、化学因素等。其中免疫功能异常占较大比重，常见于遗传性免疫功能不全、自身免疫性疾病、接受器官移植后服用免疫抑制剂的患者。这些患者免疫功能低下，极易感染细菌、病毒，在感染艾滋病病毒、人类嗜 T 淋巴球病毒一型、EB 病毒、丙型肝炎病毒等病毒时，都会增加患淋巴瘤的机会。而自身免疫性疾病患者的机体免疫处于亢奋的状态，且长期服用免疫抑制剂，这种情况不仅是患淋巴瘤的诱因之一，也容易诱发病毒感染，同时还增加患淋巴瘤的风险。所以有自身免疫性疾病的患者较常人更容易患淋巴瘤。

▋▶ 什么是淋巴瘤 B 症状？

恶性淋巴瘤根据患者有无全身症状，分为 A、B 组。B 组即出现不明原因的反复发热（常在 38℃ 以上），盗汗，不明原因在 6 个月内体重减少超过 10%，出现以上任一症状者；A 组即无上述任一症状。发热、盗汗、体重减少即为淋巴瘤 B 症状，出现 B 症状的预后相对较差一些，但是也能够通过患者早期出现的 B 症状做到早诊断、早治疗。

▋▶ 经常熬夜，发现左颈部有淋巴结肿大是患了淋巴瘤吗？

淋巴结肿大可发生于任何年龄段的人群，可见于多种疾病，有良性，也有恶性，故应重视淋巴结肿大的原因，及时就诊，以免延误诊病情。如果肿块无痛、光滑、活动、饱满、均匀且长期存在，需要警惕是否患有恶性淋巴瘤；如果淋巴结是突发性的红肿而且有触痛，可能是感染等引起的淋巴结炎症，可以看看最近是否有感冒、口腔溃疡、咽部不适等情况。此外，还有结核性淋巴结炎、假性淋巴瘤、巨大淋巴结增生或者其他恶性肿瘤发生的淋巴结转移，也可引起淋巴结肿大。

▋▶ 确诊淋巴瘤需要做哪些检查？

确诊淋巴瘤，患者需要完善以下检查。

（1）血液和骨髓检查：霍奇金淋巴瘤患者常有贫血，白细胞增多以粒细胞为主，骨髓涂片找到 R-S 细胞是骨髓浸润的依据；非霍奇金淋巴瘤白细胞多正常,淋巴细胞相对或绝对增加,晚期出现白血病样血象和骨髓象。

（2）生化检查:也是检查淋巴瘤的方法之一,淋巴瘤活动期出现血沉加快、血清乳酸脱氢酶活性增加、乳酸脱氢酶升高等提示预后不良。

（3）影像学检查:影像学检查包括浅表淋巴结检查,纵隔与肺的检查,腹腔、盆腔淋巴结的检查,肝、脾的检查,PET-CT 等。

（4）病理学检查:根据肿瘤部位大小,较大的、完整的淋巴结可以做切片、染色的组织病理学检查,该方法是淋巴瘤诊断的金标准。

（5）剖腹探查:当发热待查、临床高度怀疑淋巴癌、B超发现腹腔淋巴结肿大,但无体表淋巴结肿大可供活检时,为明确诊断也需要做剖腹探查,同时行脾切除并做活检。

▍▶ 淋巴瘤常用的治疗方法有哪些?

放射治疗和化学治疗是恶性淋巴瘤常规有效的治疗方法。对早期及Ⅰ~Ⅱ期霍奇金淋巴瘤进行放射治疗可延长患者生存期,如有放射治疗禁忌证时,可选择化学治疗,大多数Ⅰ~Ⅱ期霍奇金淋巴瘤的患者化学治疗都能取得较好的治疗效果,如果肿块太大,同时存在年龄过大等一些不良因素,则一般选择综合治疗;Ⅲ~Ⅳ期的霍奇金淋巴瘤则以化学治疗为主,同时对于预后不良的Ⅲ~Ⅳ期的霍奇金淋巴瘤,放射治疗是其姑息治疗的主要方法。

非霍奇金淋巴瘤是化学治疗疗效最好的恶性肿瘤之一, 有些非霍奇金淋巴瘤通过化学治疗能达到痊愈, 所以目前化学治疗是大多数非霍奇金淋巴瘤的主要治疗方法。此外,非霍奇金淋巴瘤对放射治疗也十分敏感,另外一些非霍奇金淋巴瘤还可以选择靶向治疗,但需要根据患者的病情进行详细的评估。

▮▶ 淋巴瘤能治愈吗?

淋巴瘤是常见的造血系统恶性肿瘤之一,属于全身性疾病,通常可分为非霍奇金淋巴瘤和霍奇金淋巴瘤两大类。其中非霍奇金淋巴瘤是放化疗疗效最好的恶性肿瘤之一,但由于病理类型和恶性程度的不同,治疗方法差异较大,预后也完全不同,可以肯定的是,大多数非霍奇金淋巴瘤是可以通过放化疗达到临床治愈的;而霍奇金淋巴瘤的化学治疗可以有效延长患者的生存期,需要依据肿瘤组织类型、临床分期及个体情况选择不同的治疗方案。如早期霍奇金淋巴瘤采用化学治疗、放射治疗等综合治疗,治愈率可高达90%以上。

随着综合治疗经验的积累以及新药、新的联合方案的出现,恶性淋巴瘤的近期疗效和远期生存都在逐渐提高,在一定程度上成了可治愈的肿瘤。但要注意一点,临床治愈并非是指疾病痊愈,而是指临床及影像学检查结果显示肿瘤消失,并且5年内无复发。

▮▶ 什么是造血干细胞移植?

造血干细胞移植是取患者自身骨髓、异体骨髓或脐血转输给患者,通过移植物中的多能干细胞在体内定居、增殖、分化,使患者机体恢复造血功能、形成免疫力的一种治疗方法。自体造血干细胞移植是指移植物的提供者为患者自身。在患者疾病缓解期或恶性肿瘤未侵犯骨髓时,将其造血干细胞分离出,经过处理清除可能残留的白血病细胞,冰冻保存,然后在放化疗预处理后输回患者体内,经过20～40天的时间,患者的白细胞、红细胞和血小板及免疫功能可以完全恢复正常。这是一种相对安全、经济的有效治疗方法,已在国内外广泛应用。

▚▶ 为什么骨髓移植期间需要无菌饮食？如何对食物进行消毒？

俗话说"病从口入"，即多数细菌、病毒会通过饮食的途径进入人体，若机体不能及时杀灭细菌则会发生感染，免疫力低下的患者表现得尤为明显。处于骨髓移植期间的患者，由于骨髓功能被抑制，周围血液的白细胞计数极低，不能抵御和消灭入侵的细菌、病毒等病原体而极易感染。所以骨髓移植期间的患者不仅需要住层流病房，在饮食上也需要忌食生冷及可能携带细菌的食物。应当用消毒后的高压锅在高温高压下加工食物，以达到无菌饮食的条件，一方面可降低病从口入的风险，另一方面煮烂的食物易于消化和吸收，也可降低感染的风险，使患者恢复得更快。

▚▶ 胸腺瘤是良性的还是恶性的？会出现什么症状？

胸腺瘤除了微结节胸腺瘤和镜下胸腺瘤以外，所有胸腺瘤亚型都具有侵袭性，均应被视为恶性肿瘤，虽然病理性质才是诊断的最终依据，但当影像学检查或手术中可见肿瘤侵犯包膜、周边脏器或组织、伴有远处转移等现象时，也可大致确定为恶性肿瘤。

胸腺瘤出现的症状主要围绕在胸腺的位置。胸腺肿瘤体积较小时，患者大多没有明显症状；但是，随着肿瘤逐渐增大，对周边组织的挤压越来越明显，可能出现胸痛、胸闷、咳嗽、吞咽困难、声音嘶哑等症状；当肿瘤累及胸膜、心包时，可出现胸腔积液、心包积液，导致心慌气短、呼吸困难等；当肿瘤转移至其他器官，如肺、骨、肝等，则可能出现相应器官受累的症状，如气短、骨痛、黄疸等。

除上述表现外，胸腺肿瘤患者常见的并发症是重症肌无力，好发于

363

女性患者,表现为复视、上睑下垂、肌肉无力、容易疲劳、反复呼吸道感染等,少数患者还可发生低丙种球蛋白血症、单纯红细胞再生障碍、皮质醇增多症,以及一些免疫异常如红斑狼疮、多发性肌炎等。

▌▶ 胸腺瘤重症肌无力和中医说的"虚"有关系吗?

重症肌无力是表现为全部或部分骨骼肌无力的一组临床症候群,是一种自身免疫性疾病,发生于部分胸腺瘤患者中。中医将重症肌无力归于"痿证"的范畴,认为与正气虚弱有关,发病过程既与先天不足导致的脾肾两虚有关,也与后天失养导致的脾胃虚弱有关。治疗上以补中益气为主,或补益脾肾,或调理脾胃。

▌▶ 胸腺瘤目前都有哪些治疗方法?

手术是胸腺瘤的首选治疗方法,已确诊的胸腺瘤应在排除禁忌证后行外科手术进行切除,以免肿瘤继续生长,引起压迫周围组织器官,从而产生相应的临床症状。胸腺瘤治疗的成功与否在很大程度上取决于肿瘤是否完全切除。当胸腺瘤不能切除或切除不彻底时,则有必要联合放射治疗、化学治疗,以此来有效降低患者的肿瘤负荷,改善临床症状,延长生存期。随着人们对胸腺瘤分子特征的了解,一些靶向药物也开始在临床应用,如吉非替尼、厄洛替尼、西妥昔单抗、帕尼单抗、贝伐单抗、伊马替尼、索菲替尼等。但无论如何,治疗方案都应由专科医生对患者的状态进行评估后再制订。

▌▶ 胸腺瘤手术切除后,还会复发和转移吗?

胸腺瘤,尤其是恶性胸腺瘤术后是有可能出现复发和转移的。术后是否复发和转移与很多因素有关。一般而言,年龄越大、组织分型恶性程度越高、肿瘤直径越大、临床分期越晚的患者越容易出现复发和转移。

▶ 胸膜肿瘤都是恶性的吗？

胸膜肿瘤大多是继发性肿瘤，由肺癌、乳腺癌等原发肿瘤转移至胸膜所致，这部分胸膜肿瘤均是恶性肿瘤。胸膜原发性肿瘤为胸膜间皮瘤，有良、恶性之分。其中以恶性胸膜间皮瘤多见，并且良性胸膜间皮瘤也有发生恶性病变的可能。因此，胸膜肿瘤多以恶性为主。

▶ 胸膜肿瘤会出现哪些症状？

胸膜肿瘤患者早期一般没有明显不适，多于查体时发现。随着肿瘤进展，可伴有胸痛、胸闷、气短、咳嗽等症状。胸痛多表现为偏于一侧的钝痛，呈持续性发作，开始时可以在局部发作，逐渐弥散开来，难以忍受，随着病情持续进展，还可出现胸腔积液、胸膜增厚、胸廓固定、肺脏膨胀受限等，引起呼吸困难，并逐渐加重；肿瘤也可侵犯食管引起吞咽困难，侵犯肋骨、椎体导致骨痛，侵犯肋间神经导致疼痛等；全身症状可表现为消瘦、乏力、厌食、贫血、发热、骨关节病等，还有部分患者可见低血糖，晚期可出现恶病质、呼吸衰竭等。

▶ 怀疑胸膜肿瘤的患者，需要做哪些检查来进一步确诊？

怀疑胸膜肿瘤的患者需要进一步检查来确诊，常见的检查手段包括以下几方面。

（1）胸部 X 线检查。可筛查是否存在胸膜占位性病变、胸腔积液等。

（2）胸部 CT。可发现壁层胸膜上显影为圆形或椭圆形异常肿物，单发或弥漫性存在，伴或不伴有胸腔积液。

（3）在胸腔积液中寻找瘤细胞。大量间皮细胞或异常间皮细胞的存在对本病诊断具有参考价值，但胸腔积液中找到瘤细胞的阳性率不高。

（4）活检。胸膜活体组织取病理检查是本病确诊的金标准，可于胸腔镜下或胸膜穿刺取活体组织检查,以提高本病诊断的准确率。具体选择何种检查手段需要听从医生的意见。

▌▶ 胸膜肿瘤目前都有哪些治疗手段?

胸膜继发恶性肿瘤的治疗方法主要由原发肿瘤性质及病情程度决定;良性胸膜间皮瘤主要以手术切除为主;恶性胸膜间皮瘤的治疗依据患者的病情不同可以选择手术切除、放射治疗、化学治疗、靶向治疗、免疫治疗,以及中药治疗、姑息治疗等。

针对恶性胸膜间皮瘤的治疗方法包括如下。

(1)外科手术。手术是唯一可能治愈的方法,但手术创伤较大,切除范围除了全部肿瘤外还有整个胸膜,甚至包括了患者肺、膈肌和心包,因此术前需要充分评估患者的可耐受性。

(2)放射治疗。放射治疗是恶性胸膜间皮瘤的重要治疗方法,包括胸腔内注射核素的内照射和传统的常规外照射。

(3)化学治疗。化学治疗也是恶性胸膜间皮瘤的主要治疗方法,包括腔内化学治疗和全身化学治疗,但目前可选择的化学治疗用药非常有限,且化学治疗后大多数患者都会复发。

(4)免疫治疗和靶向治疗是新兴的治疗方法,也是个体化治疗的新方向,但是目前的免疫制剂和靶向药物治疗效果并不尽如人意,尚需进要一步研究和探索。

(5)中药治疗。中药在恶性胸膜间皮瘤的治疗作用主要是控制相关症状,改善生活质量,以及可减轻放化学治疗相关毒性反应。姑息治疗的主要目的是为了减轻症状,包括胸腔引流、抗感染、除痛等治疗方法。总之,需要根据患者的病情程度和一般情况制订适合患者的个体化诊疗方案。

▎▶ 胸膜肿瘤患者出现胸闷、胸痛、喘促、气急，可以通过喝中药改善吗？

中医治疗讲究辨证论治。胸膜肿瘤患者出现这些症状，中医认为多由气滞血瘀或饮停胸胁所致。若患者出现胸闷、胸痛、喘促、气急，同时伴有咳痰、痰中带血、舌质紫暗或瘀斑等，多为气滞血瘀所致，治疗上以通络止痛、活血散结为主，主方可用血府逐瘀汤加减；若同时伴有胸胁饱满、只能偏卧一侧、舌苔薄白、脉沉弦等，多为饮停胸胁所致，治疗以健脾益气、泻肺行水为主，主方可用四君子汤和葶苈大枣泻肺汤加减治疗。

▎▶ 检查胸部 CT 时，报告提示纵隔占位性病变，是肿瘤吗？这是良性的还是恶性的？

纵隔实际上只是一个间隙，但是在这个间隙内组织和器官较多，且组织来源复杂，病变种类繁多。影像学检查发现纵隔的占位性病变，需要考虑是否患有肿瘤。

虽然原发的纵隔肿瘤种类繁多，但以良性最多见，如神经节细胞瘤、神经鞘瘤、神经纤维瘤、表皮样囊肿、部分胸腺瘤、纵隔囊肿、胸骨后甲状腺囊肿、甲状旁腺囊肿等均为良性肿瘤，但也有相当一部分为恶性肿瘤，如神经母细胞瘤、小部分畸胎瘤、胸腺癌、淋巴源性肿瘤等。除淋巴源性的纵隔肿瘤外，其他纵隔肿瘤（包括没有症状的良性肿瘤和囊肿）均建议采取手术治疗，同时术后的病理检查是诊断良、恶性的金标准。

▎▶ 中药在治疗纵隔肿瘤中发挥什么样的作用呢？

纵隔肿瘤的治疗以手术、放射治疗为主，中医药辨证论治的价值主要体现在辅助治疗，减轻患者症状，改善生活质量，并促进机体恢复。依据患者的症状、体征、舌脉等因素，中药治疗多以补中益气、宽中理气、活血化瘀、软坚散结为主,并随症加减用药。常用中药有黄芪、党参、山药、薏苡仁、陈皮、桔梗、茯苓、贝母、当归、川芎、瓜蒌、桃仁、夏枯草、猫爪草等,常用的方剂有涤痰汤、参苓白术散、补中益气汤等。只有立足中药个体化治疗,做到随证用药、随症加减,才能真正发挥出中药的优势,为肿瘤患者缓解病痛。

▐▶ "痣"会发展成皮肤癌吗?

几乎每个人身上都有"痣",只是部位和数目不同。普通痣虽然发生癌变的可能性低,但是也是有癌变可能的,当出现直径大于 1cm、表面凹凸不平、边缘不规则、颜色不均匀的痣时,需要特别留意;或"痣"在近期内突然增大、出血糜烂且不易愈合、痣上的毛发突然脱落、局部瘙痒、周边出现多个"小痣"时,更应提高警惕,并及时诊治。对于出现在手掌、脚底、口唇、外阴、后脖颈等部位的"痣",因易于受到摩擦、暴晒、辐射等刺激,应当要多加留意。

▐▶ 患有皮肤癌还能晒太阳吗?

虽然皮肤癌与暴晒及接受过多的紫外线照射有关,但晒太阳不一定会导致皮肤癌。所以患者还是可以适度晒太阳的,只要做好防晒工作,并尽量避免在紫外线最强时进行户外活动即可。

▐▶ 皮肤癌有哪些治疗方法?

目前外科手术是治疗皮肤癌的主要方法。除了手术外,局部治疗方法还有刮除治疗、化学治疗、冷冻治疗、放射治疗、激光治疗、中药治疗等,此外还可以用药物进行局部外涂、敷贴及局部注射治疗。全身治疗以化学治疗为主,而免疫治疗和中药治疗除可进行全身治疗外,也可进行局部瘤体注射治疗。因此,需要根据患者的病情及个体状态,选择合适的治疗方法或进行多种方法联合的综合治疗方案。

▐▶ 皮肤癌患者可以服用中药吗？

中医治疗皮肤癌可分为内治法和外治法,主要用于培护正气、调节免疫以及放化疗后的辅助治疗。中医认为,皮肤癌多由风毒相搏,或肝火血燥生风,或疮疡溃后风寒袭于患处,或肝郁不疏所导致。治疗上以扶正固本、活血化瘀、温经散寒、理气化痰、清热解毒、软坚散结等为主。

临床应用过程中,则应辨证论治,因人制宜,常用药物以补虚药、清热药、软坚散结药等为主,根据病情辅以活血化瘀药、攻毒杀虫止痒药、理气药、泻下药等。除了内服中药汤剂还可使用外治法,可通过中药外敷使药物发挥治疗作用,主要有五虎丹、金黄膏、苍耳草膏等方剂或其他自拟方剂制成的膏剂,也可将内服外治结合起来进行综合治疗,以取得更好的治疗效果。具体用药方法需要在专业医生指导下进行。

▐▶ 皮肤癌患者日常护理有哪些注意事项？

皮肤癌患者需要在日常生活中加强护理,包括以下4个方面。

(1)在日常生活中应避免曝晒,避免过多接触紫外线、X线等各种射线,避免在紫外线辐射最强时外出,户外活动时注意遮阳,最好穿长袖衣裤、戴太阳帽、使用遮阳伞等。

(2)生活中穿衣以宽松、棉质衣物为最佳,以减少对皮肤的刺激。注意做好皮肤的清洁卫生,避免碰伤及感染。

(3)对长期不能治愈的慢性溃疡、慢性炎症和黏膜白斑等要积极治疗并定期检查,皮肤癌患者术后也应定期复查,如发现色素痣,可定期拍照并进行前后对比。

(4)对于存在焦虑、忧郁、消极、易怒等不良情绪的患者,应针对性予以心理护理,积极开导、抚慰、关怀、解释等以消除心理障碍。

▮▶ 恶性黑色素瘤的危险因素有哪些？

恶性黑色素瘤的病因并不是十分明确，目前认为主要与阳光照射有关。因为日光中的紫外线会灼伤皮肤，破坏黑色素细胞中的某种基因，从而导致基因突变，如果这些突变基因具有黑色素瘤高遗传易感性，就可能会诱发疾病。同时，紫外线还能抑制免疫功能，使得恶性病变细胞逃脱免疫监视，加速肿瘤的形成。除此之外，个人的遗传因素也与发病有关。需要注意的是一些不恰当的处理方法，如刀割、绳勒、盐腌、激光、冷冻等局部刺激，也可能会诱发色素痣的恶性病变。

▮▶ "黑痣"长得越来越大，会不会是黑色素瘤？要不要手术切除？

普通痣在发生恶性病变的过程中，一个重要的危险信号就是短时间内体积显著扩大，尤其当同时伴有颜色改变、周边多发"小痣"、边缘不规则、隆出体表、不对称、溃烂且不易愈合等特征时，应高度怀疑患有恶性黑色素瘤的可能。

一般对于直径大于 1cm 的色素痣或其他可疑的色素性病灶最好进行活检评估，并采取完整切除病灶的方式治疗。同时尽量避免直接扩大切除，等到活检确诊后，再尽快做原发灶的扩大切除手术。在颜面部、手掌、足底、耳、手指、足趾等部位的病灶，或因病灶巨大，无法实现完整切除时，可考虑进行全层皮肤的病灶切取或穿刺活检。如果肿瘤出现巨大破溃，或已明确发生转移时，无手术机会，可进行病灶的穿刺或切取活体组织进行病理检查，并根据病理结果制订后续治疗方案。

防癌抗癌新媒体科普平台

一、网站

1.中国抗癌协会：

 http://www.caca.org.cn/

2.中国抗癌协会肿瘤防治科普平台：

 https://www.cacakp.com/

3.中国抗癌协会神经肿瘤专业委员会：

 http://www.csno.cn/

4.甲状腺肿瘤网：

 http://www.thyroidcancer.cn/

5.中国抗癌协会肿瘤标志专业委员会：

 http://tbm.cacakp.com/

6.中国肿瘤营养网(中国抗癌协会肿瘤营养专业委员会)：

 http://cancernutrition.cn/ainst-1.0/

7.中国抗癌协会肿瘤心理学专业委员会：

 http://www.hnca.org.cn/cpos/

二、新媒体平台

1.中国抗癌协会官方 APP   2.中国抗癌协会科普平台(微信公众号)

3.中国抗癌协会科普平台(今日头条)　　4.中国抗癌协会科普平台(微博)

5.中国抗癌协会科普平台(学习强国)　　6.中国抗癌协会科普平台(人民日报)

7.中国抗癌协会科普平台(网易新闻)　　8.中国抗癌协会科普平台(新华网客户端)

9.中国抗癌协会肿瘤防治科普平台　　10.中国抗癌协会科普平台(人民日报健康客户端)

11.CACA 肿瘤用药科普平台　　12.CACA 早筛科普平台